DBT Skills Manual for Adolescents

青少年辩证行为治疗技能手册

［美］吉尔·H. 拉图斯（Jill H. Rathus） ／著
     亚历克·L. 米勒（Alec L. Miller）

刘 真　马昌明皓　朱卓影 等／译
程文红／审校

图书在版编目(CIP)数据

青少年辩证行为治疗技能手册 /(美)吉尔·H. 拉图斯(Jill H. Rathus),(美)亚历克·L. 米勒(Alec L. Miller)著;刘真等译. -- 北京:中国轻工业出版社, 2025.8. -- ISBN 978-7-5184-5550-8

I. R749.055-62

中国国家版本馆CIP数据核字第2025HA2575号

版权声明

Copyright © 2015 The Guilford Press
A Division of Guilford Publications, Inc.
Published by arrangement with The Guilford Press
ALL RIGHTS RESERVED

> 保留所有权利。非经中国轻工业出版社"万千心理"书面授权,任何人不得以任何方式(包括但不限于电子、机械、手工或其他尚未被发明或应用的技术手段)复印、拍照、扫描、录音、朗读、存储、发表本书中任何部分或本书全部内容(包括但不限于光盘、音频、视频等)。中国轻工业出版社"万千心理"未授权任何机构提供源自本书内容的电子文件阅览、收听或下载服务。如有此类非法行为,查实必究。

责任编辑:孙蔚雯　　责任终审:吴　红
策划编辑:孙蔚雯　　责任校对:刘志颖　　责任监印:吴维斌

出版发行:中国轻工业出版社(北京鲁谷东街5号,邮编:100040)
印　　刷:三河市鑫金马印装有限公司
经　　销:各地新华书店
版　　次:2025年8月第1版第1次印刷
开　　本:850×1092　1/16　印张:29.25
字　　数:556千字
书　　号:ISBN 978-7-5184-5550-8　定价:128.00元

读者热线:010-65181109
发行电话:010-85119832　010-85119912
网　　址:http://www.chlip.com.cn　http://www.wqedu.com
电子信箱:1012305542@qq.com

版权所有　侵权必究
如发现图书残缺请拨打读者热线联系调换
250342Y2X101ZYW

审 校 者 序

近年来,儿童和青少年的心理健康问题日益凸显。处于青春期的孩子更容易出现情绪困扰、自我认同困惑,以及由情绪失调引发的学业和人际困难,迫切需求寻求帮助。这些问题不仅折射出社会和家庭环境的变迁,更揭示了当代青少年内心世界的复杂性。正因如此,如何为这一群体及其家庭提供切实有效的心理支持,已成为亟待关注的议题。

在临床实践中,我们愈发深切地感受到传统干预手段在面对严重情绪失调的青少年时的局限性。幸运的是,我们在2018年注意到了吉尔·H. 拉图斯(Jill H. Rathus)教授和亚历克·L. 米勒(Alec L. Miller)教授的相关工作,以及他们所撰写的这本关于青少年辩证行为治疗(dialectical behavior therapy for adolescents,DBT-A)的书。这本书为我们开辟了新的视角,带来了新的希望。青少年辩证行为治疗的理念是接受与改变并行,它已成为一些国际指南优先推荐的针对青少年严重情绪失调行为的心理治疗方法。于是,我们与本书的作者之一拉图斯教授取得了联系,希望她能为中国治疗师开展青少年辩证行为治疗的系统性培训。在她的支持下,我们克服了重重困难,于2020年12月在线上开展了首期青少年辩证行为治疗培训。尽管与拉图斯教授的交流需要跨越时区和语种,但我们依旧被这一干预模式的力量所震撼。从那时起,我们便怀揣着将这本书介绍给中文世界读者的强烈心愿。几经周折,在中国轻工业出版社万千心理编辑部的支持下,这部凝结了多年临床智慧的译著终于得以呈现在读者面前。

本书包括三部分,内容翔实且实用性极强。第一部分介绍了青少年辩证行为治疗的理论基础、治疗设置与治疗风格,并着重说明了青少年版与成人版辩证行为治疗在理念和操作上的差异。第二部分详细介绍了治疗流程,并提供了实操建议,可以帮助治疗师将技能快速转化为临床干预工具。第三部分收录了大量实用的工作表式讲义,可以帮助来访者将治疗技能运用于日常生活。这本书并不是成人辩证行为治疗的简易版本,而是从发展心理学、神经科学与家庭系统的视角出发,专为青少年构建的一整套干预体系。贯穿全书的是青少年辩证行为治疗所独有的哲学核心——接受与改变的辩证统一。在临床中,我们常常听到青少年哽咽着质问:"我已经这么糟糕了,为什么还要我接受自己?"在这句令人心痛的叩问背后,隐藏着他们未被理解的痛苦和面对改变时的无力感。而青少年辩证行为治疗告诉我们，真正的疗愈要从全然接受当下真实的自我开始，进而坚定地通过行动去改变未来。

青少年辩证行为治疗强调采用与青少年的神经发育阶段相匹配的治疗方式，鼓励治疗师运用隐喻、角色扮演、游戏化挑战等方式，将抽象的技能转化为他们所能理解和接受的具体方法。它也强调家庭系统在青少年治疗中的核心作用，提倡主动将家庭纳入干预过程，协助打破代际互动中的无效循环。此外，青少年辩证行为治疗不仅关注技术的传授，也强调治疗关系中的情感联结。它鼓励治疗师展现温暖、真诚与适度的幽默，在专业中注入人性的温度，从而成为青少年的同盟、教练，以及他们成长的见证者。

翻译这本书的过程也让我们有机会完成了一次深刻的学习和再思考。为了忠实地传达原著精神，我们组织了一支由一线青少年辩证行为治疗师组成的翻译团队。我们历时数月，经过反复推敲与讨论，力求在最短的时间内让每一个术语、每一段话都能准确、自然地传达原著的内涵。在此，衷心感谢所有参与翻译的成员，他们是朱卓影、刘真、马昌明皓、李踔然、朱智佩、刘希童、纪佳欣、王婷、赵一同、黄夏和郑毓鹢。特别感谢朱卓影在审校方面提供的支持。正是凭借所有译者的专业精神以及所倾注的热忱和不懈努力，这本书才得以顺利问世。

我们始终相信，每一个看似"问题重重"的青少年都有自我疗愈的潜能，而治疗师的角色正是这份潜能的唤醒者与同行者。希望这本书能为广大心理健康从业者提供切实可行的指导，也能为那些正在与情绪困扰抗争的青少年及其家庭带来理解、力量与希望。愿我们在这本书中相遇，携手为儿童和青少年的心理健康保驾护航，共同守护他们那拥有无限可能的光明未来。

程文红

2025 年 4 月

于上海

序　言

吉尔·H. 拉图斯和亚历克·L. 米勒参加了我早期举办的辩证行为治疗的强化培训项目之一。他们在美国纽约市布朗克斯区的蒙蒂菲奥里医学中心（Montefiore Medical Center）学习辩证行为治疗，并将它应用于城市中的、多重问题的、有自杀倾向的青少年群体。当回来参加第二部分强化培训时，他们团队展示了其项目，我被他们的热情和同情心打动，可以看出他们深刻理解了这种治疗方法，并且是在经过深思熟虑后将它应用于青少年群体的。我当时就意识到他们的工作对辩证行为治疗和需要辩证行为治疗的青少年来说是多么有意义。

拉图斯和米勒为这一版辩证行为治疗注入了原创的、富有创造性且具有发展适宜性的元素。他们通过技能训练、家庭会谈和家长辅导模式将家庭成员纳入治疗，直击青少年所处环境的问题；这不仅帮助了青少年，也帮助了其家长——这些家长常常感到绝望，不知道该怎么办。他们察觉到了在家长与青少年之间、家长之间以及青少年与治疗师之间的互动中，所存在的一些新的、需要权衡处理的辩证困境。他们开发了一个新的技能模块，通过直接教授辩证法来解决家庭冲突，这不仅适用于辩证行为治疗师，也适用于青少年及其家长；认可，是家庭迫切需要的；而改变行为，是家庭常常尝试却无效，但同样迫切需要的。他们设计了一种巧妙的方法，帮助家长理解生物社会理论，并（针对家长和青少年常常对彼此行为做出的负面归因）制定了解释辩证行为治疗假设的教学要点，找到了处理保密问题的方法，并设计了吸引青少年的正念练习——这些只是他们众多创意中的一部分。他们于 2007 年在一本名为《自杀倾向青少年辩证行为治疗》(*Dialectical Behavior Therapy with Suicidal Adolescents*) 的书中详细阐述了这些创新之处以及更多内容。是拉图斯和米勒开发了这套针对青少年的治疗方法，并撰写了 2007 年的那本书，我只是其中的合著者，在需要时担任辩证行为治疗的顾问和密友。那本书已成为介绍如何将辩证行为治疗应用于青少年的主要教材，也是本书的配套图书。

在我认识他们的近 20 年里，拉图斯和米勒还发表了多项研究，扩展了他们的临床实践，并在全球培训从事青少年辩证行为治疗的专业人员。他们一直是推动青少年辩证行为治疗项目在国际上广泛开展的重要力量，同时也致力于将这种治疗方法传播给那些过去常常被治疗环境和临床研究试验拒之门外的青少年及其家庭。

这本新书展示了他们对青少年辩证行为治疗领域的最新研究成果，其影响力必将与他们2007年的那本著作相媲美。本书专为在各种设置下工作的临床工作者而写，旨在帮助青少年应对广泛的情绪和行为困难。本书用10章的篇幅介绍了如何对青少年及其照护者进行技能训练。第一至四章涵盖了从业者在设计并制订青少年辩证行为治疗技能训练计划时所需了解的一切信息。这部分内容不仅涉及个体和家庭治疗中与青少年相关的情境，还涵盖了技能训练模式中的多种情境，例如关于技能训练参与对象、团体管理策略、技能训练挑战、基本技能训练形式的变式、青少年和家长干扰治疗的行为、技能训练中产生的辩证张力，还有辩证困境及其相关治疗目标等问题和解决方案。第五至十章提供了与每个青少年技能训练模块相对应的教学笔记，包括正念技能、痛苦忍受技能、走在中道上技能、情绪调节技能和人际效能技能。这些笔记不仅包含教授每组技能的基本"操作指南"，还融入了两位作者丰富的临床经验与智慧，包括基于青少年和家庭的教学故事、示例、练习、角色扮演，以及针对家长或青少年可能提出的问题或挑战所提供的解答和应对策略。

在本书的最后，有一套技能讲义和作业单。虽然我们在美国华盛顿大学与高自杀风险的青少年来访者使用成人版讲义和作业单（青少年似乎能比他们的家长更好地理解这些材料），但许多临床工作者和治疗项目更青睐专门为青少年设计的技能。这些技能讲义和作业单制作得相当出色。在保留标准辩证行为治疗技能内容之精髓的同时，拉图斯和米勒还增加了一些专为青少年和家庭工作量身定制的新技能，例如，"家庭愉快活动清单"、青少年的"愉快活动清单"和学校的"危机生存工具包"。

毫无疑问，拉图斯和米勒是青少年辩证行为治疗的专家。在这个迅速发展的领域里，没有哪位临床工作者比他们更了解与青少年打交道的方方面面。本书详细展示了如何以一种能够吸引、触及并给予青少年及其家庭希望的方式向他们提供这种治疗。本书在两位作者的作品中是一个重要的组成部分，可能会使临床工作者的工作变得更轻松，同时改善治疗结果，并且肯定会触动许多人的生活。

玛莎·M. 莱恩汉（Marsha M. Linehan）博士
美国职业心理学委员会（American Board of Professional Psychology，ABPP）认证心理学家
美国华盛顿大学

前　　言

玛莎·M. 莱恩汉所创立的辩证行为治疗（Linehan, Armstrong, Suarez, Allmon, & Heard, 1991; Linehan, 1993a, 1993b）彻底改变了认知行为治疗方法，正念和接受等概念已经渗透进行为方法中。她为治疗情绪和行为失调的复杂问题而开发的这套技术为许多之前被治疗师拒之门外的来访者带来了富有同情心的治疗方式。

莱恩汉最初是为有自杀或自伤行为的高自杀风险来访者而开发这套治疗方法的。她的研究采用迭代方法，不断发展，系统地针对出现的问题逐一提出解决方案。为了解决接受辩证行为治疗的患者缺乏某些能力的问题，莱恩汉开发了一套标准化的技能模块，教来访者如何调节情绪、识别内心状态、集中注意力、忍受痛苦，以及发展和保持令人满意的人际关系。为了解决治疗师在管理危机时无法教授新的技能行为的问题，莱恩汉认为，有必要将技能训练作为一种独立的治疗模式。莱恩汉将辩证行为治疗设计为一个综合治疗方案，不仅包括团体技能训练，还包括个体治疗、会谈外电话辅导和治疗师同行间咨询（Linehan, 1993a, 1993b）。

在20世纪90年代，我们开始在美国贫民区的门诊将辩证行为治疗应用于有自杀倾向且有多重问题的青少年及其家庭，并使用莱恩汉编写的原版技能训练手册（Linehan, 1993b）。我们认识到许多青少年及其家长在阅读和理解材料方面有困难。然而，在完整使用该方案之前，我们并不愿对它进行调整。所以我们按照原样对成人手册进行了试点测试，测试对象是青少年患者及其照护者，以便在做出任何修改之前获取临床信息。

为青少年调整成人技能训练手册

直接参与者的反馈，加上我们的临床观察，为我们对成人手册的初步修改提供了信息（Miller, Rathus, Linehan, Wetzler, & Leigh, 1997）。我们之后继续做出了微小的修改，这些都体现在我们于2007年出版的《自杀倾向青少年辩证行为治疗》（Miller, Rathus, & Linehan,

2007）一书和本书中。

我们仅在必要时进行修改，同时保留了辩证行为治疗的基本要素，例如，它的辩证基础、关于障碍的生物社会理论、功能、假设、目标、改变程序、治疗策略（如核心策略、辩证策略、风格化策略和个案管理策略）及其技能。我们保留了莱恩汉原版辩证行为治疗技能中的几乎所有内容，这主要基于以下几点考虑：（1）我们没有依据来判断哪些技能是非必要的；（2）每位来访者对于哪些技能最有帮助的看法都是独特的，因此我们认为接触所有技能是有帮助的；（3）虽然我们不期望来访者在技能训练团体中就掌握这些技能，但他们有机会通过完成家庭作业和回顾作业加以练习，并通过个体治疗中的问题解决和电话辅导等途径掌握这些技能；（4）来访者有机会通过重复学习技能模块，或参加第二章描述的毕业生团体，进一步巩固这些技能。

这种忠于原著的做法当然要求从事青少年辩证行为治疗的临床工作者真正理解辩证行为治疗，并且不要将青少年辩证行为治疗误认为是辩证行为治疗以外的其他治疗方法。在 2007 年与莱恩汉合著的书（Miller et al., 2007）中，我们既基于自己对青少年群体的研究和临床工作，也遵循了莱恩汉最初开发的治疗方法。

我们在调整治疗方法时，充分考虑了青少年的固有特征（他们在情感和认知发展水平上与成年来访者不同），以及他们所处的环境（他们绝大多数在学校上学，与家人同住并依赖家人进行日常活动，包括接受心理治疗）。因此，我们既考虑了与青少年发展相关的目标，也考虑了以家庭为基础的目标，还考虑了他们在认知加工能力和其他方面的差异、特有的问题，以及与他们所处环境（如他们的照护者）相关的干预措施。我们确定了改善青少年生活质量的治疗目标（如逃学）和青少年–家庭的次要治疗目标，强调了适合青少年的治疗互动，并增加了对环境干预的使用。后者意味着通过提供必要的家庭会谈或养育技能训练会谈，以及让家长参与技能训练，从而将家长纳入治疗。在家长参与技能训练时，我们增加了一个名为"走在中道上技能"的基于家庭的模块。此外，我们考虑到青少年在认知加工能力和其他方面的差异，修改了原版技能材料的语言和表现形式，以便他们理解和接受起来更容易。具体的调整包括：（1）稍微减少了一些内容；（2）对单张讲义上的信息量有所限制；（3）简化讲义上的语言，以适应阅读能力不足的患者和家长（如有学习障碍者或非英语母语者，阅读水平为中学或以下水平）；（4）调整讲义和教学笔记中的教学故事、练习和示例，从而在语言和内容上适合青少年群体；（5）增加了插图和表，改变了字体，使讲义对容易分心、情绪调节能力差的青少年来说更加直观且富有吸引力；（6）增加了一个名为"走在中道上技能"的模块，以解决与青少年和家庭合作时出现的突出问题，如两极化冲突、行为极端、不认可和无效的行为改变策略。为了解决这些问题，走在中道上技能模块教授以下内容：（1）辩证法原则和青少年–家庭辩证困境，以减少极端思维和行为，并增强换位思考的能力（观点采择能力）；（2）认可技能；（3）改变行为/学习原则，以及改变自身或他人行为的策略。我们相信，通过这些调整，我们可以更有效地向青少年群体传授莱恩汉的辩证行为治疗技能。

本手册中的其他技能

除了原版辩证行为治疗技能（Linehan，1993a）和我们在 2007 年的书中引入的走在中道上技能（Miller et al.，2007），本书还包含了几项额外的技能。以下讲义基于莱恩汉最近修订的技能手册（Linehan，2015a；Linehan，2015b）："痛苦忍受讲义 11：危机生存技能——用改变身体的化学反应技能管理极端情绪""情绪调节讲义 15：建立掌控感和提前应对"，以及"情绪调节讲义 19：核对事实和问题解决"。"情绪调节讲义 13：智慧心念价值观和优先项清单"也是根据莱恩汉修订后的技能手册制作的。迄今为止，除了"提前应对"外，这些技能尚未被纳入青少年研究试验。

本手册原创的是"情绪调节讲义 11：家庭愉快活动清单"。该讲义扩展了短期积累积极情绪的情绪调节技能，以解决我们在许多寻求辩证行为治疗的家庭中观察到的积极互动不足的问题。我们还为情绪调节中的 PLEASE[①] 技能提供了两份补充讲义，为那些需要更深入了解如何管理饮食（见"情绪调节讲义 16a：食物与你的情绪"）和睡眠（见"情绪调节讲义 16b：最好的休息方法——12 条改善睡眠的建议"）的人提供帮助。我们还在走在中道上技能模块中扩展了认可技能，正式纳入了自我认可（见"走在中道上讲义 10：如何认可自己？"）。这是辩证行为治疗中的次要治疗目标，也是青少年常常缺乏的一项技能。最后，在人际效能技能模块中，我

---

① 英文 treat PhysicaL illness（积极治疗躯体疾病）、balance Eating（均衡的饮食）、Avoid mood-altering drugs（避免使用改变情绪的药物）、balance Sleep（充足的睡眠）、get Exercise（坚持运动）的缩写。——译者注

们增加了可选的 THINK[①] 技能。我们基于克里克和道奇（Crick & Dodge，1994）的社会信息加工模型开发了这项技能，因为我们注意到青少年及其家庭常常对别人的意图做出最坏的假设，并且需要在观点采择方面获得更多帮助。THINK 技能不是标准辩证行为治疗的一部分，至今尚未在任何临床试验中使用过。

我们针对青少年所调整的技能方案是作为一套全面的辩证行为治疗方案的一部分而设计的，该治疗方案在《自杀倾向青少年辩证行为治疗》（Miller et al., 2007）中有详细描述。本技能手册可以作为该书的配套材料。不过，自那以后，临床工作者和研究人员发现，辩证行为治疗及所授技能适用于更广泛的青少年群体，其中的许多人从未有过自杀念头（见 Groves, Backer, van den Bosch, & Miller, 2012）。因此，对于表现出情绪与行为失调的青少年，无论其具体诊断结果是什么，或伴随何种行为问题，临床工作者均可参考本手册进行治疗。

我们为青少年调整的技能讲义正在多个研究领域中使用，世界各地的许多临床环境都在使用这些材料的某些版本。本手册的出版使这些材料更加普及，同时提供了团体管理策略和技能教学笔记，以帮助从事青少年辩证行为治疗技能训练的训练师。我们还相信，建立一套标准化和可复制的材料非常重要，这有助于加强对忠实于辩证行为治疗的资料的研究和临床应用，并减少对青少年资料的零散应用或重复开发。

在本书中，我们交替使用"家庭成员""家长""照护者"这几个术语。我们的青少年来访者来自不同的背景和环境。有些青少年与父母或继父母一起生活，有些与祖父母、外祖父母或其他亲戚一起生活，有些在寄养家庭或集体环境中生活。因此，一些青少年会邀请非传统的照护者参与他们的治疗。

我们希望本书中关于青少年及其家庭技能训练的深入介绍能帮助临床工作者和研究人员改善那些饱受情绪和行为失调之苦并在其中不断挣扎的青少年的生活。

[①] 英文 Think（思考）、Have empathy（共情）、Interpretations（解读）、Notice（注意）、use Kind（保持善意）的缩写。——译者注

致　　谢

在过去的 20 年里，玛莎·M. 莱恩汉一直是我们的好朋友、好伙伴和好导师，我们二人对她都心怀深深的感激，感谢她支持这项工作并与我们分享她的见解和材料。

特别要感谢我们的插画师萨姆·米勒（Sam Miller），他的创造力、艺术性和敏锐度让我们的文字得到了更好地传达。

来自美国吉尔福德出版社（The Guilford Press）的、出色且才华横溢的团队对于这本书的顺利出版功不可没，包括社长鲍勃·马特洛夫（Bob Matloff）、总编辑西摩·魏因加滕（Seymour Weingarten）、策划编辑姬蒂·穆尔（Kitty Moore）、开发编辑芭芭拉·沃特金斯（Barbara Watkins）、制作编辑劳拉·施佩希特·帕奇科夫斯基（Laura Specht Patchkofsky）、执行编辑朱迪丝·格劳曼（Judith Grauman），以及许多其他员工。我们非常感谢他们为本书的最终出版给予的帮助，感谢他们耐心而细致的工作，以及他们对这个项目的投入。

我们还想提及在蒙蒂菲奥里医学中心的一些现任和前任同事，他们在我们最初努力为青少年及其家庭调整辩证行为治疗方案时给予了鼓励。这些同事包括斯科特·韦茨勒（Scott Wetzler）、比尔·桑德森（Bill Sanderson），尤其需要提到的是已故的马西娅·兰兹曼（Marcia Landsman），她在这项工作的前 4 年一直与我们并肩作战，帮助我们将这些技能改编成适合青少年的版本。

最后，我们想感谢这么多年来一直陪伴我们的辩证行为治疗领域的同人，感谢他们的友谊、智慧和对我们工作的支持。虽然我们无法一一提及辩证行为治疗领域所有同人的名字，但我们还是想特别感谢查利·斯温森（Charlie Swenson）、拉里·卡茨（Larry Katz）、迈克尔·霍兰德（Michael Hollander）、利兹·德克斯特-马萨（Lizz Dexter-Mazza）、吉姆·马萨（Jim Mazza）、布莱斯·阿吉雷（Blaise Aguirre）、托尼·杜博斯（Tony DuBose）、琳达·迪梅夫（Linda Dimeff）、海伦·贝斯特（Helen Best）、艾伦·弗鲁泽蒂（Alan Fruzzetti）、克里斯蒂娜·弗奇（Christine Foertsch）、凯利·柯纳（Kelly Koerner）、亚当·佩恩（Adam Payne）、拉斯·梅卢姆（Lars Mehlum）、埃米莉·库尼（Emily Cooney）、塞思·阿克塞尔罗德（Seth Axelrod）、格温·阿布尼－坎宁安（Gwen Abney-Cunningham）、佩里·霍夫曼（Perry Hoffman）和已故的辛迪·桑德森（Cindy Sanderson）。

我要感谢我亲爱的合著者亚历克·L.米勒，感谢他20多年的友谊和合作。我们一起经过了无数小时的讨论、研究和写作。我们互相激励，在需要时互相鼓励，与他一起工作总是令人愉快的。

我要感谢我的家人给我的爱、鼓励和坚定不移的支持。现在，我的孩子们已经进入青少年期，他们能让我保持活力，每天给我的工作提供灵感，并让我脸上总是挂着笑容。

此外，我非常感谢我在长岛大学波斯特校区的同事和朋友，他们长期以来在个人和专业上给予我支持，他们是：鲍勃·凯斯纳（Bob Keisner）、伊娃·法因德勒（Eva Feindler）、戴维·罗尔（David Roll）、卡米洛·奥尔蒂斯（Camilo Ortiz）、丹妮尔·克纳福（Danielle Knafo）、杰夫·古德曼（Geoff Goodman）、希拉里·维代尔（Hilary Vidair）、马克·戴纳特（Marc Deiner）、凯茜·库德拉克（Cathy Kudlak）和凯瑟琳·希尔·米勒（Katherine Hill Miller）。我还要感谢我的助理项目主任帕姆·古斯塔夫森（Pam Gustafson），她总是照顾我，并预见项目和教师的需求。我还要感谢长岛大学波斯特校区优秀的研究生，他们加入我的辩证行为治疗临床研究实验室，参加我的辩证行为治疗选修课和研讨会，与我分享他们的热情，并让我保持新鲜感。我要感谢埃丽卡·鲁尼（Erika Rooney）、梅洛迪·维索茨基（Melody Wysocki）、尼尔·鲍尔（Neal Bauer）、香农·约克（Shannon York）、里夫卡·哈尔佩特（Rivka Halpert）和丽贝卡·卡森（Rebecca Kason）在写作本书的各个阶段，以及在运营我的辩证行为治疗实验室时提供的帮助。

我要特别感谢我亲爱的朋友、认知行为联合诊所（Cognitive Behavioral Associates，CBA）的联合创始人露丝·德罗莎（Ruth DeRosa）。露丝为我们的实践和团队奠定了基础，并为我们的工作注入了智慧、积极性、创造力、清晰度和临床敏锐度。我还要感谢我的辩证行为治疗团队中的其他优秀成员——米歇尔·钟（Michelle Chung）、尼拉·纳菲西（Nira Nafisi）、沙姆希·施拉格尔（Shamshy Schlager）、希拉里·维代尔和文斯·帕萨雷利（Vince Passarrelli），以及我们当前和最近的心理学实习生——格斯·库兹（Gus Cutz）、克里斯廷·怀亚特（Kristin Wyatt）、莉萨·沙尔·格廷斯（Lisa Shull Gettings）、阿维加伊·马戈利斯（Avigail Margolis）、史蒂夫·马萨（Steve Mazza）和埃丝特·珀尔（Esther Pearl）。希拉里是我在认知行为联合诊所的、任职时间最长的技能团体协同带领者，她为技能训练带来了高超的技巧和精准的把握。

我的朋友和同事，同为吉尔福德出版社作者的瓦莱丽·高斯（Valerie Gaus）为本书提供了有益的建议，我对此表示感谢。我还要感谢玛莎·格拉（Martha Guerra）的帮助和贡献。此外，我要感谢拉赫桑·鲁滨逊（Rahsaan Robinson）的乐观和鼓励。

感谢那些在美国石溪大学提供指导和榜样的人，特别是丹尼尔·奥利里（Daniel O'Leary）。感谢迪娜·维维安（Dina Vivian）、马弗·戈德弗里德（Marv Goldfried）、丹·克莱因（Dan Klein）、埃弗里特·瓦特斯（Everett Waters）和已故的特德·卡尔（Ted Carr）。我还要感谢已故的斯蒂芬·帕里什（Stephen Parrish）——一位浪漫主义诗歌学者，也是我在美国康奈尔大学时既体贴又敬业的英语老师。在我写作的时候，他的声音仿佛还在我耳边回响。

我深深感激我的来访者，那些努力接受并改善其问题的青少年、成年人、家长和家庭。他们表现出了巨大的勇气、诚实、毅力和乐观精神，他们每周都教导和激励我。这项工作是为他们而做的。

吉尔·H. 拉图斯（Jill H. Rathus）

我对蒙蒂菲奥里医学中心精神病学和行为科学系的同事及学员深表感激，他们在过去 20 年中支持我的辩证行为治疗和培训项目。具体来说，在蒙蒂菲奥里医学中心的青少年抑郁和自杀项目（Adolescent Depression and Suicide Program，ADSP）中，许多人为我对青少年和家庭技能训练的思考和改进提供了帮助。我要特别感谢希瑟·史密斯（Heather Smith），她在过去 10 年中担任我的副主任，并坚定不移地致力于为纽约市布朗克斯区的青少年及其照护者教授辩证行为治疗技能。我的研究主任米格利娜·格尔曼（Miguelina German）和数十名研究助理帮助我们增强了对西班牙裔家庭应用辩证行为治疗的理解。珍妮·沙姆（Jenny Scham）和米歇尔·卢普金（Michelle Lupkin）是青少年抑郁和自杀项目中才华横溢的心理学家，他们仍继续在蒙蒂菲奥里医学中心和我们的辩证行为治疗项目中为我提供支持。如果没有马德琳·加西亚（Madelyn Garcia），这一切都不可能实现，她是我过去 18 年的行政助理，总是面带微笑地默默承担起繁重的任务，全力支持我们的团队。

我在认知和行为顾问有限责任合伙公司（Cognitive and Behavioral Consultants, LLP.）的辩证行为治疗团队帮助我成长为辩证行为治疗团体带领者、个体治疗师和技能训练师。我的联合创始人拉塔·麦金（Lata McGinn）在过去 24 年中持续给予了我极大的支持，并支持我们的辩证行为治疗和培训项目。在认知和行为顾问有限责任合伙公司，我不断从许多杰出的辩证行为治疗临床工作者那里进行学习并得到支持，他们是：萨拉·斯坦伯格（Sara Steinberg）、珍妮弗·斯坦伯格（Jennifer Steinberg）、米歇尔·格林伯格（Michelle Greenberg）、科琳·兰（Colleen Lang）、考特妮·贝里（Courtney Berry）、约翰娜·韦卡（Johanna Wekar）、阿曼达·爱德华兹（Amanda Edwards）、苏珊娜·达维诺（Suzanne Davino）、叶拉兹·梅斯基安（Yeraz Meschian）、利兹·考特尼–塞德勒（Liz Courtney-Seidler）、卡伦·伯恩斯（Karen Burns）、艾琳·齐尔伯（Irene Zilber）、阿尔瓦·本萨赫布（Arva Bensaheb）和查德·布赖斯（Chad Brice）。德娜·克莱因（Dena Klein）和贝姬·哈希姆（Becky Hashim），我以前的两位学生，现已成长为我才华横溢的治疗师同事。我有幸在蒙蒂菲奥里医学中心以及认知和行为顾问有限责任合伙公司与他们一起工作，他们带着持续的热情和创造性思维，将辩证行为治疗应用于特定的人群。

纽约市布朗克斯区和韦斯特切斯特县的许多来访者及其家庭增强了我作为辩证行为治疗师和技能训练师的能力。没有他们的突出贡献，这本书不可能完成，我的职业生涯也不可能走到今天。他们每天都在向我展示谦逊、同情和好奇等品质的价值，教我如何灵活应对，理解人与人之间的共通之处，并学会坚持与富有韧性。他们还教我如何运用行为原则认识到认可的力量，并向我传授了通过几十年的经验积累所获得的终极智慧。

我永远感激我的妻子和孩子们在本书的写作期间给予我的爱、支持和耐心。他们通过为我提供在日常生活中练习辩证行为治疗技能的机会，帮助我成长为一个更好的丈夫、父亲和技能训练师。生活中的小插曲和遭遇的困难都为我提供了新的教学示例和练习辩证行为治疗技能的机会。

最后，我要感谢吉尔·H. 拉图斯，我亲爱的朋友、方案的共同开发者、合著者和前实习生；我们一起度过了数千小时，共同开发和挑战彼此关于如何为青少年及其家庭调整并改进辩证行为治疗的思考。真的很感激有她陪我一起走过这段旅程。

亚历克·L. 米勒（Alec L. Miller）

目 录

第一部分 辩证行为治疗技能训练的结构和策略 / 1

第一章 辩证行为治疗与技能训练导论 ········· 3
第二章 辩证行为治疗技能训练的结构 ········· 25
第三章 管理技能训练团体会谈 ········· 45
第四章 辩证行为治疗技能训练的艺术——平衡辩证行为治疗策略与管理辩证张力 ··· 69

第二部分 技能训练模块 / 93

第五章 对多家庭技能训练团体的导入 ········· 95
第六章 正念技能 ········· 123
第七章 痛苦忍受技能 ········· 159
第八章 走在中道上技能 ········· 197
第九章 情绪调节技能 ········· 241
第十章 人际效能技能 ········· 287

第三部分 技能训练讲义 / 323

导入讲义···329
正念讲义···337
痛苦忍受讲义···349
走在中道上讲义···377
情绪调节讲义···399
人际效能讲义···429

参考文献···445

第一部分

辩证行为治疗技能训练的结构和策略

第一章

辩证行为治疗与技能训练导论[1]

这本书旨在为心理健康从业者提供一套指南，帮助他们支持那些在情绪和行为控制上存在困难的青少年。情绪和行为失调常常导致青少年难以建立稳定的自我意识，难以与同龄伙伴和家人形成满意而稳定的关系。此外，有问题的冲动或回避行为往往是情绪失调的结果，也可能是试图重新调节情绪的结果。本书所介绍的5个模块的技能直接对应于与青少年情绪失调相关的五大问题。正念技能可以帮助青少年提高自我意识和对注意力的控制，减少痛苦，增加愉悦感；痛苦忍受技能可作为减少冲动和接受现实的工具；情绪调节技能有助于增加积极情绪，减少消极情绪；人际效能技能有助于青少年改善和保持与同龄伙伴及家庭的关系，建立自尊；走在中道上技能则通过教授认可、行为改变的原理及辩证的思维和行动来减少家庭冲突。

本书分为三个部分。第一部分（第一至四章）包含用于理解辩证行为治疗及其技能训练模式的信息，以及关于如何设立和运行一项辩证行为治疗技能训练项目的信息。这部分解释了技能训练的结构，描述了辩证行为治疗多家庭团体和其他技能训练形式的运行与管理，并强调了进行辩证行为治疗技能训练的艺术和风格。第二部分（第五至十章）包含教学笔记、治疗要点、示例和策略，用于指导来访者以及教授特定的辩证行为治疗技能。第三部分提供了针对青少年和家庭的技能训练讲义，涵盖导入、正念、痛苦忍受、走在中道上、情绪调节和人际效能技能模块。

可从辩证行为治疗技能训练中受益的青少年

我们可以沿着一个连续谱对青少年进行分类，从典型的、相对无症状的青少年，到可能需要限制性环境（住院或接受住宿治疗）的、情绪和行为严重失调的青少年。我们认为，辩证行为治疗技能对这些人群都有益处，可以在初级、二级或三级预防框架内应用。初级预防项目旨在防止未来问题的发生，针对目前没有风险或未寻求心理健康服务的一般人群。从这个角度来看，辩证行为治疗技能可以广泛应用于处在初中、高中和大学早期阶段的青少年，他们有正常的情绪波动、偶尔会出现关系困难并可能尝试冒险行为。仅通过辩证行为治疗技能训练本身，我们就可能使许多表现出一定程度情绪失调的正常青少年受益。二级预防项目旨在保护那些出现轻度或早期心理问题迹象（例如，学习困难、注意力问题、悲伤或焦虑情绪、家庭冲突）的高风险个体，防止心理障碍的全面发展。可以在学校或临床环境中将辩证行为治疗技能应用于这些个体。

三级预防针对有显著情绪和行为障碍的个体，旨在积极治疗这些障碍，同时改善其功能。对于这一人群，从业者通常会在门诊、住院部、社区和未成年人司法环境中应用辩证行为治疗技能，将它作为综合辩证行为治疗计划的一部分。莱恩汉（Linehan，1993a，1993b）设计了辩证行为治疗，作为针对边缘型人格障碍高风险来访者的综合治疗方案。针对情绪和行为严重失调的青少年的综合辩证行为治疗遵循莱恩汉的原始模型，亦采用多种治疗方法。许多接受综合辩证行为治疗的青少年有 2~4 种《精神障碍诊断与统计手册》（第五版）[*Diagnostic and Statistical Manual of Mental Disorders*（Fifth Edition），DSM-5]中提到的精神障碍，以及许多未被这些诊断涵盖的生活问题。这类严重失调的青少年常常无法仅通过技能训练充分获益，除非有一个更综合的辩证行为治疗计划。该计划除了技能训练外，通常包括个体治疗、技能的电话辅导和一个相互协作的治疗师咨询团队。例如，辩证行为治疗的个体治疗要求青少年密切监测自己的行为冲动、行动和技能，在日记卡上做记录，并练习使用技能代替问题行为。当青少年的日记卡上出现问题行为时，辩证行为治疗师会与青少年进行行为链和解决方案分析。这一过程旨在确定在行为序列中的哪些地方可以使用技能，以代替问题行为。青少年被鼓励打电话给他们的辩证行为治疗师进行会谈外的电话辅导，以中断他们问题行为的冲动。有自杀倾向且情绪严重失调的青少年需要除技能训练师之外的其他专业人士来密切监督其治疗，在需要时帮助他们评估自杀行为并管理风险。在理想情况下，该人员应接受过经科学认证的自杀风险管理方案的培训，如莱恩汉风险评估和管理方案（Linehan Risk Assessment and Management Protocol，LRAMP；Linehan, Comtois, & Ward-Ciesielski, 2012）。

辩证行为治疗如何概念化情绪失调的青少年

辩证行为治疗可以应用于出现多种严重问题的青少年，这些问题包括自杀行为、非自杀性自伤、高风险性行为、进食障碍、非法药物滥用、酗酒和其他有害行为。青少年还可能有较轻的问题，例如：轻度社交饮酒；非自杀性和非严重自伤行为的初步迹象；愤怒失控；厌学；对情绪、目标和价值观的自我意识受损；频繁的关系破裂。辩证行为治疗将所有这些问题视为情绪失调的后果，或是应对情绪失调的尝试。换句话说，情绪失调可能导致人际关系、行为、认知和自我调节的失调。

从辩证行为治疗的角度来看，许多青少年的问题行为（包括自杀行为）都受到两个重要因素的影响：（1）缺乏重要的人际交往、自我调节和痛苦忍受能力；（2）个人和环境因素阻碍了青少年对其所具备的技能的运用。这些个人和环境因素不仅妨碍了新技能和能力的发展，还强化了不适当、失调和功能障碍的行为。

综合辩证行为治疗通过以下方式直接处理这些问题。

1. 通过教授特定的自我调节技能（包括情绪调节和正念技能）、人际效能技能、痛苦忍受技能以及平衡思维和行为（走在中道上技能）来提高青少年（及其家庭）的能力，如表1.1所示。
2. 构建环境以激励、加强和个性化地促进对技能的适当使用。
3. 激发青少年的动机，以促进新技能的使用，减少对以往功能失调行为的使用，并识别维持问题行为模式和抑制用所学技能进行反应的因素（例如，思维、情绪、行为和情境变量）。
4. 提供方法，鼓励新技能从治疗情境向生活情境的泛化。
5. 为治疗存在多重问题的青少年的治疗师提供支持。

表 1.1 失调的特征及相应的辩证行为治疗技能模块

情绪失调的一些特征	辩证行为治疗的技能模块
情绪失调	情绪调节
情绪脆弱性；情绪反应性；情绪波动；愤怒爆发；持续的消极情绪状态，如抑郁、愤怒、羞耻、焦虑和内疚；积极情绪的缺乏以及情绪调节困难	
人际失调	人际效能
不稳定的关系、人际冲突、长期的家庭困扰、社交孤立、避免被抛弃的努力，以及在关系中满足个人需求和维护自尊的困难	
行为失调	痛苦忍受
冲动行为，如逃课、在课堂上冲动发言、花钱、冒险的性行为、冒险的网络行为、暴饮暴食和/或清除行为、药物和酒精滥用、攻击行为、自杀和非自杀性自伤行为	
认知失调和家庭冲突	走在中道上
非辩证的思维和行为（极端、两极化或非黑即白），缺乏视角转换和冲突解决能力，不认可自己和他人，难以有效地影响自己和他人的行为（实现期望的变化）	
自我失调	核心正念
缺乏对情绪、思想、行为冲动的意识；注意力控制差；无法减轻个人痛苦，同时也难以体验愉悦感；身份混乱、空虚感和分离症状	

注：From Miller, Rathus, and Linehan (2007, Table 2.1, p. 36). Copyright 2007 by The Guilford Press. Adapted by permission.

为了实现上述功能，莱恩汉（Linehan, 1993a）开发了因治疗环境而不同的治疗模式。综合辩证行为治疗通常包括四种模式：个体治疗、团体技能训练、会谈外电话辅导以及治疗师咨询团队。综合的青少年门诊辩证行为治疗通过以下方式对这些模式进行了一些调整：在多家庭技能训练团体中同时为青少年和家长进行技能训练，不仅针对青少年进行电话辅导，也为家长提供电话辅导，并在必要时提供家庭治疗会谈，或根据需要提供养育技能训练会谈（Miller, Rathus, & Linehan, 2007）。详见表 1.2。

表 1.2　针对多重问题青少年的综合门诊辩证行为治疗模式

- 多家庭技能训练团体
- 个体辩证行为治疗
- 对青少年及其家庭成员的电话辅导
- 家庭治疗会谈（根据需要）
- 养育技能训练会谈（根据需要）
- 治疗师咨询团队会议
- 可能的辅助治疗：
    ——药物治疗
    ——治疗性学校/住宿治疗学校

辩证行为治疗的其他核心要素包括：情绪失调的生物社会理论；一种总体的辩证立场，强调治疗关系的互动性质；治疗阶段的框架，在每个阶段内对行为治疗目标的层级进行优先排序；一系列接受、改变、沟通、结构化和辩证策略，用于实现行为目标。以下各节将简要描述这些要素，并介绍所教授的技能模块。本章最后简要总结了关于辩证行为治疗疗效的文献，特别是针对青少年辩证行为治疗的文献。

辩证行为治疗的生物社会理论

辩证行为治疗理论（Linehan，1993a）认为，情绪失调个体的问题行为源于生物因素和环境因素的结合。具体来说，这些因素包括在情绪失调上的生物脆弱性和不认可的社会环境（在这种环境中，对情绪调节的指导不足，并且发生了功能失调的学习），因此该理论被命名为生物社会理论。

生物脆弱性

莱恩汉（Linehan，1993a）认为，生物因素在情绪失调的初始脆弱性中起着主要作用。情绪脆弱性被定义为对情绪刺激的高度敏感性、高度反应性（强烈的情绪反应），以及恢复到情绪基线状态的缓慢性。一个人可能在多种（或所有）情绪上都容易产生强烈的情绪，包括积极和消极的情绪，并且难以调节情绪反应。然而，大多数具有初始生物脆弱性的个体并不会发展出持续的情绪失调。根据这一理论，只有当有情绪脆弱性的个体暴露于普遍不认可的环境中时，才会发生持续的情绪失调。

不认可的环境

不认可的环境被定义为他人（通常是家庭成员，但也可能是教师或学校中的其他工作人员、同龄伙伴、医疗专业人士等）对私人体验的否定和／或做出异常且不恰当反应的一种倾向，特别是那些没有公开迹象的私人体验（例如，感到不适但没有发烧）。私人体验，尤其是情感体验，常常不被视为对事件的有效反应。当一个人有这样的体验时，他可能会受到惩罚、轻视、忽视、拒绝或被认为有在社会上不可接受的特质，如反应过度、缺乏现实感、缺乏动力或未能采取积极（或有辨别力的）态度。然而，环境有时可能会强化不断升级的痛苦表达，例如，在青少年做出了有自杀倾向的表达后，家庭成员会温柔地予以关心，并不再施加要求。在这方面，不认可的环境间歇性地强化了情绪表达的升级。不认可的环境强调控制情绪表达的必要性，忽视问题解决的困难程度，并普遍不容忍对消极情绪的表达。

生物社会理论的互动性质意味着个体可能通过不同的途径发展出失调的模式。一个高情绪脆弱性的人可能在一个"正常"程度的、不认可的环境中发展出失调模式，甚至可能在无意中引发环境中的不认可反应。相反，一个高度不认可的环境可能与中等或低水平的情绪脆弱性发生交互作用，从而导致持续的情绪失调。另一种情境可能涉及一个焦虑的、拒绝上学的青少年，当他终于鼓起勇气去上学，却迟到了。当他走进教室时，老师嘲笑他，说他并没有拿到可以迟到的"通行证"，需要去找副校长。副校长因为这位学生多日缺勤而责备他，并带着偏见地猜测他是因为滥用药物才没来上学的。这位学生感到越来越羞愧，低头走回教室，结果被一群青少年欺负，他们叫他废物。终于，他情绪低落到无法返回教室的地步了，被保安发现"逃课"并报告校长，导致他被罚留校。每当这种学校情境重复发生时，它就成为一个独立的、普遍不认可的环境。认识到青少年生活中可能存在的多种不认可来源非常重要，同时也要记住这种不认可与青少年的生物情绪脆弱性相互作用的性质。从这个角度出发，我们的目标是增加环境对青少年的认可（以及青少年对环境的认可），同时提高青少年的情绪调节能力。虽然在力求实现这些目标时，所有的辩证行为治疗技能都很重要，但我们特别强调认可技能和情绪调节技能，以分别针对不认可的反应和情绪脆弱性开展工作。

无论来源如何，情绪失调与不认可的环境之间的交互作用模式导致个体从未学会如何识别并命名情绪，以及调节情绪唤起，如何忍受情绪痛苦，或者何时应该相信自己的情绪其实是对事情的正常反应（Linehan，1993a）。个体学会了不信任自己的内在状态，而是扫描环境以寻找如何行动、思考或感受的线索。这种普遍依赖他人的结果是个体倾向于自我不认可，这常常导致个体抑郁，并可能加剧他对自我的困惑，即对自己的目标、价值观、兴趣和情绪的困惑。情绪失调还干扰了稳定的人际关系的发展和保持，这些关系依赖于稳定的自我意识和调节情绪的能力。此外，如果一个不认可的环境倾向于惩罚或忽视对消极情绪的表达，同时强化他人的消极情绪表达，那么这种环境会塑造出一种表达风格，该风格常表现为个体在压抑情绪体验和极端行为之间的摇摆不定。比如，不去参加考试、离家出走和自残等行为可能有着重要的情绪调节作用，有时还能有效地在原本会忽视个体的痛苦情绪表达的环境中激发他人的帮助行为。

辩证法与辩证史

辩证的世界观认为现实是连续、动态和整体的。从这个角度来看，现实既是整体的，又由对立的两极组成（例如，原子由正、负电荷构成）。辩证的真理通过结合（或"综合"）对立立场（"论点"和"反论点"）中的元素而产生。每个系统内的论点与反论点之间的紧张关系（如正面与负面、善与恶、孩子与父母、来访者与治疗师、个人与环境等）以及它们随后的整合带来了变化。在通过结合这些论点与反论点来实现变化之后，新的状态中依然包含极性力量。因此，变化是连续的，矛盾的事实不一定相互排斥。

从治疗对话和关系的角度来看，"辩证"指的是通过说服并利用个人的思维和行为中固有的对立关系（及治疗关系中的对立关系），来促成变化。通过治疗中矛盾立场的交锋，来访者和治疗师都能在旧有意义的基础上获得新的意义，逐步接近所讨论主题的本质。辩证视角的精神是永远不接受某个命题为最终的真理或不可辩驳的事实。因此，来访者和治疗师共同面对的问题是："我们的理解中遗漏了什么？"与这个问题相关的是对患者所处的环境背景的整体考量，以及在该背景中发生的、与之交互作用的失调行为。

辩证治疗立场是一种不断将接受与改变、灵活性与稳定性、养育与挑战及关注能力与关注不足相结合的立场，其目标是在治疗过程中以及在来访者的生活中突出对立面，并为整合这种对立提供条件。这里的假设是：可以通过强调接受促进改变，也可以通过强调改变促进接受。

辩证行为治疗的治疗阶段和主要治疗目标

辩证行为治疗将治疗分为不同阶段，以对应来访者问题的严重程度和复杂性。如表1.3所示，每个阶段都有自己的治疗优先项或目标层级。

表1.3　标准辩证行为治疗阶段及其主要治疗目标层级

治疗前阶段：介绍治疗，获得治疗承诺，统一治疗目标
目标：1. 向青少年说明并指导他们了解辩证行为治疗
　　　2. 向青少年的家庭说明并指导他们了解辩证行为治疗
　　　3. 获得青少年对治疗的承诺
　　　4. 获得青少年的家庭对治疗的承诺
　　　5. 获得治疗师对治疗的承诺

第一阶段：获得基本能力，提高安全性，减少行为失控
个体辩证行为治疗的主要目标：
　　1. 减少威胁生命的行为
　　2. 减少干扰治疗的行为
　　3. 减少影响生活质量的行为
　　4. 增加行为技能
辩证行为治疗技能训练的主要目标：
　　1. 减少可能破坏治疗的行为
　　2. 促进对技能的习得、强化和泛化，包括：
　　　　a. 核心正念
　　　　b. 人际效能
　　　　c. 情绪调节
　　　　d. 痛苦忍受
　　　　e. 走在中道上
　　3. 减少干扰治疗的行为

第二阶段：增加非痛苦的情绪体验，减少创伤压力
个体辩证行为治疗的主要目标：
　　减少对情绪体验的回避和创伤后压力

（续表）

第三阶段：提高自尊，实现个人目标，解决日常生活中的问题
个体辩证行为治疗的主要目标：
1. 增加对自己的尊重
2. 实现个人目标

第四阶段：寻求快乐、意义、联结和自我实现
个体辩证行为治疗的主要目标：
1. 应对不完整感
2. 寻找自由与快乐

注：From Linehan (1993a, Table 6.1, p. 167). Copyright 1993 and 2007 by The Guilford Press. Adapted by permission.

在综合辩证行为治疗中，治疗前阶段通常会持续数周，包括评估来访者，为来访者介绍辩证行为治疗，并获得每位青少年对治疗和治疗目标的承诺。在第一阶段，来访者普遍表现出情绪严重失调，并存在较高的自我伤害或自杀风险。因此，第一阶段的主要任务是帮助他们获得基本的能力，以建立安全性和行为控制。这一阶段包括了综合的"标准辩证行为治疗"，这也是绝大多数疗效数据的来源。

在第一阶段，技能训练通常与个体治疗分开进行，每种模式的治疗重点略有不同，如表1.3所示。借助来访者完成的日记卡（图1.1），辩证行为治疗第一阶段的个体治疗是结构化的，所关注的主要治疗目标层级是：减少威胁生命的行为、干扰治疗的行为和影响生活质量的行为，并增加行为技能。每位青少年针对特定的个性化治疗目标进行训练。尽管在第一阶段的个体辩证行为治疗中，增加行为技能是主要治疗目标之一，但它处于最低优先级。处理危机、维持患者接受治疗的动机及减少严重影响生活质量的行为相比于获取技能更为紧迫，这使技能的习得在个体治疗中几乎不可行。试图在风险行为仍在持续的情况下提升能力，就像试图在风暴中建造避难所一样不可行。缺乏技能就无法应对危机，在应对危机时也无法学习技能。因此，治疗的一个独立部分专门针对行为技能的习得，这个部分通常以团体的形式出现。在青少年辩证行为治疗中，我们建议尽可能采用多家庭技能训练团体的形式。

辩证行为治疗的第二阶段涉及处理过去的创伤和悲伤情绪，这通常意味着我们将不再像第一阶段那样以习得新技能为主，同时个体治疗会谈也不再那么严格地结构化。然而，在第二阶段及所有后续阶段中，仍然需要运用并加强在第一阶段学到的技能。第三阶段关注如何面对日

青少年日记卡

姓名：_____ 多久做一次记录？每日____ 2-3次____ 一次____ 起始日期 __/__/__
多久使用一次电话辅导？____

辩证行为治疗青少年日记卡	自杀		自残		酒精		毒品		药物	逃课/逃学	不安全性行为	其他			是否在会谈中填写？是/否
	行为	想法	行为	冲动	冲动	用量/品种	冲动	用品/品种	按处方用药			睡眠时间	起床时间		
日期	冲动 0–5	有/无	有/无	0–5	0–5		0–5		是/否	是/否	是/否	如：晚10点	如：早6点		
__/__															
__/__															
__/__															

情绪

	害怕 0–5	开心 0–5	愤怒 0–5	焦虑 0–5	悲伤 0–5	羞愧 0–5	技能* 0–7

*使用过练习项技能的天数

0 = 没想过或没用过
1 = 想过，没用过
2 = 想过，没用过，想要用
3 = 尝试过，但用不了
4 = 尝试过，可以运用，但没起作用
5 = 尝试过，可以运用，有帮助
6 = 用过，没帮助
7 = 用过，有帮助

上述情绪和冲动评分： 0 = 完全没有 1 = 少数 2 = 有一些 3 = 强烈 4 = 很强烈 5 = 极其强烈
想要离开治疗的意愿：____   感觉指标：____

说明：圈出练习每项技能的天数

核心正念	1. 智慧心念	周一	周二	周三	周四	周五	周六	周日
	2. 观察（关注内心正在发生什么）	周一	周二	周三	周四	周五	周六	周日
	3. 描述（用言语表达出体验）	周一	周二	周三	周四	周五	周六	周日
	4. 融入	周一	周二	周三	周四	周五	周六	周日
	5. 保持不评判的态度	周一	周二	周三	周四	周五	周六	周日
	6. 保持专注（当下一心一意）	周一	周二	周三	周四	周五	周六	周日
	7. 做有成效的事（有用）	周一	周二	周三	周四	周五	周六	周日
	8. 用"智慧心念"转移注意技能（从六种出发）	周一	周二	周三	周四	周五	周六	周日
痛苦忍受	9. 自我安抚	周一	周二	周三	周四	周五	周六	周日
	10. 改善当下技能	周一	周二	周三	周四	周五	周六	周日
	11. 利弊分析	周一	周二	周三	周四	周五	周六	周日
	12. 改变身体的化学反应技能	周一	周二	周三	周四	周五	周六	周日
	13. 全然接受	周一	周二	周三	周四	周五	周六	周日
	14. 正强化	周一	周二	周三	周四	周五	周六	周日
走在中道上	15. 认可自己	周一	周二	周三	周四	周五	周六	周日
	16. 认可他人	周一	周二	周三	周四	周五	周六	周日
	17. 辩证地思考（不非黑即白）	周一	周二	周三	周四	周五	周六	周日
	18. 辩证地行动（走在中道上）	周一	周二	周三	周四	周五	周六	周日
情绪调节	19. 识别和命名情绪	周一	周二	周三	周四	周五	周六	周日
	20. 参与愉快活动	周一	周二	周三	周四	周五	周六	周日
	21. 价值观和优先项	周一	周二	周三	周四	周五	周六	周日
	22. 致力于长期目标	周一	周二	周三	周四	周五	周六	周日
	23. 建立掌控感	周一	周二	周三	周四	周五	周六	周日
	24. 提前应对	周一	周二	周三	周四	周五	周六	周日
	25. PLEASE 技能	周一	周二	周三	周四	周五	周六	周日
	26. 核对事实	周一	周二	周三	周四	周五	周六	周日
	27. 问题解决	周一	周二	周三	周四	周五	周六	周日
	28. 与当下情绪相反的行为	周一	周二	周三	周四	周五	周六	周日
人际效能	29. DEARMAN 技能（得到自己想要的）	周一	周二	周三	周四	周五	周六	周日
	30. GIVE 技能（改善关系）	周一	周二	周三	周四	周五	周六	周日
	31. FAST 技能（有效感和维持自尊）	周一	周二	周三	周四	周五	周六	周日
	32. 应对想086的想法	周一	周二	周三	周四	周五	周六	周日
	33. THINK 技能	周一	周二	周三	周四	周五	周六	周日

笔记/辩证行为治疗作业

图 1.1 日记卡

常生活中的幸福与不幸以及解决生活中的问题。第四阶段则关注如何实现超越、获得真正的快乐，以及为人生赋予意义。莱恩汉（Linehan，1993）对每个治疗阶段及其目标进行了充分的阐述。

第一阶段的次要治疗目标：辩证的困境

存在广泛情绪失调的个体在情绪调节过度或情绪调节不足的两种极端行为之间摇摆不定。辩证行为治疗将这些模式视为来访者的辩证困境：来访者交替尝试每一种极端的情绪调节方式，但都无法使其奏效。第一阶段的前三个主要治疗目标（威胁生命的行为、干扰治疗的行为以及影响生活质量的行为）本身就是这些辩证极端的表现方式。由于这些行为会危及来访者的生命、安全，干扰治疗并影响其生活质量，所以必须立即加以解决。然而，这些整体模式有助于维持功能失调的行为，也可能使技能习得过程偏离轨道。因此，如果要实现长期的改变，治疗必须针对这些模式本身起作用。标准辩证行为治疗强调的辩证困境包括：

- 情绪脆弱性与自我不认可；
- 主动的被动与表面的能力；
- 无休止的危机与压抑的体验。

情绪脆弱性指的是高度的情绪唤起体验，这是进入辩证行为治疗的人的核心体验。自我不认可指的是对自己的情绪、感知和解决问题的方法的否定。主动的被动指的是在面对问题时采取被动和无助的态度，同时积极寻求他人的帮助来解决问题。表面的能力指的是有慢性情绪失调的个体往往倾向于在某些时候表现得比他们实际更有能力和自控力。无休止的危机指的是迅速且冲动地逃避情绪痛苦，即一种"每周一危机"现象。压抑的体验指的是主动回避唤起过往失落、创伤或痛苦情绪的线索。这就像是把处理哀伤或其他困难情绪的正常过程给"关掉"了一样。

此外，我们还发展了三个额外的专为青少年及其家庭的互动而设计的辩证困境（Rathus & Miller，2000）：

- 过度放任与权威控制；
- 将病理行为正常化与将正常行为病理化；
- 强迫自主与培养依赖。

走在中道上的技能模块直接对应这些青少年特有的辩证困境。家长、治疗师和青少年都可能在过度放任与权威控制之间摇摆不定，对严重的问题行为轻描淡写，或过分强调正常的、典型的青少年行为，以及过早地强迫青少年独立或助长其依赖性。

在上述每种极端中，有两个次要的治疗目标：一个旨在减少适应不良的行为，另一个旨在增加更具适应性的反应。表1.4列出了标准辩证行为治疗中的辩证困境及相应的次要治疗目标，表1.5则列出了专为青少年及其家庭开发的目标。我们将在第四章和第八章进一步讨论技能训练中的辩证困境。

表 1.4　标准辩证行为治疗的辩证困境与相应的次要治疗目标

辩证困境	目标
情绪脆弱性与自我不认可	增强情绪调节，减少情绪反应性
主动的被动与表面的能力	减少主动的消极性，增强主动的问题解决
无休止的危机与压抑的体验	增强现实决策与判断力，减少危机生成行为

注：From Miller, Rathus, and Linehan (2007, Table 5.1, p. 97). Copyright 2007 by The Guilford Press. Adapted by permission.

表 1.5　青少年的辩证困境及相应的次要治疗目标

辩证困境	目标
过度放任与权威控制	增强纪律的权威性，减少过度放任 增加青少年的自决权，减少权威控制
将病理行为正常化与将正常行为病理化	增加对正常行为的认识，减少对正常行为的病理化 增加对病理行为的识别，减少对病理行为的正常化
强迫自主与培养依赖	增强个体化，减少过度依赖性 增强对他人的有效依赖，减少过度自主

注：From Miller, Rathus, and Linehan (2007, Table 5.2, p. 98). Copyright 2007 by The Guilford Press. Reprinted by permission.

辩证行为治疗的治疗策略

辩证行为治疗使用五组治疗策略来达成上述特定的治疗目标：（1）辩证策略；（2）认可策略；（3）问题解决策略；（4）风格化（沟通）策略；（5）个案管理或结构化策略。认可策略和问题解决策略与辩证策略共同构成了辩证行为治疗的核心策略。认可策略侧重于接受。问题解决策略侧重于改变，而传统行为治疗策略也属于这一类。辩证策略主要关注治疗师如何构建互动并定义技能行为。如前所述，辩证治疗立场是一种不断将接受现状与推动改变相结合的方式。需要注意的是，这些策略不仅适用于个体辩证行为治疗，团体带领者在技能训练过程中也会使用这些策略。以改变为导向的问题解决策略包括基于传统行为学原理的技术：正负强化、塑造、消退和惩罚。这些行为策略与认可等以接受为导向的策略一起贯穿于辩证行为治疗。在第三章中，我们将进一步讨论导入和承诺策略，这些是以改变为导向的问题解决策略。在第四章中，我们将讨论其他核心策略及它们在技能训练中的应用。

面向青少年及其家庭的多家庭技能训练团体

对于青少年的技能训练，我们建议尽可能采用多家庭团体形式。在这种形式下，家长与青少年一起学习相同的指导内容。该团体为改善互动和增强亲密感提供了一个平台。纳入多个家庭有助于保持教学计划的推进，避免陷入解决单一家庭本周问题的困境。有多个家庭在场为成员提供了内部建立的支持网络，以及有力的应对榜样、动力和希望；并且有助于扩展团体成员的技能应用范围。例如，在回顾作业时，成员可以接触到其他10项技能应用的例子，从而帮助他们更加全面且灵活地理解技能的使用。多家庭形式还允许跨家庭的反馈和练习，例如，一位青少年与另一位青少年的家长一起练习技能，或一位家长友善地向另一位家长的青少年子女提供反馈。在这样的互动中，来访者的情绪往往能够更好地得到调节，从而增强学习效果（继而转向青少年与自己的家庭成员直接互动的目标，增强行为泛化）。此外，成员通常在能够向新成员解释概念时获得掌控感。青少年和家长都报告说，在经历长期孤独后，当听到他人也有相似的挣扎时，他们感到被认可了。最后，在毕业典礼上（见第二章），青少年和家长相互给出离别前的建设性反馈和鼓励，这对毕业的成员和其余的成员都产生了深远影响。听到一遍遍的支持和鼓励，家庭成员新形成的自我认知得到了巩固，他们觉得自己是有能力、有效能、有作用、有目标的，对个人和集体的进步都满怀希望。大多数毕业成员还报告，他们和参与治疗的家庭成员之间的关系有了显著改善。这些公开的发言展现了每个人和每个家庭的进步，向其他成员展示了生活可以如何改善，并树立了榜样，让成员看到坚持和投身于辩证行为治疗技能训练团体的必要性。这种经历既认可了其他家庭所经历的挑战和痛苦，同时也激励他们更加努力并继续心怀希望。

辩证行为治疗的技能

所教授的技能分为5个模块：正念技能、情绪调节技能、人际效能技能、痛苦忍受技能和走在中道上技能。第五个模块是专门为青少年及其家庭设计的（Miller et al., 2007），通常不在成人辩证行为治疗的技能训练中教授。完成所有技能模块通常需要6个月（24周），与标准辩证行为治疗的时间框架相同。然而，青少年技能项目有5个技能模块而非4个，因此在每个模块上投入的时间比标准辩证行为治疗少。表1.6列出了青少年辩证行为治疗项目中教授的技能。

表1.6　辩证行为治疗技能模块概览

核心正念技能
"智慧心念"（心念状态）
"是什么"技能（观察、描述、融入）
"如何做"技能（不评判、一心一意、有效）

痛苦忍受技能
危机生存技能
　用"智慧心念接受（ACCEPTS）"转移注意［活动（Activities）、贡献（Contributing）、比较（Comparisons）、情绪（Emotions）、推开（Pushing away）、想法（Thoughts）、感觉（Sensations）］
　自我安抚（视觉、听觉、嗅觉、味觉、触觉、运动觉）
　改善（IMPROVE）当下［意象（Imagery）、意义（Meaning）、祈愿（Prayer）、放松（Relaxation）、一次只做一件事（One thing in the moment）、度假（Vacation）、自我鼓励（Encouragement）］
　利弊分析
　改变身体的化学反应技能［温度（Temperature）、高强度运动（Intense exercise）、有节奏地呼吸（Paced breathing）、渐进式肌肉放松（Progressive muscle relaxation）］
接受现实技能
　浅笑
　全然接受
　转念
　自主自愿

（续表）

走在中道上技能
辩证
    辩证思维与行动
    辩证困境
认可
    认可他人
    认可自己
改变行为
    正强化
    负强化
    塑造
    消退
    惩罚

情绪调节技能
理解情绪
    观察与描述情绪
    情绪的作用
降低情绪脆弱性
    ABC 技能 [积累积极情绪体验（Accumulate positives）、建立掌控感（Build mastery）、提前应对（Cope ahead）]
    PLEASE 技能 [积极治疗躯体疾病（treat PhysicaL illness）、均衡的饮食（balance Eating）、避免使用改变情绪的药物（Avoid mood-altering drugs）、充足的睡眠（balance Sleep）、坚持运动（get Exercise）]
改变不想要的情绪
    核对事实
    问题解决
    （与当前情绪）相反的行为
减轻情绪痛苦
    冲浪技能：对当下情绪的正念

人际效能技能
目标和优先项
保持关系和减少冲突：GIVE 技能 [温和的（Gentle）、感兴趣的（Interested）、认可（Validate）、从容的举止（Easy manner）]
获得你想要的或说"不"：DEAR MAN 技能 [描述（Describe）、表达（Express）、提出请求（Assert）、强化（Reinforce）、保持正念（be Mindful）、表现得自信（Appear confident）、协商（Negotiate）]
维护自尊：FAST 技能 [公平（be Fair）、不过度道歉（no Apologies）、坚持自己的价值观（Stick to your values）、诚实（be Truthful）]

（续表）

应对担忧想法的智慧心念自我陈述
请求或拒绝时要考虑的因素
（可选）减少冲突和消极情绪：THINK 技能［思考（Think）、共情（Have empathy）、解读（Interpretations）、注意（Notice）、善意（use Kind）］

注：From Miller, Rathus, and Linehan (2007, Table 4.2, p. 74). Copyright 2007 by The Guilford Press. Adapted by permission.

如表 1.6 所示，许多具体的技能可通过缩写或其他助记方式来指代。例如，DEAR MAN 是人际效能技能的一个助记词，代表了进行有效请求或拒绝时应遵循的步骤（描述、表达、提出请求、强化、保持正念、表现得自信和协商）。在"改善当下"这一痛苦忍受技能中，"IMPROVE（改善）"一词是多种使压力更加可以承受的方法的助记词。团体成员需要学习所有策略，并被鼓励尝试这些方法，以找到有效的方案。

对家庭成员的电话辅导

在运行多家庭技能训练团体时，我们观察到家庭成员从电话辅导中的获益与青少年相当。这带来了一个难题：青少年会打电话给自己的治疗师寻求辅导，但家长在技能训练方面没有可以联系的个体治疗师。给青少年的治疗师打电话显然涉及隐私和信任的问题。因此，我们为家长提供了机会，让他们可以联系技能训练团体的带领者或养育技能训练的治疗师（见下一节关于养育技能训练会谈的内容），并将这些联系限制为专为促进技能泛化设置的（不是为其他目的设置的，如修复关系或分享好消息）必要的电话辅导。若某个技能训练团体的带领者同时也是孩子的主要治疗师，家长只能联系另一位团体带领者。若主要治疗师是唯一的技能训练师，且没有专门为家长配治疗师，那么允许家长联系青少年的治疗师可能会危及青少年的信任。在这种情况下，家长和青少年需要就可以在治疗师与家长的技能辅导电话中讨论的内容达成明确的协定，家长和治疗师应定期向青少年透露所有通话内容。或者，家长的技能辅导可能需要局限在技能训练或家庭治疗会谈的范围内。即使家长的电话辅导教练不是青少年的主要治疗师，我们也鼓励家长在进行此类电话联系时告诉青少年，以使青少年保持对咨询团队的信任，确保咨询团队不是以欺瞒的方式开展工作的。

养育技能训练会谈

多年来,许多家长告诉我们,他们需要更多关于走在中道上技能模块中所介绍的养育技能方面的指导。他们认为自己不仅在辩证和认可的实施上需要帮助,在强化、塑造、消退/忽略和后果等行为改变技能的掌握上也需要帮助。许多家长认为自己的养育方式不稳定、反应过度,且对情绪失调的青少年过于严厉,而这些家长在尝试运用养育技能时,往往自己也难以应对情绪失调。在运用养育技能时,家长自己也可能面临情绪调节困难。因此,我们为家长提供了可选的单独训练的会谈,这些治疗由咨询团队中的一位治疗师(并非青少年的主要治疗师)主导,该治疗师会与青少年的家长合作,帮助他们实施更稳定和有效的养育策略,并根据需要引入其他辩证行为治疗技能(例如,正念技能和痛苦忍受技能)。我们根据每个家庭在养育过程中遇到的具体挑战按需提供这种模式的治疗。通常,我们将养育技能训练会谈作为短期治疗模式;许多家长认为,在6~12次的养育技能训练会谈中,他们获得了大量帮助,有些家长则选择继续参加更长时间的训练。在这种情况下,养育技能训练治疗师随后会成为家长的电话辅导教练。虽然我们为家庭中的一位或两位家长提供这种模式,但咨询团队也可以考虑为家长提供单独基于走在中道上技能的养育技能训练团体。请注意,如果一个家庭没有选择养育技能训练会谈,我们依然可以为家长提供由非青少年的主要治疗师的人员进行的电话辅导。未来还需要进行研究,以调查养育技能训练会谈在青少年辩证行为治疗中的增量效度。

关于管理自杀行为的说明

我们认为,对于与情绪失调的、有多重问题的患者工作的临床工作者来说,学习评估和治疗自杀行为至关重要。即使是最初没有表现出自杀意念或行为的患者,在情况发生变化时也可能出现自杀倾向。因此,如果仅提供技能训练而没有个体治疗,技能训练师仍然需要在接待青少年时评估其自杀风险因素,在治疗过程中识别自杀迹象和风险相关因素,并在自杀行为出现时转介青少年进行个体治疗,唯有这样才能在发生自杀危机时胜任地加以处理。关于自杀风险干预的详细讨论超出了本书的范畴。然而,关于这一主题已有许多图书和章节,建议读者至少阅读莱恩汉的原著(Linehan, 1993),熟悉包括莱恩汉风险评估和管理方案(Linehan et al.,

2012）在内的最新的、全面的评估方法，并考虑进行辩证行为治疗的强化培训，以此作为学习管理自杀行为的起点。

我们敦促提供辩证行为治疗技能训练的读者进一步阅读材料，并参加辩证行为治疗强化培训。从业者需要熟悉针对自杀患者的治疗规划的关键步骤（Linehan, 1999），包括：（1）了解并评估长期和迫近的自杀风险因素；（2）获得对自杀行为的详细描述；（3）监控持续的行为；（4）针对自杀行为进行详细的行为链分析和解决方案分析。解决方案分析可能包括找到预防诱因的方法，用更加基于所学技能的应对方式代替危机反应，以及忍受痛苦。此外，分析还应包括青少年承诺遵循与治疗师共同制定的策略。莱恩汉关于治疗自杀行为的一般指导原则包括：在自杀风险较高时更加主动（Linehan, 1993a, 1999），在考虑应对方式时更加灵活，采取更加保守的态度，坦率、实事求是地讨论自杀，始终关注个体化的风险因素，将自杀行为呈现为一种无效的应对问题的方式或解决方案，涉及重要他人（在青少年案例中通常是家长），保持频繁的联系，以及根据需要安排会谈（和家庭会谈）。莱恩汉建议，治疗师在与有自杀倾向的来访者建立牢固的治疗联盟的同时，如遇到自杀危机应及时向同事咨询。

辩证行为治疗项目的疗效研究

成人辩证行为治疗的研究

多项随机对照试验已经证明，与常规治疗相比，辩证行为治疗在治疗与边缘型人格障碍相关的问题上具有广泛优势（Linehan, Armstrong, Suarez, Allmon, & Heard, 1991; Linehan, Heard, & Armstrong, 1993; Linehan et al., 2006; Koons et al., 2001; van den Bosch, Koeter, Stijnen, Verheul, & van den Brink, 2005; Verheul et al., 2003）。研究表明，辩证行为治疗能够提高治疗依从性，减少精神科住院天数，减少自杀尝试和非自杀性自伤行为，降低自杀意念的频率和严重程度（Bohus, Haaf, & Simms, 2004; Linehan et al., 1991, 2006; Lynch, Morse, Mendelson, & Robins, 2003; Koons et al., 2001; van den Bosch et al., 2005; Verheul et al., 2003）。关于这项研究的综述可参见谢尔（Scheel, 2000）、罗宾斯和查普曼（Robins & Chapman, 2004）以及林奇、特罗斯特、萨尔斯曼和莱恩汉（Lynch, Trost, Salsman, &

Linehan，2007）的论文。

关于辩证行为治疗的研究已在多个成人群体中开展，包括门诊患者（例如，Linehan et al.，1991，1993，2006；van den Bosch et al.，2005；Verheul et al.，2003）、住院患者（Barley et al.，1993；Bohus et al.，2000，2004；Linehan et al.，1999；Koons et al.，2001；Simpson et al.，1998），以及司法群体（Berzins & Trestman，2004；Bradley & Follingstad，2003；Evershed et al.，2003）。研究表明，辩证行为治疗对于患有共病边缘型人格障碍和物质滥用问题的成人（Linehan et al.，1999，2002；van den Bosch et al.，2005），共病边缘型人格障碍和进食障碍的成人（Palmer，2003），作为进食障碍的独立治疗方法（Safer，Telch，& Agras，2001；Safer，Telch，& Chen，2009；Telch，Agras，& Linehan，2000），作为改善拔毛癖习惯逆转治疗的增强治疗方法（Keuthen et al.，2010），以及作为治疗具有混合人格特征的门诊老年抑郁患者的方法（Lynch，2000；Lynch et al.，2003），都具有应用价值。

青少年辩证行为治疗的研究

在最近发布的一篇综述中，格罗夫斯、巴克尔、范登博斯和米勒（Groves，Backer，van den Bosch，& Miller，2012）总结了1997—2008年发表的12项青少年辩证行为治疗的疗效研究。自2008年以来，又有两项青少年辩证行为治疗研究发表。这些研究中没有一项是随机对照试验。然而目前有三项随机对照试验研究已经完成，另有一项大型随机对照试验研究正在进行。

库尼及其同事（Cooney et al.，2012）在新西兰进行了一项小规模的随机对照可行性研究。研究者将29位在过去3个月内至少有一次自杀尝试或自伤史的青少年随机分配到辩证行为治疗组（$n = 14$）或常规治疗组（$n = 15$），治疗持续6个月。在这项研究中，辩证行为治疗包括每周一次的个体治疗、每周一次的多家庭技能训练、按需安排的家庭治疗会谈、电话辅导（针对青少年和家长），以及治疗师咨询团队会议。研究者使用了莱恩汉（Linehan，1993b）的技能训练材料，并融入了我们的青少年辩证行为治疗讲义中的一些内容（例如，走在中道上技能）。该研究中的辩证行为治疗会谈由专家评估员进行依从性编码。库尼认为，该治疗在新西兰是可行的，并且青少年及其家庭容易接受该治疗。

拉斯·梅卢姆（Lars Mehlum）及其同事（Mehlum et al.，2012，2014）在挪威奥斯陆进行了一项大型随机对照试验，将16周的门诊辩证行为治疗与增强版常规治疗（enhanced usual care，EUC）进行比较，研究对象为有自杀倾向和自伤行为的青少年，且还需同时满足9项边缘型人格障碍标准中的至少3项。增强版常规治疗包括任何非辩证行为治疗，并结合自杀风险评估协议的培训。此外，在评估过程中，每当青少年表现出自杀倾向性时，盲法研究评估员都会及时通知增强版常规治疗的治疗师。挪威的研究团队将我们的青少年技能手册翻译成了挪威语。与我们最初的结果研究（Rathus & Miller，2002）类似，他们的辩证行为治疗包括每周一次的个体治疗、每周一次的多家庭技能训练团体、针对青少年的电话辅导、按需安排的家庭治疗会谈，以及每周一次的治疗师咨询团队会议。

该样本包括77位在社区儿童和青少年精神科门诊治疗的青少年，他们有近期和反复的自伤行为及边缘型人格障碍症状。两种治疗条件下的治疗留存率总体较高，急救服务的使用率较低。然而，辩证行为治疗在减少自伤、自杀意念、抑郁和边缘型人格障碍的症状方面优于增强版常规治疗。在接受辩证行为治疗的患者中，治疗疗效的效应量较大，而接受增强版常规治疗的患者则表现出较小的效应量。辩证行为治疗过程由专家评估员进行依从性编码。梅卢姆及其同事计划对这些青少年及其家庭进行1年、2年和10年的随访研究。

戈尔茨坦及其同事（Goldstein et al.，2012）进行了一项小规模的随机对照试验，将辩证行为治疗（n = 14）与常规治疗（n = 6）进行比较，研究对象为被诊断为双相障碍且有自杀倾向的青少年。戈尔茨坦及其同事使用了我们的青少年技能手册，并添加了几份关于双相障碍的心理教育材料。在这项研究中，辩证行为治疗每周以交替形式进行，即一周进行个体治疗会谈，下一周进行家庭技能训练会谈，持续12个月。研究结果表明，接受辩证行为治疗的参与者的抑郁症状有显著改善，且在自杀意念和情绪失调方面呈现显著减少的趋势。辩证行为治疗组在基线时的症状更为严重，而且该研究的统计效力不足以预期发现显著性差异。因此，即便是显著减少的趋势，也值得关注。

莱恩汉、麦考利（McCauley）、阿萨诺（Asarnow）和伯克（Berk）目前正在进行一项大型多中心随机对照试验，名为"青少年情绪与自杀合作研究（Collaborative Adolescent Research on Emotions and Suicide，CARES）"，该研究将综合辩证行为治疗与支持性治疗进行比较，研究对象为具有至少三项边缘型人格障碍症状的青少年，且存在近期或反复的自杀行为。辩证行为治疗干预持续了6个月，采用多家庭团体的形式，并为青少年和家长提供电话辅导。这些研究人员使用了莱恩汉的技能训练材料，并结合了一些走在中道上技能模块的内容（Miller et al.，2007）。

截至目前，除了这些随机对照试验外，已有三项关于青少年辩证行为治疗的准实验研究，这些研究均表明，该治疗在减少有自杀倾向的、多重问题青少年的许多目标行为方面具有前景（Fleischhaker et al., 2011；Katz, Cox, Gunasekara, & Miller, 2004；Rathus & Miller, 2002）。这些研究展示了辩证行为治疗的可行性和良好的疗效，包括弗莱施哈克尔及其同事（Fleischhaker et al., 2011）进行的1年跟踪研究结果。

此外，许多关于青少年辩证行为治疗的开放试验研究也发表了结果，研究对象包括以下几类青少年：（1）具有自杀和非自杀性自伤行为的多重问题、多重诊断青少年（Fleischhaker, Munz, Böhme, Sixt, & Schulz, 2006；James, Taylor, Winmill, & Alfoadari, 2008；Sunseri, 2004；Woodberry & Popenoe, 2008）；（2）被诊断为双相障碍的青少年（Goldstein, Axelson, Birmaher, & Brent, 2007）；（3）在司法环境（Trupin, Stewart, Beach, & Boesky, 2002）和门诊环境（Nelson-Gray et al., 2006）中被诊断为外化问题障碍的青少年；（4）被诊断为进食障碍的青少年，包括贪食、暴食和神经性厌食的青少年（Safer, Lock, & Couturier, 2007；Salbach, Klinkowski, Pfeiffer, Lehmkuhl, & Korte, 2007；Salbach-Andrae, Bohnekamp, Pfeiffer, Lehmkuhl, & Miller, 2008）。

其他开放试验研究则突出了辩证行为治疗在传统门诊、短期住院和司法环境之外的各种治疗设置中的应用。这些研究包括：将辩证行为治疗应用于住宿治疗机构中的处在青少年阶段的女孩（Sunseri, 2004）；接受长期住院治疗的青少年（McDonell et al., 2010）；学校环境中的儿童和青少年（Mason, Catucci, Lusk, & Johnson, 2009；Perepletchikova et al., 2010；Sally, Jackson, Carney, Kevelson, & Miller, 2002）；以及在儿童医院中不依从慢性疾病治疗的青少年，如患有肾病、糖尿病、镰状细胞贫血和肥胖症的青少年（Hashim, Vadnais, & Miller, 2013）。

这些研究的共同点似乎在于青少年在情绪调节方面的缺陷，以及随后表现出的冲动性或回避行为。问题性的冲动或回避行为往往是情绪失调的结果，或者是为了重新调节情绪所做的努力。正如之前所描述的（Miller et al., 2007），我们认为青少年在情绪和行为失调方面的特点使辩证行为治疗成为一种适用于多种诊断和行为问题的相关治疗方式。

迄今为止，实验和准实验研究的结果表明，辩证行为治疗能减少自杀行为、抑郁和边缘型人格障碍的症状，具有很强的治疗可行性、可接受性（耐受性良好），以及相当高的治疗留存率（Cooney et al., 2012；Goldstein et al., 2007, 2012；Groves et al., 2012；Mehlum et al., 2014；

Rathus & Miller，2002）。我们预计，莱恩汉及其同事在"青少年情绪与自杀合作研究"中得到的结果将进一步巩固辩证行为治疗在有自杀倾向且有多重问题的青少年中的循证基础。

在下一章中，我们将讲述如何组织技能训练，包括总体治疗过程、会谈结构和技能训练团体的设置。

注　释

[1] Parts of this chapter are adapted from Miller, Rathus, and Linehan (2007) and Linehan, Cochran, and Kehrer (2001). Copyright 2007 and 2001 by The Guilford Press. Adapted by permission.

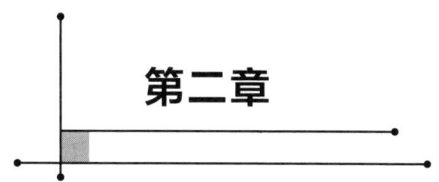

辩证行为治疗技能训练的结构

本章将介绍青少年辩证行为治疗技能训练的结构,并重点介绍多家庭技能训练团体的形式。同时,本章将讨论治疗时长、团体构成和会谈形式等主题。本章的最后将讨论青少年辩证行为治疗项目在不同治疗环境中的差异。

技能训练治疗过程:治疗模块周期

人际效能技能、情绪调节技能、痛苦忍受技能以及走在中道上技能通常在 4 周内教授完毕。针对新团体成员的导入和正念技能的学习被安排在一个为期 2 周的单元中,并在其他四个模块中的每个模块开始之前重复进行。

因此,团体的时间表可能如表 2.1 所示:以导入与正念技能模块(第一周)和正念技能模块(第二周)作为开始,接下来是痛苦忍受技能模块(4 周),随后重复导入与正念技能模块(2 周),然后是走在中道上技能模块(4 周)。而后,在开始情绪调节技能模块(4 周)和人际效能技能模块(4 周)之前,分别再重复一次为期 2 周的导入与正念技能模块。

表 2.1　多家庭技能训练团体的治疗计划示例

2 周：导入和正念技能模块
4 周：痛苦忍受技能模块

2 周：导入和正念技能模块
4 周：走在中道上技能模块

2 周：导入和正念技能模块
4 周：情绪调节技能模块

2 周：导入和正念技能模块
4 周：人际效能技能模块

24 周完成一个完整的模块循环周期

另一种安排方式是先用 1 周时间教授正念和导入技能，然后将另外 5 周用于其他模块之一。无论选择哪种方案，完成所有模块的完整治疗均需要 24 周（6 个月）。如果要滚动招募团体，则 24 周的周期会持续重复。重要的是，尽管我们在第五至十章中以前一种形式呈现技能的教学笔记（导入和正念技能模块共 2 周，其他技能模块各 4 周），但从业者可以根据需要调整这个安排，采用 1 周 + 5 周的形式，即除正念技能外，每个模块各用 5 周。技能训练师只需减少每次团体会谈使用的一份讲义或一项技能，就可以放慢进度。

请注意，在每个新模块开始之前，家庭会重复进行对导入材料的学习，并复习正念技能。导入内容包括对辩证行为治疗的解释、辩证行为治疗的生物社会理论、技能训练的理论依据、辩证行为治疗的假设，以及团体指导原则。我们认为，给现有团体成员一个重新审视问题领域的机会，并在回顾治疗假设和团体规则时评估他们的进展是很重要的。此外，我们常常请资深的团体成员帮忙向新成员进行介绍，解释某项规则的重要性或帮忙解释某个假设。在封闭团体中，带领者可能不会选择重复导入的内容，或者不那么频繁地进行复习。注意，即使是在滚动入组的团体中，也可以为新家庭单独安排导入阶段的会谈，并在团体时间中较简短地回顾导入的要点。在标准成人门诊辩证行为治疗中，来访者会重复 6 个月的技能周期，进行总共 1 年的技能训练。而对于青少年，治疗周期的安排则有多种可能性。一些门诊项目遵循标准模式，治疗持续 1 年。其他项目则由治疗师根据个案情况决定谁需要再次进行技能训练。这一决定取决于问题的严重程度和进展情况；对于那些已经成功达成安全和行为控制（见：Miller et al.,

2007）的第一阶段目标并希望毕业的成员来说，他们可以在完成一个完整周期后毕业。而那些仍然存在自我伤害或其他冲动、危险行为的青少年会被鼓励继续参加会谈，并重复部分或所有技能模块。另一个选择是允许患者在完成一个阶段的技能训练课程后毕业，同时为他们提供参加面向毕业生的技能训练团体的机会，以支持进一步的学习（见本章稍后的"青少年毕业生团体模式"部分）。

教授技能的广度与深度

确定在多长时间内教授多少技能涉及对广度与深度的权衡。教授较少的技能并深入讲解有助于提高来访者在这些技能上的专业水平，而在短时间内教授多种技能，虽然能够让来访者接触到更多技能，但没有足够的时间来掌握或练习。另外，在短时间内覆盖较多技能的方式也有其好处，之后如果来访者接受综合辩证行为治疗，那么主治疗师便可以在问题解决、电话辅导和家庭治疗会谈中强化这些技能。接触多种技能是重要的，因为并非所有技能对所有来访者都有效，但几乎所有来访者都会找到适合自己的技能。我们也没有实证依据来确定哪些技能（如果存在）需要剔除。最终，技能训练师必须关注来访者的学习风格，并以适当的速度进行教学，以免使来访者感到不堪重负并影响学习效果。

我们是通过充分的理论讲解和练习来提升技能训练的深度的。练习包括团体实践和家庭作业。我们的技能训练团体会谈每次进行2小时：前半部分安排50~55分钟的正念练习和详细的家庭作业回顾；后半部分则用于教授新内容，通常为50~60分钟。治疗师也可以根据需要，在较短时间内教授更多技能。例如，"提前应对"这一技能可以占用团体治疗会谈的全部时长，也可以作为在一次会谈中所教授的几项技能之一。通过提供一个例子并要求来访者将该技能融入个体治疗中进行练习，治疗师可以快速教授"提前应对"，从而与他们一起分析问题行为，并为未来可能面临的挑战性情境提前做准备。也可以对结构稍做调整，为某些技能内容创造更多时间。例如，如果没有新的家庭加入团体，且团体成员对导入内容已经足够熟悉，则可以缩短对部分内容的讲解时间：将1周用于导入和正念技能的练习，并将剩余5周专门用于下一个模块的学习。

关于技能训练的时长

莱恩汉、阿姆斯特朗、苏亚雷斯、阿利蒙和赫德（Linehan, Armstrong, Suarez, Allmon, & Heard, 1991）的原始研究是基于为期1年的治疗进行的。为了提高青少年的治疗意愿以及完成治疗的可能性，有些人可能希望缩短治疗时长，因为许多青少年往往只能完成有限次数的治疗会谈（例如，Trautman, Stewart, & Morishima, 1993）。此外，一些青少年的行为模式可能不像情绪失调的成年来访者那样严重且根深蒂固。尽管我们之前发布了基于缩短治疗时间的数据和项目描述［例如，在拉图斯和米勒（Rathus & Miller, 2002）的一项初步准实验研究中，技能训练是在12周内完成的；米勒等人（Miller et al., 2007）描述了在16周内完成技能训练的情况］，但我们随后仍然将技能训练项目的时长增加到了24周。这样做的原因，一部分在于新增了走在中道上技能模块；另一部分在于，根据我们的经验，缩短后的治疗安排没有足够的时间充分覆盖所有材料，很多技能都无法顾及。现在，我们仅是略微缩短标准辩证行为治疗技能（Linehan, 1993b），以便将走在中道上技能模块纳入6个月的治疗中。尽管已经尝试了不同的治疗时长且效果良好（例如，Goldstein et al., 2012; Mehlum et al., 2014; Rathus & Miller, 2002），但青少年的治疗时长仍然是一个待实证解决的问题。这可能取决于治疗设置、每次技能训练会谈的时长、目标问题的严重程度，以及团体成员的学习能力。

建立技能训练团体

团体规模

无论团体规模是大是小，我们都建议每个团体配备2位技能训练师。小型团体（2~3个家庭或4~9位成员，加上带领者）能给予成员更多的个性化关注，带领者更能了解每位患者的具体反应和困难，有更多时间供成员进行练习，成员也有更多机会参与角色扮演并获得带领者的反馈，成员之间更加亲密，因此可能更令人舒服。此外，这种团体形式对于转诊流程较慢的临床环境中的临床工作者来说更为实用。然而，这样的团体规模可能会让一些成员感到"过于亲密而不适"，一天中只要有一两位成员缺席，就可能破坏团体的感受。在这样一个小型环境中，技能训练师可能会出现处理成员提出的个别问题的倾向，这会影响团体专注于技能的习得和练习。

大型团体（6~8个家庭，或12~24位来访者）在成本和资源方面可能更高效，可以为社交焦虑的成员提供一定程度的匿名性（尽管大型团体也可能加剧社交焦虑），可以为家庭提供社会支持网络，并能有效缓冲家庭成员缺席所带来的影响。然而，大型团体可能不利于技能的习得和强化，因为没有足够的时间让每位成员在参与团体时回顾在会谈外完成的作业，以及在真实情境中对特定技能进行练习。此外，许多团体成员容易受到干扰，导致治疗机会减少，带领者处理问题的能力也可能被削弱。

一个实用的经验法则是，应为每位团体成员（包括家长）安排3~5分钟的家庭作业回顾时间。因此，如果将会谈的45分钟分配给家庭作业回顾，那么9~15位成员最为理想（3~5个家庭，或最多6个家庭，前提是所有家庭都是双亲家庭）。对于稍大一些的团体，我们建议将团体分成两个独立的小组来进行家庭作业回顾，其中一半的成员（随机分配）由一位带领者引领进入另一个房间。这样，每位带领者就可以有充足的时间为成员提供反馈，之后大家再聚在一起完成团体会谈的后续部分。

滚动招募与封闭团体

开放团体和封闭团体各有优缺点，但我们建议选择开放团体，并尽可能让新家庭在每次导入和正念技能模块开始时加入。第一个原因是，在团体运转起来后，家庭在整个治疗周期的哪个阶段加入治疗并不重要。6个月结束后，所有成员都会获得同一组技能。当新成员加入团体时，一个运作良好的团体文化（支持性的氛围，让学习得以发生）已经形成；在这个意义上，资深成员与技能训练师一道，共同营造了良好的氛围。

建议选择开放团体的第二个原因是，这些青少年需要关于适应环境变化的练习。与患有边缘型人格障碍或情绪调节问题的成人一样，同样有此类问题的青少年在应对变化时感到非常困难。因此，开放团体为他们提供了机会，使他们可以在治疗环境中暴露于有控制但持续的变化中。

建议选择开放团体的第三个原因是，它在团体内建立了一种资历制度。通过允许新成员在每个导入与正念技能模块开始时加入团体，群体形成了一种文化，资深成员可以帮助新成员适应并完成辩证行为治疗。我们发现，资深成员树立了应对榜样，并常常主动分享这些技能如何帮助了他们，从而帮助新成员增强参与承诺。资深成员不仅会展示技能行为，还能够为初级成员提供建设性反馈。最后，初级成员可以看到前方有希望，看到许多全身心投入辩证行为治疗的人最终取得了进步并顺利毕业。最后这一点尤为重要——我们发现，看到其他家庭顺利完成团体训练，并分享他们的治疗成果，对那些刚刚开始这一过程、正感到不堪重负的家庭来说，是一种强大的动力和希望。

在封闭团体中，成员在从开始到完成所有模块期间始终待在一起，不会加入新成员。封闭团体的主要优势是成员之间更加了解，可能会更信任彼此，因此可能更愿意参与团体，也更有可能开放地参与其中。然而，封闭团体的一个缺点是，一旦成员之间感到关系过于融洽，可能会更难以专注于行为技能训练，团体也更容易偏离焦点，转而讨论一些流程外的话题。因此，这就要求技能训练师始终把握住团体的关注点。

团体构成的异质性和同质性

为青少年构建辩证行为治疗技能训练团体需要确定如何定义来访者群体。年龄、性别、诊断和文化背景是重要的人口学参数，需要在确定项目的纳入和排除标准时加以考虑。

年龄

青春期一般被定义为 12—19 岁（Berk, 2000），甚至更大。然而，这个年龄段并不是一个单一的群体。青春期早期的青少年（约十一二岁到 14 岁）的特点是刚刚进入青春期，可能刚刚开始尝试约会、吸烟和饮酒等行为，通常正在上初中。青春期中后期的青少年（14—18 岁），通常正在上高中，面临着更多的要求、压力和责任。年龄最大的青少年约 18 岁到二十一二岁，甚至到 25 岁。例如，阿内特（Arnett, 1999）将 18—25 岁这一时期定义为"成年初显期"或"过渡成年期"。

在我们的治疗中，来访者的年龄通常在 13—18 岁。（请注意，我们偶尔会破格收入稍年长但仍然住在家里的青年。一些项目会为 18 岁以上者开展青年团体，并为家长提供独立的支持团体或技能训练。）我们发现，年长的来访者往往会扮演"大哥哥"或"大姐姐"的角色，指导年轻来访者并传授建议和智慧。这对年轻的参与者来说是一种鼓励，对年长的参与者来说则是自豪和动力的源泉。这种方法的一个风险是，年长的成员可能会让年轻成员接触到新的风险行为，如性行为或物质滥用行为。因此，我们不鼓励青少年在团体内或团体外的友谊关系中详细披露让他们接受治疗的目标行为（见第五章中关于导入和团体规则的内容）。混合年龄组的另一个风险是年龄差异。例如，在一个主要由14岁和15岁的青少年组成的团体中，一位19岁的青少年可能会感到格格不入。为了防止这种情况发生，技能训练师可以鼓励年长的青少年在团体中扮演特殊角色，利用好年龄差异的优势。另一种选择是将青少年转介到另一个团体中，或者进行个体技能训练。

将治疗限制在青少年期的特定年龄组能够增强生活问题的同质性，进而可能有助于成员在团体环境中与同龄伙伴建立更紧密的联系。然而，治疗机构必须拥有足够的转诊来源，才能够拒绝接收特定年龄范围之外的青少年，或者针对特定的年龄段而运行多个团体。在有些设置中，可能会选择性地根据年龄段（例如，12—15岁、16—19岁）把来访者分为两个或更多个团体。在一些设置中，如医院，可能有全院范围的年龄标准，即17岁及以下的患者在儿童/青少年项目中接受治疗，而18岁及以上的患者则自动进入成人门诊、日间治疗或住院部。许多项目有针对20—25岁人群的青年团体，这些年轻人可能正面临着一些常见的成长问题，比如完成大学学业、独立生活、就业以及建立恋爱关系等。而那些没有足够的青少年转诊资源的机构可能会将16岁及以上的青少年纳入成人项目。

性别

性别是另一个需要考虑的因素。你的项目会同时纳入女孩和男孩吗？如果是，是否会将他们分在一起？一些住院或住宿治疗环境仅限于治疗某一性别的人群，或者将不同性别的人分开安置在不同的住所。但大多数其他环境则同时纳入男孩和女孩。类似于年龄问题，将技能训练团体限制为单一性别可能有助于更好地解决团体中出现的问题；并且对某些人来说，或许能让他们更自在地进行自我披露。此外，这样可以减少一些由于性兴趣而产生的干扰或由于不同性别者的存在而增加的社交焦虑。对于性少数青少年来说，不管群体类型如何，性兴趣的问题仍然会存在。

在我们的项目中，我们将不同性别的人结合在一起开展团体，这背后有几个原因。第一，这种做法使我们能够在男性转诊比例较低的环境中治疗男孩；否则，可能没有足够的男性参与者来组成一个团体。在我们的环境中，只有15%~20%的辩证行为治疗转诊是男性，导致在每个包含 5~6 位来访者及其家庭的团体中，大约只有一位男性青少年。这一比例是典型的，因为女性在边缘型人格障碍诊断、自杀尝试和非自杀性自伤行为方面的比例远高于男性。第二，混合性别的团体有助于用所学技能发展异性友谊，与异性参与者进行男女朋友之间对话的角色扮演，并从另一个性别的角度获得对问题的洞察，这促进了技能的泛化。第三，混合性别的团体允许包括性少数群体的来访者（不论性别认同或性取向如何）参与其中。在混合性别的团体中，重要的是要让成员适应这样一种可能性，即男孩和女孩都会加入团体，即使在某些时候团体中没有男孩。

诊断

因为情绪调节困难的人往往会表现出多种问题和多重共病，因此建立高度同质化的团体可能很难。事实上，混合诊断团体可能更有益；越来越多的证据表明，辩证行为治疗可以成功地适用于各种人群和目标行为（见 Miller & Rathus，2000）。这些人群包括但不限于情绪障碍、物质使用障碍、破坏性行为障碍、进食障碍和焦虑障碍。我们治疗的许多青少年同时患有几种诊断所对应的疾病。目标行为可能包括药物或酒精使用、暴食或清除行为、拒绝上学、家庭冲突或者自杀/非自杀性自伤行为等。尽管扩大招募范围有可能使更多人受益，但在合并诊断群体或采用不同的纳入标准时仍需谨慎。第一，某些诊断虽然适合辩证行为治疗，但某些群体可能更适合为之具体定制的辩证行为治疗项目，例如，主要诊断为进食障碍或物质滥用的参与者。第二，有某些诊断的群体在团体环境中无法得到最好的服务。例如，最近的证据发现，具有反社会行为和品行障碍的青少年在团体治疗中表现得更差，这是因为在团体中会发生对反社会行为的模仿、训练和同龄伙伴认可（Dishion，McCord，& Poulin，1999）。第三，如果入组标准过于宽松，个体障碍的严重程度和治疗目标可能会差异过大，导致团体技能训练失去焦点；治疗所基于的生物社会理论可能不再适用，团体可能会瓦解。因此，我们建议为团体成员设定一个明确且统一的主题。

常见的排除标准包括活跃期精神病、严重的学习障碍或严重的认知障碍。

种族与文化

根据我们的经验，一个项目的种族和文化构成往往受到环境和地理位置的影响。例如，我们有一个项目服务于一个主要由市中心社会经济地位较低的青少年组成的团体，这些青少年来自少数族裔（主要是拉丁裔、非裔和加勒比裔美国人）。另一个位于郊区的项目则主要由中高社会经济地位的欧裔青少年组成。因此，团体的文化构成会自然而然地形成。然而，在某些情况下，文化因素的差异可能足够大，以至有理由考虑根据这些因素将成员分配到不同的团体中。其中一个因素可能是家庭使用的主要语言；例如，一些机构已经组织了以西班牙语授课的技能训练团体，以便在家庭成员几乎或完全不会说英语的情况下，让他们也能参与进来。另一个因素可能与团体凝聚力有关，例如，将具有共同特征的成员放在一起，比如新移民身份或主要的医疗诊断。此外，文化的定义非常广泛［见拉图斯和法因德勒（Rathus & Feindler，2004）对文化的讨论］，文化多样性团体有可能增强成员的体验。因此，在分配成员时，我们通常不会预先考虑文化因素。

多家庭技能训练团体的灵活进入

在某些情况下，我们可能会有理由在没有家庭成员陪同的情况下接受青少年，或者在其青少年子女不在场的情况下接受家长加入多家庭团体。在极少数情况下，我们允许青少年在家长不在场的情况下加入团体，例如，当青少年与家长在地理位置上相隔甚远时，当青少年与家长关系疏远时，或者当关系冲突到家长的存在将显著干扰或破坏治疗时。在这种情况下，其他家庭有时会在团体时间内"收养"这些孤身一人的青少年，而这些青少年通常能够较好地适应这种安排。然而，问题可能会出现，通常表现为孤身一人的青少年对关于家长的讨论很敏感，对家长在场的团体成员感到嫉妒，以及持续感到自己是局外人。尽管如此，当面临如果不让青少年单独加入团体，他就无法接受技能训练的状况时，我们建议允许青少年加入团体。

同样地，在极少数情况下，我们允许父母中的一方或双方在其青少年子女不在场的情况下参加多家庭团体。当青少年不在身边（可能在参与住宿治疗项目或在大学接受辩证行为治疗），或者当青少年已经从团体毕业并进入毕业生团体，但家长觉得他们可以从另一轮技能训练中受益时，我们会允许这种情况发生。这种做法通常效果良好，而少数子女不在场的家长往往会成为其他青少年的支持者。不过，我们必须注意家长与青少年的比例不要过于失衡。如果一个团体中每位青少年已经有两位家长，然后又有一组家长加入，可能会导致房间里只有3~4位青少年，却有8~10位成人；这种不平衡可能会抑制青少年成员的参与。在理想情况下，技能训练师可以将寻求技能训练（子女不在场）的家长推荐到附近的辩证行为治疗家长团体（在确有这样的团体的情况下）。

技能训练会谈

设置房间

训练师通常会在可用的场所内找任何一个足够大的房间进行技能训练。不过，如果在场地安排上有选择余地，我们认为以下几个因素将有助于技能训练。第一，我们认为最好有一张大的会议桌，让团体成员围坐在四周。这种形式能促使成员把关于讲义和作业单的笔记（见下文）放在团体带领者能清楚看到的地方，也方便成员在本子上做笔记。第二，设置一大块白板或其他大号书写板，让围坐在桌旁的成员都能看到。要是没有桌子，就把椅子摆成圆圈、椭圆或 U 形，面向白板。这种布局有利于团体进行反馈和互动。第三，技能训练师可以相对而坐，以便眼神交流与沟通，同时也能让更多团体成员靠近团体带领者。这样的位置安排还能更好地观察成员，让成员参与其中，同时减少妨碍治疗的行为（将在第三章中详细讨论）。第四，使用一个足够大的房间，让团体带领者和团体成员能够四处走动，这会很有帮助。我们鼓励团体成员在发言时站起来，甚至在房间里走动，以提高参与度。有时，团体成员会分组进行角色扮演练习，这也需要空间。

其他所需材料

团体带领者应在每次会谈中携带一个正念铃（可以考虑使用 FAST 技能），用于在正念练习开始和结束时发出信号。团体带领者应向团体成员分发讲义、作业单和活页夹（以便成员存放材料）。三孔打孔机也会很有用。可以通过多种方式分发这些书面材料。可以在每次治疗会谈中分发涵盖治疗内容和家庭作业的讲义及作业单，也可以在每个模块开始时分发包含所有模块材料的材料包。此外，还可以在治疗开始时向成员提供完整的笔记本和额外的作业单。在团体房间内准备备用笔记本、额外的作业单和笔，以便成员即使忘记携带自己的材料，也能随时参与。

科技手段对于青少年来说是具有吸引力的，且有助于技能的传授。在条件允许的情况下，使用智能平板电脑或带投影屏幕的计算机可以播放音乐、电影片段和网络视频等内容。这些多媒体材料可以用于教授各种辩证行为治疗技能，例如：进行正念练习；解释心念状态；练习分散注意力和自我安抚；识别和标记对情绪刺激的反应情绪；展示如何以与情绪冲动相反的方式行动；演示具有挑战性的人际关系情境，及基于和不基于所学技能处理这些情境的方法；说明如何通过走在中道上来处理家庭困境。例如，技能训练师可以选择一首舒缓的歌曲来教授自我安抚，或借助电视剧的有趣片段来教授用其他情绪分散注意力，或者用电视剧片段来展示如何使用 FAST 技能以维护自尊。其他方式还包括设计电脑游戏或测验，以评估团体成员对技能的掌握程度。这种方法的优势在于无穷无尽的可能性，及提供多样化的教学形式，使材料保持新鲜感和吸引力。

会谈结构

针对青少年及其家庭的技能训练团体会谈通常为 2 小时，中间有 10 分钟的休息时间。这比标准辩证行为治疗（Linehan et al., 1993）技能训练会谈的 2.5 小时要短一些。青少年的注意力持续时间比成人稍短，而且我们发现，2 小时的会谈更适合家长的工作时间安排和孩子做作业的需求。除了导入模块的会谈外，技能训练会谈的前半部分主要用于回顾家庭作业，后半部分则用于新技能的教学和练习。

当以一对一的形式与单个家庭进行技能训练时，会谈时间通常可以缩短（1~1.5 小时）。尽管技能训练师会涵盖与团体会谈相同的内容，但是当只有一个家庭参与时，回顾作业、讨论和练习新技能所需的时间都较少。在某些项目中，特别是在参与者时间有限的环境（例如，住院、学校、住宿治疗和少年司法环境）中，技能训练可能会分为两次较短的会谈，分别在 1 周内的不同日子进行：一次用于教授新技能，另一次用于作业回顾和练习。

表 2.2 列出了两种技能训练会谈的形式。第一种，以导入作为开头的技能训练会谈有其特定的形式。会谈的前半部分介绍导入的内容，休息后，在会谈的后半部分教授正念技能。所有其他技能训练则遵循第二种形式，即先回顾课后作业，然后在会谈的后半部分教授新内容。第五章详细描述了导入模块如何实施，第三章则概述了第二种形式的会谈。

表 2.2　多家庭技能训练团体的会谈结构

始于正念技能训练的导入会谈（2 小时）
50~55 分钟
  介绍所有团体成员和技能训练师
  介绍保密限制
  陈述选择这些青少年参加此训练的理由
  介绍团体治疗目标
  向成员介绍辩证行为治疗、生物社会理论和假设
  向成员介绍团体指导原则和形式
  请青少年和家庭成员签署契约
休息：10 分钟茶歇
50~60 分钟
  教授正念技能
  布置家庭作业
  会谈收尾练习

其他技能训练会谈（2 小时）
50~55 分钟
  简短正念练习
  宣布并概述会谈内容
  回顾家庭作业
休息：10 分钟茶歇
50~60 分钟
  讲解新技能的教学材料
  布置家庭作业
  会谈收尾练习

最终的技能训练会谈：告别仪式与毕业典礼

  在开放式团体中，在每个技能模块的最后一周结束时，部分团体成员将完成整个治疗。在封闭式团体中，所有成员将在约定的技能训练期结束时完成治疗。无论是哪种情况，我们都建议举行某种形式的告别仪式或毕业典礼，以标志技能训练的完成。为此分配时间是值得的，因为它不仅为完成技能训练的成员提供了强化，也为其他成员提供了间接的强化和激励。

  在我们的门诊开放式团体中，每当有成员完成技能训练时，各位成员和技能训练师都会组织一场告别仪式，通常持续 30~60 分钟。在这些日子里，带领者会在 2 小时的会谈中留出约

30分钟，提前结束教学内容，以便在团体时间内举行仪式。在举行毕业典礼这天，会谈通常会比标准的团体时间延长至少30分钟，因此应提前1周告知成员，他们可能需要留更长时间。告别仪式通常从团体带领者（有时还有其他家庭成员）开始，他们可能会带来一些特别的食物，例如水果、烘焙食品等。然后，团体带领者和每位团体成员都会向毕业生提供具体的建设性和鼓励性反馈，肯定他们所完成的工作，并提醒他们毕业后可能面临的潜在挑战。接下来，毕业成员会向每位团体成员，以及同时毕业的伙伴和家庭成员告别。这些告别为青少年、家庭成员和治疗师提供了一个分享感受和提供建设性反馈的机会。这些交流通常非常真诚，评论经过深思熟虑且十分感人。重要的是，家长在完成治疗后，也应收到同样的告别和对其成就的认可。告别仪式以毕业典礼作为结束。毕业的青少年及其家庭会分别获得一张证书，以表彰他们成功地完成了辩证行为治疗。毕业的青少年还会收到一份象征性的礼物，例如：一张《明智行动》（*Wise Movement*）音乐光盘，里面收录了用说唱音乐谱写的辩证行为治疗技巧口诀；一个自我安抚工具包；与来访者的技能行为或兴趣相关的礼物（如日记本、素描本和音乐等）。

青少年完成技能训练后的选择

许多综合辩证行为治疗项目会让技能训练毕业生有机会进入下一阶段的治疗，以进一步巩固成果，并与项目保持联系。例如，在标准辩证行为治疗之后，通常会在需要时安排针对第二阶段创伤目标的暴露治疗。标准辩证行为治疗及其他改良项目还纳入了延续阶段，比如"毕业生团体"。每位毕业生应与主治疗师商讨接下来合适的治疗步骤。针对抑郁青少年的研究证实了后续治疗的重要性。该研究表明，治疗的延续阶段能提升短期治疗的长期效果（Birmaher et al., 2000；Brent, Baugher, Bridge, Chen, & Chiappetta, 1999）。因此，在治疗有自杀倾向或存在多种问题的青少年时，我们建议采用第二阶段的团体治疗。对于这类大多患有情绪障碍的青少年而言，设置延续阶段不仅在临床上合情合理，而且有助于引导他们逐步完成治疗。

如果能够为需要的来访者提供创伤暴露治疗，那么同时组织一个可选的毕业生团体也是有益的。这个团体可以有多种形式，但实施它的治疗师通常有以下目标：技能的巩固、技能的泛化和强化，以及提供获得问题解决和同龄伙伴支持的机会。这个团体可以采用结构化的形式，每次会谈都有计划地教授新内容；或者采用过程支持性形式，由团体自行发展，但在适当的时候，会融入对辩证行为治疗技能的应用。

青少年毕业生团体模式

毕业生团体模式通过增加同龄伙伴辅导和问题解决的比重，逐步弱化团体带领者的角色，从而帮助青少年从第一阶段的团体技能训练向下一阶段过渡。在可选择的毕业生技能训练团体中，主要目标是：（1）通过强化之前在技能训练团体中取得的进展，促进技能的巩固；（2）帮助来访者继续练习并泛化技能；（3）增加有利于提升生活质量的行为，同时减少干扰生活质量的行为。

对于这个年龄段的青少年来说，团体治疗是一种特别有效的治疗工具，因为同龄伙伴关系有助于社交技能的发展和身份认同的形成（Brown，1990）。此外，从第一阶段治疗过渡到第二阶段的毕业生团体标志着团体成员的责任感在加强，他们现在可以在家长不在场的情况下参与团体，主动担任团体中提供技能教学和咨询的角色，并与同龄伙伴进行问题解决练习。这些变化反映了青少年逐渐走向独立和个体化，追求更高的自给自足能力，以及重视同龄伙伴关系的成长轨迹。请注意，参加毕业生团体可以与标准辩证行为治疗第二阶段的个体治疗同时进行，后者专注于对过去的情绪进行处理。关于毕业生团体模式的深入讨论，请参见米勒及其同事（Miller et al.，2007）的研究。

多家庭团体模式的替代方案

尽管多家庭团体技能训练有颇多好处，但在某些特定情境或情形下，其他形式有时更为实用。接下来，我们将分别讨论仅青少年参与的团体技能训练、仅家庭成员参与的团体技能训练，以及单个家庭的技能训练。

仅青少年参与的团体技能训练

由于环境限制或团体偏好，一些项目在技能训练中不纳入家庭成员。在住院部、日间治疗机构、住宿治疗机构或司法环境中，让家庭成员参与并不现实。针对家长的其他可选方式包括召开家庭会谈和举办工作坊，以便让家庭成员了解相关技能。无论采用何种形式，我们都建议尽可能多地为家长提供导入并分享信息，这样他们就能支持技能训练的目标，认可并强化孩子展现技能行为的努力。

一些团体倾向于不将家长纳入技能训练团体，因为青少年在没有家长在场的情况下，可能会更开放地表达自己，并更积极地参与。除此之外，青少年在这种情况下可能不太容易生气、情绪失控或受到刺激。然而，这种形式可能会增加治疗干扰行为的风险，原因在于团体内青少年和成人的比例失衡（尽管家长有时也可能像青少年一样表现出治疗干扰行为）。同时，青少年与自己的家长或其他人的家长一起练习技能并接受反馈的机会会减少，家长学习技能并从自己孩子以及其他家庭的角度中受益的机会也会减少。因此，这种形式会导致技能泛化的可能性降低。

临床工作者还应注意，虽然青少年最初可能会抗拒与家长一起参加团体，但他们通常会逐渐适应这种形式，并对家长在场感到更加自在。在治疗结束时，他们通常会提供积极的反馈，指出这种形式带来的显著好处，包括与参与治疗的家庭成员之间的沟通状况得到改善，共同度过了时光，以及家庭成员在技能上也有所提高。

仅家庭成员参与的团体技能训练

在一些仅针对青少年的技能训练环境中，临床工作者会为家长单独组织团体。这些团体可能采取平行技能训练团体的形式，即单独安排家长学习相同的治疗内容（例如，见 Ritschel, Cheavens, & Nelson, 2012）。另一种方式是为家长组织内容有部分重叠但不完全相同的团体，例如，训练重点可能包括生物社会理论、家长训练、心理教育、人际效能技能、走在中道上技能以及支持性技能或其他内容。除了我们在实践中运行的此类团体项目外，还有一些优秀的仅限家庭成员的项目示例。其一是美国边缘型人格障碍国家教育联盟（National Education Alliance for Borderline Personality Disorder，NEA-BPD）赞助的"家庭联结项目（Family Connections Program）"（见 Hoffman & Steiner-Grossman，2008）。这是一个由家庭成员主导的团体，旨在向边缘型人格障碍患者的家庭成员教授辩证行为治疗技能。其二是边缘型人格障碍治疗与研究促进会（Treatment and Research Advancements，TARA）为边缘型人格障碍患者的照护者和家庭成员组织的心理教育团体（Porr，2010）。

单独设置家长技能训练团体的主要原因包括：家长无法与正在住院部、住宿治疗机构或其他场所接受辩证行为治疗的青少年一起参与治疗；认为针对确诊患者家属的特定内容训练很重要；认为家长在场可能会抑制青少年的自我表露（或家长畅所欲言的能力）；对于互动严重失调或存在虐待问题的家庭而言，家庭成员在场可能会对团体治疗产生破坏作用。

单个家庭的技能训练

对于在因来访者流动或其他因素而无法开展团体治疗的环境中工作的临床工作者，或者某个家庭无法参加既定的团体治疗的情况，可以考虑对单个家庭进行技能训练（例如，Goldstein et al.，2007）。只要以每周一次的固定频率进行，并且每次会谈的唯一议程是技能训练，那么对单个家庭进行技能训练就是可行的。如果在综合辩证行为治疗中，主要（个体）治疗师同时担任技能训练师，那么我们建议每周安排一次单独的会谈来专门处理技能训练。如果通勤不方便，我们建议每次安排两节会谈，其中第一个时段专注于技能训练，在短暂休息后，第二个时段专注于个体行为分析和问题解决。我们建议明确区分两种模式之间的界限，以确保给予每个重要的治疗功能以独立的关注，避免混淆。青少年和家庭应提前了解每次会谈的性质和形式，技能训练师必须注意避免在技能训练会谈中偏离到个体治疗的目标上。

将技能训练与个体治疗和其他家庭治疗区分开来非常重要［见米勒等人（Miller et al.，2007）关于青少年辩证行为治疗中家庭会谈的研究］，否则可能会出现家庭危机，从而干扰技能训练的进行。当家庭技能训练师与青少年的个体治疗师或家庭的治疗师不是同一个人时，这些模式的功能更容易被分开。对单个家庭进行技能训练具有灵活性，例如，可以更加强调某个家庭特别需要的技能，或者根据家庭的需求调整进度。然而，这种方式无法提供团体形式中的友爱互助或榜样示范，并且更容易使治疗师和家庭将技能训练时间用于习得技能以外的目的。

不同环境中青少年辩证行为治疗技能训练的变式

门诊环境最适合开展每周一次且有家庭参与的技能训练。然而，辩证行为治疗已被应用于多种其他青少年治疗环境，包括精神科住院治疗、住宿治疗、部分住院治疗、司法矫正、寄养照护以及医疗机构的住院和门诊环境（见 Hashim et al., 2013；Mason et al., 2009；Miller et al., 2007）。技能训练的方法、模式和强度因环境而异。每种环境都会影响家庭在整个治疗中，尤其是在技能训练部分的参与程度。尽管如此，我们始终坚持一个核心理念：在治疗中将家庭参与最大化是最有效的。

住院治疗

在急性和长期住院环境中进行的辩证行为治疗研究（Katz et al., 2004；McDonell et al., 2010）侧重于以不同形式向患者传授技能。住院治疗的目标与门诊治疗不同，主要集中于第一阶段的目标，即解决导致青少年住院的威胁生命的行为和其他极端行为。通常，住院环境下的辩证行为治疗不会针对影响生活质量的行为，而是将这些行为留给患者在未来的门诊治疗中解决。因此，住院期间的治疗可能有必要只教授青少年能让他们出院、回归生活并减少被贴上"精神病患者"标签的可能性所需的技能。

在一个为期 2 周的急性住院环境中（Katz et al., 2004），研究人员选择教授正念技能以及部分痛苦忍受和情绪调节技能。每隔一天在 45 分钟的技能训练团体中教授新技能，并在隔天的 45 分钟作业回顾团体中检查布置的作业。卡茨及其同事（Katz et al., 2004）以及其他住院项目还让家庭参与治疗，以增强家庭成员的能力，同时促进技能的泛化。为住院病人提供医疗服务的专业人员在让家庭参与时可以考虑纳入以下内容：（1）让他们参与治疗前的导入和承诺，包括学习生物社会理论；（2）帮助他们理解治疗的目标行为及相应的技能模块；（3）介绍辩证和认可技能，以改善沟通和关系行为；（4）识别与家庭相关的功能失调行为，这些行为是导致青少年出现危及生命的行为和其他极端行为的关键环节；（5）鼓励家长参与进来，一起找出问题并想办法排除阻碍，以防止青少年的问题在出院后复发。这是在提供短期住院治疗时可以考虑的一种模式。

住宿治疗与司法环境

住宿治疗（及司法环境）可以被视为住院治疗和门诊治疗的混合体；它们通常是长期且限

制较少的（Sunseri，2004；Trupin et al.，2002）。这些环境为青少年提供了充足的时间和机会来学习和泛化新的辩证行为治疗技能，可以被视为理想的实践场所。技能训练会谈的频率和时长可能有所不同，关键在于要避免鼓励青少年讨论非自杀性自伤行为，因为在这种环境中，这种讨论可能会在无意中产生医源性影响（Springer，Lohr，Buchtel，& Silk，1996）。在可能的情况下，我们建议尽可能邀请家庭成员参与——尤其是当青少年在出院后计划返回家中时。由于一些家庭成员需要长途跋涉才能到达住宿治疗（或司法）环境，所以频繁地面对面互动在现实中并不总是可行的。针对此类问题的一些解决方案包括：（1）在青少年进入项目时，安排一次治疗前的导入和承诺会谈，邀请家庭成员参加；（2）安排半天的技能训练工作坊，向家庭成员教授生物社会理论和认可技能；（3）为多个家庭提供时间，让他们从彼此以及工作人员那里获得支持和认可；（4）向家庭成员教授其他辩证行为治疗技能。这类设置有时会通过电话会议、即时通信软件或其他形式的视频会议，让家庭成员、青少年和治疗师保持联系，并练习和泛化技能。

学校

鉴于青少年精神障碍发病早，加上美国的学区被要求将有情绪困扰的青少年留在本区内治疗以节省开支，因此，在美国，许多教育主管、校长和特殊教育主任都在试图探索解决这一问题的方法。全美各地的许多学区已经确定青少年辩证行为治疗是一种可行的解决方案，因为它灵活且全面地针对一系列情绪和行为问题，采用技能训练（适合课堂学习），并专注于危机管理。在学校环境中应用辩证行为治疗既有独特的优势，又有其劣势（Mason et al.，2009；Mazza，Dexter-Mazza，Murphy，Miller，& Rathus，in press；Perepletchikova et al.，2011）。一个优势是拥有"可控"的受众群体；学生可以从课堂或午餐时间中被带出来参加治疗，这样会比在标准门诊环境中更少发生治疗干扰行为。另一个优势是可以作为教育课程（如健康课程），通过教授辩证行为治疗技能来向青少年提供初级和二级预防干预。马萨及其同事（Mazza et al., in press）根据学校的课程时长开发了一套辩证行为治疗技能训练，供初中和高中教师使用。

在这种环境下实施辩证行为治疗的主要挑战在于，大多数学校可用于开展技能训练团体的课程时长仅有40分钟。因此，学校的技能训练师通常需要将标准的门诊2小时团体训练模式缩短至不到原来时长的一半。这就使用于作业回顾、行为演练以及新内容教学的时间变少，进而导致团体技能训练持续一整个学年。对于那些学校项目的负责人来说，关键在于绝不能为了教授新内容而放弃对作业的回顾或敷衍了事；否则，就会有学生不练习或不理解如何有效应用新技能的风险。

让家庭参与学校的辩证行为治疗项目将颇具挑战性。正如上文在住院治疗部分所概述的，我们发现一些学校会在整个学年中邀请家庭成员参加特定的1~2小时的技能工作坊，以回顾：（1）辩证行为治疗的导入；（2）生物社会理论；（3）认可；（4）辩证；（5）学习原理；（6）痛苦忍受。此外，一些学校的辩证行为治疗师会开展家庭治疗会谈，帮助各方在真实情境中进行技能练习，尤其关注人际交往技能、认可、问题解决及排除阻碍。

医疗环境

近年来，哈希姆等人（Hashim et al., 2013）已开始针对不遵守慢性病治疗方案的青少年调整辩证行为治疗。辩证行为治疗注重技能培养，同时强调对干扰治疗的行为进行干预，并采用承诺策略来引导人们产生新的亲社会行为，因此被视为一种有效的治疗方法。在美国纽约的蒙蒂菲奥里医学中心的儿童医院（Children's Hospital at Montefiore，CHAM），我们针对发病率和死亡率风险较高的肥胖儿童和青少年采用了改良版的辩证行为治疗技能训练。此外，针对因不遵守治疗方案而被从肾移植名单中移除的、患有肾病的高风险青少年，我们制定了一项包含六次会谈的针对性个体治疗方案。这项干预措施的初步开放性试验结果令人鼓舞（Hashim et al., 2013）。针对不遵守治疗方案的糖尿病和镰状细胞贫血青少年的调整方案正处于规划阶段。

结　　论

本章概述了技能训练团体的结构，包括整体的技能训练、团体组成、会谈结构和多家庭团体模式的替代方案。一旦建立了一个团体，技能训练师就必须专注于管理这个团体。下面的章节关注的重点是有效地管理多家庭技能训练团体。

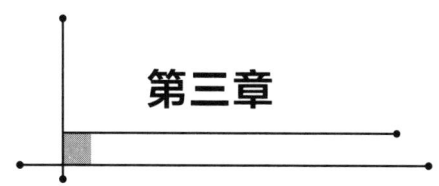

管理技能训练团体会谈

第二章详细介绍了技能训练的结构，本章则将着重说明技能训练师如何在这一结构内有效地传授技能训练内容。我们将从青少年及其家庭接受辩证行为治疗技能训练的导入和承诺部分开始。随后，将更深入地探讨技能训练的目标，并描述如何最好地利用会谈形式来提升对行为技能的学习效果。

从预处理和评估及纳入过程开始，治疗师在此过程中的目的是对青少年及其家庭进行导入，并获得他们对治疗的承诺。然后，我们会讨论如何管理典型的团体会谈以达成治疗目标。

初始接触和评估

我们通常会告诉打电话来安排辩证行为治疗接案会谈的家庭成员：我们很愿意安排一次会诊来评估该青少年是否适合辩证行为治疗，但我们同时也会告诉家长，我们不保证辩证行为治疗一定会成为最终的治疗方式。

永远不要假设新转诊到你的诊所的"肯定是适用辩证行为治疗的病例"。为了保持良好的医疗实践标准，临床工作者必须在一开始就进行全面的诊断评估以确定当前的问题、诊断和具体的行为问题。只有通过这一评估才能恰当地确定治疗建议，包括辩证行为治疗的治疗建议。这个过程通常包括分别与青少年及其家长单独进行会谈的时间，以收集青少年的相关数据和家庭史。将家庭成员纳入初次咨询中是很重要的，有以下几个原因。第一，家庭成员可以证实青少年的自我报告。第二，他们往往能够填补青少年故事中的空白，并提供问题行为出现的更精确的时间线。这部分评估可能包括分享有关青少年在校表现或法律问题的重要信息，这些信息可能不会在第一次就诊时就被自行披露。第三，他们的在场有助于他们与青少年建立融洽的关系。

在第一次咨询中，我们通常会邀请青少年和家长到治疗室，并请每个家庭成员花几分钟时间描述当前的问题。而后，我们通常会要求青少年回到候诊室并完成书面自我报告，以便利用这段时间向照护者了解青少年的成长史、家庭史以及照护者当前的担忧。单独与照护者相处的时间为临床工作者提供了相关信息，有助于更好地与可能很少透露问题的青少年沟通［见米勒等人（Miller et al., 2007）关于入院过程的进一步阐述］。同时，这也让临床工作者有时间认可照护者，因为他们一定在与青少年相处时经历了一系列情绪上的和实际的压力。

在与青少年会面时，我们建议进行半结构化的诊断访谈，如使用儿童情感障碍和精神分裂症筛查量表（Kiddie Schedule for Affective Disorders and Schizophrenia，K-SADS；Kaufman et al., 1997），并使用人格测量工具［例如，DSM 人格障碍结构化访谈（Structured Interview for DSM Personality Disorders，SID-P）］，以正式评估一系列障碍，包括边缘型人格障碍。当时间有限无法进行正式的结构化访谈时，可以使用简短的自我报告筛查工具来评估边缘型人格障碍特征，如生活问题清单（Life Problems Inventory；Rathus, Wagner, & Miller, 2013），并通过全面的临床访谈建立诊断印象。这些步骤最终将评估与青少年边缘型人格障碍相关的五个主要问题领域：（1）对自我的困惑；（2）冲动性；（3）情绪失调；（4）人际关系问题；（5）青少年与家庭的困境。这五个问题领域构成了普遍存在的情绪和行为失调关键症状的来源。每个问题领域都设有对应的辩证行为治疗技能模块进行干预。

分配治疗方案的指导原则

我们采纳了一些通用的指导原则来帮助确定治疗方案。在临床环境中，如果青少年涉及所有五个问题领域，那么明显应建议使用综合辩证行为治疗。事实上，根据我们的临床经验，如果青少年（及其家庭成员）涉及三个以上的辩证行为治疗问题领域，或者承认有自杀尝试或反复的非自杀性自伤行为，则也应建议进行综合辩证行为治疗。

辩证行为治疗技能也能使那些涉及少于三个问题领域的青少年受益。例如，如果某人将"人际关系问题"视为主要困难，那么我们可能会推荐关于人际效能和正念的辩证行为治疗技能模块。如果一个人仅表现出对自我的困惑，包括缺乏对当前体验和目标的觉察，而其他功能几乎没有受损，那么我们可能会推荐辩证行为治疗正念训练。如果另一位青少年涉及"情绪失调"，并经历了明显的抑郁、愤怒、羞耻或焦虑，那么我们会采用其中一种相关的循证认知行为治疗方案，同时教授全套辩证行为治疗技能。根据病情的严重程度，我们也可能建议青少年使用药物治疗。假设该青少年未表现出辩证行为治疗的第一个主要目标（危及生命的行为）或第二个主要目标（干扰治疗的行为），那么辩证行为治疗师会使用相关治疗方案［例如，霍普等人（Hope，Heimberg，Juster，& Turk，2000）的《管理社交焦虑来访者自助手册——认知行为治疗方法》(*Managing social anxiety client workbook: A CBT approach*)，或者莫林（Morin，1993）的睡眠卫生方案］来针对第三个主要目标（影响生活质量的行为）进行处理。

导入和获得承诺

在评估完成并确定该青少年适合参与多家庭辩证行为治疗技能训练后，辩证行为治疗预处理阶段的导入与承诺部分便正式开始（无论是作为综合辩证行为治疗项目的一部分，还是作为非综合性治疗）。在对青少年和家庭进行综合辩证行为治疗时，个体治疗师会先对辩证行为治疗的整体做初步介绍，包括治疗的不同模式和功能。

临床工作者通过将青少年的问题归类为辩证行为治疗的五个问题领域——对自我的困惑、冲动性、情绪失调、人际关系问题以及青少年与家庭的困境——以一对一的方式对青少年进行导入。一旦青少年认识到这些问题的特点，辩证行为治疗师就会将每个问题领域与其相应的技能模块联系起来，旨在解决这些问题（例如，通过情绪调节技能来减少情绪不稳定）。值得注意的是，所有技能模块都有助于改善辩证行为治疗的所有问题领域；例如，调节情绪和减少冲动无疑会改善人际关系。然后，治疗师会引导青少年设定长期目标，并与第一阶段的治疗目标相联系（关于这一过程更详细的讨论，见 Miller et al.，2007）。

在青少年和家长开始参加团体治疗之前，需要获得他们的承诺。促使青少年做出承诺尤其具有挑战性，因为他们通常是被家长带进来的或由其他从业者转介来的，而不是自己发现了辩证行为治疗并寻求帮助的。莱恩汉（Linehan，1993a）开发了一套在初始预治疗阶段会谈使用的辩证行为治疗的承诺策略，以确保来访者做出承诺，并在后续阶段的会谈中重申并加强这种承诺。

承诺策略

辩证行为治疗指定了一套策略，可用于获得或重新获得对治疗的承诺。治疗师需要灵活且富有创意地运用以下一种或多种策略：（1）通过评估利弊来促成承诺；（2）扮演"魔鬼代言人"（虽然并不认同，但仍提出相反的观点进行辩论的行为）；（3）使用"登门槛"技术（先提出一个简单的请求，再提出一个较难的请求）和"以退为进"技术（先提出一个较难的请求，再提出一个简单的请求）；（4）将当前的承诺与先前的承诺联系起来；（5）强调选择自由和没有替代方案；（6）鼓励支持；（7）塑造。（更详细的讨论见 Linehan，1993a；Miller et al.，2007。）

评估利弊

使用这一策略，治疗师会从来访者那里了解接受治疗与不接受治疗各自的优缺点。为了帮来访者想清楚不治疗的后果，治疗师会根据来访者的顾虑引导他提出反对治疗的理由。这些反论点很可能在来访者独自一人且没人帮助他打消疑虑时再次冒出来。治疗师会帮助来访者明白，不接受治疗只有短期好处，而接受治疗才有长期好处。当来访者清晰地表达了顾虑，以及开始治疗的必要性时，他们的承诺会更坚定。

扮演"魔鬼代言人"

治疗师提出反对承诺接受治疗的理由，目的是让来访者自己说出想要参与治疗的理由。这种策略只有在来访者有最低限度的治疗意愿时才能使用，这样就能加强青少年有时候并不那么坚定的治疗承诺。

使用"登门槛"技术和"以退为进"技术

通过"登门槛"技术，治疗师可以通过先提出一个简单的请求，再提出一个较难的请求，来提高患者的依从性。通过"以退为进"技术，治疗师可以先提出一个非常难以满足的请求，再提出一个较容易满足的请求，以期来访者最终接受较容易满足的请求。

将当前的承诺与先前的承诺联系起来

这个策略在之前的承诺开始动摇时特别有用。治疗师会提醒青少年（或家长）先前的承诺，然后一起讨论他是否仍然恪守了这份承诺。

强调选择自由和没有替代方案

这一策略背后的理念是，当青少年认为自己是自由选择的，且并没有其他途径可以实现他们的目标时，他们的承诺和依从性就会得到增强。因此，治疗师应该强化选择自由，同时强调缺乏有效的替代方案。

鼓励支持（"啦啦队"）

鼓励支持的目的是给青少年带来希望和鼓励，让他们相信进步是可能的。当"魔鬼代言人"策略未能奏效时，可能需要采用鼓励支持策略。

塑造

塑造指的是，当来访者最初不愿意或不愿考虑参与治疗时，要强化最微小的朝向承诺的行动。技能训练师有时会在开始时接受部分承诺，并期望随着时间的推移塑造出更强的承诺。

预处理的总体目标是在青少年进入技能训练团体之前尽可能地获得并强化他们的承诺。青少年缺乏承诺的问题很容易演变成干扰甚至破坏治疗的行为。然而，急于求成，仅寄希望于一切顺利，是不会有任何好处的。请注意，青少年可能在进入技能训练团体之前已经处于预处理和承诺阶段数周之久了。

一旦青少年得到了充分的导入，并承诺加入每周的技能训练团体学习辩证行为治疗的新技能，我们就再要求他们：（1）解释这些辩证行为治疗新技能与其个人生活的相关性；（2）邀请他们的家长或其他照护者一起学习这些新技能。如果青少年无法解释五个问题领域和相应的技能模块（即使面前有"导入讲义2：技能训练目标"作为指导），那么治疗师会帮助他们解释可以如何应用辩证行为治疗的技能模块。治疗师可以借此机会邀请照护者评估自己的问题领域。例如，一位家长可能说自己可以通过与青少年一起学习和练习特定的人际效能技能而受益，另一位家长可能报告情绪失调的问题，其他家长可能报告在所有领域都存在问题。这种认可不仅有助于青少年将这些问题视为正常现象，还能增强家长参与技能训练团体的承诺。后文将更详细地讨论照护者对技能训练的承诺。

获得照护者的承诺

我们试图在初次评估结束时对家庭成员进行导入并获得他们的承诺。我们通过将治疗与他们自身的目标相联系来增强他们的动力，并通过提出解决方案来排除治疗中的阻碍。因此，上述具体的辩证行为治疗承诺策略通常也可以根据需要应用于照护者。许多照护者愿意参加技能训练团体，不需要大量的导入和承诺工作；而有些照护者则会犹豫不决或最初不愿意参加团体。有时，问题可能在于如何在团体活动期间为家庭中的其他子女安排儿童看护，或者如何临时调整家长的工作时间。一些家庭曾与儿童保护机构打过交道，担心在团体中披露可能对他们产生不利影响的信息。另一些家庭则认为这是青少年自身的问题，而不是家庭的问题，未能充分认识到他们在治疗中扮演的角色的重要性。一些照护者担心在会谈外与其他团体成员碰面，或者担心这些成员不遵守保密原则。在家庭加入团体之前，所有这些担忧都需要被认真对待并仔细考虑。

让照护者了解到，他们对治疗的积极态度和良好的参与度可能会带来更好的治疗效果，是非常重要的（Halaby，2004）。为了增强他们参与的意愿，花时间认可家长与青少年的相处经历以及他们对治疗的担忧是至关重要的。照护者往往会带着许多强烈的情绪前来，如焦虑、愤怒、挫败、绝望、羞愧或内疚。应该让他们知道，考虑到他们所经历的挑战，有这些情绪是很正常的，这能让他们感到自己被理解了，不会因为孩子的问题而受到责怪。这样，他们就能以更加开放、更愿意配合的态度参与治疗。总体而言，花时间增强家长的积极性和承诺已被证明可以提高他们在养育过程中的依从性、承诺度和留存率（Nock & Kazdin，2005）。

识别适合参与技能训练的家庭成员

预处理和承诺阶段的一部分涉及确定哪些家庭成员将与青少年一起参加团体。我们通常建议至少有一位家长参与，如果父母双方都在场且都愿意参与，则推荐两位家长一起参与。我们还可以纳入青少年的继父母，以及担任照护者角色的其他人，如祖父母、外祖父母，甚至是哥哥姐姐或养父母（尽管我们通常会限制每位青少年最多选定两位照护者）。在选择合适的家庭成员时，要选那些至少有时会和青少年生活在一起的人，即青少年生活中稳定且有影响力的人。重要的是，照护者还必须能够每周按时参加技能训练会谈，并遵守与青少年相同的出勤规定（见第五章中的"技能训练团体指导原则"部分）。很多家长问过我们，因为工作原因，他们能不能轮流参加或者偶尔参加团体活动。我们不推荐这种偶尔出勤的做法，原因有三。第一，这无法体现对治疗的重视和承诺。第二，这将严重影响技能习得过程，因为他们会错过大量内容。第三，这会对其他团体成员造成干扰，因为他们往往会习惯于有固定成员参与的团体。

婚姻不和

当青少年来访者的家长关系紧张，或已经离婚、分居时，可能会出现一些潜在的挑战。在团体中纳入这样的家庭之前，应进行仔细的筛选、导入和问题解决都至关重要，以避免其有问题的互动干扰或破坏其他成员及他们自己的治疗。需要考虑的相关因素包括：邀请父母双方参加技能训练团体是否可行和/或在临床上是否合适？双方是否存在过大的敌意，以致无法共处一室？如果答案是肯定的，那么应该邀请哪位照护者与青少年一起参加团体活动呢？我们建议邀请与青少年关系最不融洽的照护者。尽管这一选择看似不合常理，但它提供了显著改善关系的机会，从而减少青少年所处环境中的不认可。这种转变也有助于缓解家庭矛盾。

其他解决方案也可能很有效，比如让一位家长单独学习技能，或者让父母交替连续完成完整的模块（一位家长与青少年一起学习6个月，然后另一位家长与该青少年再学习6个月）。

多家庭技能训练团体的导入

一旦一个家庭承诺参与技能训练，技能训练师的首要任务就是对该模式的目标、形式、治疗假设和指导原则进行具体的导入，并向参与者介绍作为该治疗基础的生物社会理论（见第一章）。无论技能训练是以单家庭模式还是以多家庭模式进行的，技能训练师都会在第一次技能训练结束时让每位参与者做出承诺。这些承诺包括：（1）完成24周的技能训练会谈；（2）按时参加每次会谈；（3）完成每周的家庭作业；（4）遵守团体指导原则和规则，其中包括保密和尊重其他成员的信息等。第一次会谈结束时，在由每位参与者和技能训练师签署的技能训练契约中会详细列出这些承诺（见第五章）。作为一种介绍策略，技能训练师会在每次会谈开始时进行角色引导。当教授特定技能时，技能训练师会解释该技能的目的；它如何与青少年及照护者的生活问题、价值观和目标相关联；以及如果他们使用并实践这些技能，可以期待获得什么效果。技能训练师可以针对错误信息或对应用技能的不切实际的期望进行说明，以减少参与者在治疗中潜在的消极情绪。例如，在教授"用'智慧心念接受'转移注意"的痛苦忍受技能时，技能训练师通常会在一开始就明确表示，"这些危机生存技能并非旨在让你感觉更好；相反，它们旨在防止你使艰难的处境变得更糟。它就像一条止血带，能让你活下来，但在这个过程中，你不一定会感觉良好"。

第二种导入策略涉及引导参与者形成对练习新技能的期望。例如，在介绍痛苦忍受技能中的危机生存技能时，技能训练师可能会告诉青少年：

"这些技能有时只对某些青少年有帮助。所以，如果一种技能不起作用，尝试另一种即可。如果一种技能只能起5分钟作用，而你仍然需要减轻痛苦，那就换另一种。可以选择几种'转移注意'和'自我安抚'的技能，组成你自己的'危机生存工具包'，以便你在需要时立即用得上。"

为了帮助情绪失调的青少年在团体内外使用新技能，通常需要通过逐步指导来明确青少年具体的期望。

每次会谈结束时，技能训练师都会要求每位成员承诺完成指定的家庭作业。如有必要，技能训练师会要求每个人精确地报告自己将练习哪一项技能。例如，在关于正念"是什么"技能的会谈结束后，青少年或家长可能会说："我承诺本周练习'融入'和'不评判'的技能。"在另一个例子中，成员可能会说："我承诺练习PLEASE技能，并且每天都专注于改善睡眠和饮食行为。"

在治疗过程中，技能训练师经常会重申一些目标，比如鼓励青少年和照护者再次承诺会按时完成并分享家庭作业，准时参加团体活动，以及在团体活动中积极参与并努力保持专注。技能训练师可以在会谈期间对整个团体使用承诺策略，也可以在会谈前后或休息期间对个别成员使用该策略。如果这些承诺的问题持续存在，技能训练团体带领者可能会寻求主要治疗师的帮助，在个体治疗会谈（或有时在家庭治疗会谈）期间，将这些行为作为干扰治疗的行为来重点关注。

技能训练中的主要治疗目标

技能训练的治疗目标与个体辩证行为治疗中的目标不同。技能训练治疗层次的优先级如下：（1）减少破坏治疗的行为；（2）增加技能行为；（3）减少干扰治疗的行为。

减少破坏治疗的行为

辩证行为治疗的行为技能训练的主要功能是提高来访者的能力。然而，如果出现破坏治疗的行为，那么按照常理，技能的习得就无法进行，成员的治疗也会因此受阻或中断。破坏治疗的行为实际上威胁到了参与其中的来访者的治疗以及其他成员的治疗。因此，当这些行为出现时，它们就会成为首先要处理的治疗目标，带领者必须立即制止这些行为。如果有两位带领者在场，处理起来会比只有一位带领者更容易。破坏治疗的行为包括：与一位家庭成员大声争吵；推倒椅子、乱扔东西或打碎物品；在团体中伤害自己或威胁要伤害自己；伤害或威胁其他团体成员；对其他团体成员和带领者大喊大叫、咒骂并使用威胁性的肢体语言；持续贬低治疗方案，认为它完全是在浪费时间（特别是当家长这样做时）；在否定其他团体成员时，对技能训练师的重新引导或指导不予理睬；向其他团体成员展现强烈的情绪反应或可能重新触发创伤的因素（例如，露出刚割伤的手臂）；在休息时间与其他团体成员一起吸烟；在团体会谈期间接电话；反复进出房间；其他导致教学无法进行或威胁其他团体成员的心理安全感的行为。

两位技能训练师可能需要暂停团体，以控制或制止这些行为，或者技能训练师可以直接在团体中用指令来处理该行为。根据破坏治疗的行为的性质，一位技能训练师可能需要护送一位成员离开房间，对严重的行为进行个别处理。当涉及青少年时，技能训练师可能会建议联系主要治疗师，以便青少年能够接受个性化的技能指导，并重新将状态调整到足以回到团体的程度。对于没有接受个体治疗的家长，则由技能训练团体的协同带领者提供辅导。

如果破坏治疗的行为是针对其他团体成员的，那么该成员可能需要先进行"补救"，才能重新回到团体中。一种补救方式是写一封道歉信，并承诺不再出现问题行为，同时指出下次情绪激动时应使用的具体技能。团体带领者可以允许该成员在会谈开始时进行补救，然后继续进行标准的正念练习，并且除了"你对我说（或做）……时，我很难过，现在我接受你的道歉和为此进行的补救"的反馈之外，不允许进一步探讨发生的事情。团体带领者可能还需要在团体会谈中以及私下里与其他来访者跟进，以进行"危机管理"。在极少数情况下，如果某位成员对于纠正其行为的努力没有回应，他们可能不再被允许回到团体中，而需要单独继续进行技能训练。

处理团体成员的关系及团体外的联系

团体外的关系可能会对那些以无效方式参与其中的个体产生破坏治疗的影响。我们在团体指导原则中处理这些关系（见第五章中的"技能训练团体指导原则"部分），将它们限制为非约会和非私人的关系，并且禁止讨论或涉及高风险行为和目标行为。在每个模块开始时，我们在团体中帮家庭成员导入，强调外部关系的界限及其潜在危害。我们经历过一些成员因为与团体成员有面对面或线上的外部接触，导致自杀倾向越来越严重，拒绝返回团体，参加团体时表现出高度的焦虑和分心，以及治疗的目标行为（如使用药物）增加。基于这些原因，我们对这些限制采取坚定的态度。即使是看似无害的事情，比如在社交软件上互加好友或通过其他在线社交媒体联系，也可能触发团体成员的情绪反应，因为他们可能会阅读彼此发布的表达强烈痛苦的动态信息或网络日志。对于违反团体指导原则的外部接触，个体治疗会对它们进行行为分析和问题解决。带领者还要提醒青少年，如果持续发生这种接触，他们可能会被从本项目中除名。

请注意，当成员遵守团体指导原则，仅进行非危机情况下的、定期的团体外联系时，这种联系可能会被体验为一种支持。我们发现这一点对于家长来说尤为明显；我们观察到，这样的接触风险很低，并能提供较高水平的社会支持。遵守指导原则并适度进行这样的接触似乎是成功管理外部联系的关键。

增加技能行为

当没有出现破坏治疗的行为时，通过行为技能训练提高来访者的技能是首要目标，具体内容包括教授正念、痛苦忍受、人际效能、情绪调节和本书介绍的新技能模块——走在中道上。

技能训练可以按照第五至十章中的介绍进行，团体带领者要防止小麻烦或小干扰破坏流程。技能训练师通过讲授课程、发放讲义、提问、角色扮演（配有指导和纠正性反馈）以及体验练习等来教授来访者技能。训练师遵循模块和主题的时间表，按顺序教授技能。为了确保成员习得技能，训练师需要保持专注并控制好节奏。相对于流程问题或小干扰，专注和节奏更为重要。

为了提高来访者的能力，训练师必须达成三个子目标：技能习得、技能强化，以及技能泛化与保持。

技能习得

技能习得指的是技能训练师通过讲授、角色扮演和其他体验活动来"引出"新技能，从而确保成员能够掌握新技能。青少年的个体治疗师在个体治疗会谈和电话辅导中促进新技能的习得。这可能包括讲解尚未在团体中涵盖的技能——这种情况在教授痛苦忍受技能中的危机生存技能（第七章）时尤为常见。

技能强化

技能强化涉及加强个体对技能的掌握程度和熟练度。具体方法包括：在团体内进行行为练习并给予纠正性反馈，反复练习以达到熟练掌握；会谈外的作业以及在会谈内对作业的反馈与回顾；关于技能使用的电话辅导；以及将技能融合到个体治疗会谈、家庭治疗会谈或养育技能训练会谈的环节中。

技能泛化与保持

技能泛化指的是将技能应用于来访者生活中的所有相关情境和场合。技能保持则指保持一定的技能知识水平与应用能力，并努力防止技能知识和应用能力随时间而退化。临床工作者通过布置技能训练作业（涉及将技能应用于现实生活情境），并带领成员进行回顾，来增强技能的泛化和保持，也会让家庭成员参与技能训练，有时甚至会建议重复学习技能模块。在应用综合辩证行为治疗时，还会通过个体治疗会谈中的行为和解决方案分析、电话辅导，以及提供家庭和／或养育技能训练会谈，来营造一个更具认可性和支持性的家庭环境，从而强化技能，实现技能的泛化和保持。

减少干扰治疗的行为

减少干扰治疗的行为是技能训练中的第三大重点。当多位青少年及其家庭共处一室时,治疗师可以预料到一系列干扰治疗的行为,如嬉笑打闹、窃窃私语或私下交谈、翻白眼、打断别人、发短信、走神、离开座位、在笔记本上涂鸦、不参与团体活动、不做作业、迟到,等等。如果治疗师在每次出现这些行为时都立即处理,那么教授和练习技能的时间就会非常有限。团体带领者可以通过多种方式来应对这些干扰治疗的行为,其中大多数方法涉及在团体互动中保持对行为原则的觉察,并根据需要强化、消退或惩罚特定的行为。

第一,带领者会在导入会谈中传达团体规则(见第五章)。这些规则包括在团体中收起手机,避免对其他成员表现出恶意或不尊重的行为等。带领者通过促进亲社会的和相互尊重的团体文化的行为,鼓励成员在这方面自我约束,从而预防问题的发生。带领者需要在会谈初期强化对他人的礼貌行为,比如注意说话的语气(避免讽刺、轻佻等),以及自我管理能力,比如准时到场、清理零食盘和杯子等。这些技能不仅有助于管理团体,同时也是有用的生活技能。教授和示范辩证思维也是团体带领者减少或防止干扰治疗的行为的一种方法。带领者应示范"两者兼备"而不是"非此即彼"的思维方式,帮助化解因持有不同观点而产生的冲突或消极情绪。当团体成员对家庭成员或自己(这种情况也很常见)做出评判性评论时,带领者应立即制止,并要求他们以非评判的方式重新表述自己的评论。久而久之,这一过程可以减少极端思维。

第二,带领者可以将许多干扰治疗的行为列成一份"消退计划"。也就是说,若某些行为相对无害,并且在团体中处理它们比行为本身更具破坏性,那么团体带领者可以选择忽略这些行为。带领者可以忽略诸如涂鸦、走神、偶尔闲聊、踱步、站起来离开房间短暂休息、批评治疗师,或者对家长或其他青少年翻一个白眼等行为。带领者可以提前向家长介绍这一"战略性忽略"原则,告知团体成员带领者通常会忽略这些行为,以免占用团体时间。否则,家长可能会认为技能训练师看不到正在发生的事情或无法控制团体,而不是战略性地选择忽略某些行为。许多行为如果不加以干预,会自行减少。

第三,一些干扰治疗的行为可以通过一个强化计划,被逐步塑造成更具功能性的替代行为。为此,技能训练师需要在心中为每位团体成员设定一个行为塑造层次,这样一来,一旦出现更具适应性的行为,就立即给予强化。治疗师可能会忽略一个安静低头坐着的参与者,而选择在另一个时候对另一位同样安静低头的成员进行强化,因为后者的这种行为相较于之前将头放在桌子上或在椅子上转圈的表现，已反映了显著的进步。如果来访者在团体中拒绝发言，治疗师可能会要求他做一个小动作，并对他加以强化，比如让患者坐在桌子旁而不是后面的角落。到了下一周，团体带领者可能会要求来访者大声朗读讲义中的一句话，并强化这种参与行为，依此类推。

关于如何强化团体成员，带领者可以尝试表扬，给一小块糖果，提供一次带领正念练习的机会，发一枚酷炫的贴纸，甚至是用一个微笑和点头表示认可。技能训练师必须了解每位成员觉得哪些行为是有效的强化。青少年，特别是被诊断患有边缘型人格障碍的青少年，有时会觉得表扬令人反感，因此不能起到积极的强化作用，因为表扬可能与更高的期望或被遗弃的风险联系在一起。因此，技能训练师需要留意每位参与者对表扬的反应，以便：（1）观察表扬是否令人反感；（2）如果表扬能够增强积极性，则谨慎使用。重要的是不要使个体产生饱足感，应尽快转向间歇性强化计划。

正如普赖尔（Pryor, 2002）在其著作《别射杀那只狗！》（*Don't Shoot the Dog!*）中告诫的那样，惩罚并不能教会别人新的行为。因此，技能训练师应该将惩罚留到积极强化和消退既不起作用也不合适的时候再使用。下面举几个案例。在第一个案例中，尽管前几周已经尝试过积极解决问题并给予鼓励，但有一位家长还是连续 2 周没能完成作业。于是，技能训练师有效地使用了两种轻微的惩罚措施：表现出沮丧的表情，并对阻碍她完成作业的因素进行了简短的行为链分析。在第二个案例中，一位青少年没有完成作业，于是技能训练师要求这位青少年当场举出这个作业要求的一个示例。在引出该示例后，技能训练师说："现在，你似乎已经完全理解作业内容了，我打算在这周给你重新发放这张作业单。除了我们今天会给你布置的其他作业之外，这次我希望你能完成它并在下周带过来，同时还要完成今天布置的其他作业。"听到这个消息后，青少年失望的表情表明，双倍的作业是一种令人不悦的结果。在第三个案例中，一位已在团体中待了几个月的青少年在会谈期间越来越爱和同龄伙伴说话。技能训练师在休息时间走近这位青少年说："史蒂文，你在会谈时快要把我逼疯了。你一直在和小伙伴说话，我根本无法专心教学，我觉得自己没教好，感到很沮丧。"这种温和的厌恶疗法引起了青少年的注意，并制止了他的行为。当技能训练师与这名青少年建立了牢固且融洽的关系时，这种方法会特别有效。

第四，带领者可以通过以下方式更隐蔽地处理干扰治疗的行为：提高材料的强度或成员的参与度；让分心的成员阅读讲义上的下一项内容或参与角色扮演；或者在房间内走动（这是带领者风格的一部分），把手轻轻放在一位不专心的成员的肩膀上。如果有成员开始不遵守规定，带领者可以偶尔重申团体规则。如果这种行为持续存在，带领者可以在团体休息时私下与成员沟通，或为该成员示范如何有效运用人际交往中的 DEAR MAN 技能向他人提出请求（见第十章）。带领者应在休息时间或团体活动结束后直接与患者讨论持续存在的问题行为，或者由另一位带领者在团体活动进行中到室外处理这些问题。在进行综合辩证行为治疗时，应鼓励来访者向其个体治疗师反映这些行为。此外，带领者会将这些持续存在的问题行为提交给治疗师督导团队，以制定相应的策略来进行干预和处理。这种方法通常包括由个体治疗师在个体治疗中通过行为分析来处理干扰治疗的行为［见米勒等人（Miller et al., 2007）关于如何在个体治疗中进行行为分析的研究］。

技能训练团体的带领者通常会遵循一个原则：会谈在正式开始前 15 分钟就开始了（包括休息时间），并在会谈正式结束后的 15 分钟内仍在继续。这些时段至关重要，可用于与情绪不稳定或不投入的团体成员进行沟通或修复关系，增强家长的承诺，以及回答问题或澄清来访者在团体环境中不会提出的问题。休息期间的闲聊也有助于调节情绪，为学习新内容做好准备。我们发现，在这些时段提供支持可以巩固关系并预防或解决各种问题。

缺席

如果一位团体成员在会谈当天打电话报告他（或其家人）将缺席，那么了解原因是非常重要的。我们发现，当天取消会谈的成员往往情绪激动或心情不佳，此时可以通过电话辅导和鼓励来激励他们改变主意并出席会谈。如果一位团体成员没有提前报告就缺席了，那么其中一位协同带领者可以去联系其家人。此时给予一些辅导或许能够帮助成员重新决定来参加会谈，即使会迟到一会儿。然而，在个体治疗中，团体中的缺席应主要作为一种干扰治疗的行为来处理。

照护者干扰治疗的行为

一些照护者在开始时可能动力十足，但之后他们的参与度就会减弱。出现这个问题的迹象包括迟到，连续几周不参加团体活动，未完成技能训练团体的家庭作业，或者在团体中显得不投入或参与度低。我们发现，以下几种策略可以有效地管理这一问题。第一，技能训练师可以采用应急管理策略，如正强化或轻微的惩罚措施，例如对不完成家庭作业的行为进行行为分析，或者以关切的方式指出家长缺席的次数。第二，技能训练师可以在团体活动前后把这位家长拉到一边，进行一次关切的"签到"，了解一下情况，并指出观察到的情况，即与几周前相比，该家长现在看起来参与度降低了。第三，有时，让青少年参与进来是有用的，可以鼓励他使用DEAR MAN人际效能技能来促使家长准时参加。如果这些简单的干预措施不起作用，可以安排一次家庭会谈或单独的会谈（仅限家长），以评估问题并寻找解决方案。

一旦家长参与了团体活动，应间歇性地强化其亲社会行为的价值，比如在团体中分享观察结果、完成并分享家庭作业、自愿带领正念练习，以及向其他家长和青少年提供有益的反馈。在团体活动的前、中、后，技能训练师应该像关注青少年一样关注照护者。对照护者的生活、职业、爱好及生活挑战表现出兴趣是一种建立联结的重要策略。不应仅仅将家长视为青少年的延伸。无论年龄大小，每个人都应被视为技能训练团体的参与者。每个人都应该准时参加团体活动，准备好材料和作业，并积极参与。技能训练师可以通过正强化和塑造来增加这些期望的行为，他们也会根据需要，对出现的问题行为使用消退和惩罚。

管理团体会谈以实现主要目标

大多数技能训练会谈都以正念练习作为开始，随后是简短的通知。接着，会谈进入作业回顾和技能练习环节，直到中途休息。会谈的后半部分则专注于教授新技能。无论环境如何，无论是直接进行新技能的教学，还是安排在另一天进行，都会遵循这一基本模式。

正念练习和通知

我们每次都以3~5分钟的正念练习开始团体会谈，并额外留出几分钟用于观察、提问和讨论。对于青少年，我们建议先从非常简短的正念练习（1~2分钟）开始，然后逐渐增加练习时长。接下来，我们进入简短通知环节，如果有成员缺席或迟到的信息，我们会加以说明（例如，"凯拉和她的父母打电话说他们要迟到了，但他们正在赶来的路上"，或者"詹姆斯和他的父亲今晚无法前来，但他们下周会回来"）。除非家庭成员自己说明原因（例如，"我们下周不能来了，因为我们要庆祝我叔叔的生日"），否则没有必要为某个家庭的缺席提供理由。在这种情况下，带领者可以提醒成员回想一下前一周的成员通知。每周，带领者还会向团体成员介绍当天将要讨论的技能、下周要学习的技能、新模块的开始时间，或者即将有新家庭加入等信息。此外，带领者还会宣布特别的通知，比如因即将到来的假期而调整团体日程安排。

回顾前一周的家庭作业

完成正念练习和通知后，团体带领者将会谈的前半部分用于作业回顾。作业是实现技能强化和泛化的重要组成部分，因此与习得新技能的教学一样重要。作业回顾让我们有机会确认来访者是否正确地掌握了这些技能，进而提供行为上的具体反馈，让来访者反复练习以便熟练掌握（例如，在收到反馈后，重述 DEAR MAN 技能中的"协商"部分），复习来访者需要额外辅导的概念，以及鼓励来访者努力练习。与每位成员一起回顾作业非常重要，这有助于强调团体外练习的重要性，并有助于解决在实践中遇到的困难。可以将大团体分成两个较小的组进行作业回顾，每组由一位技能训练师带领。然后，团体成员重新组成一个大团体，进行第二部分的新技能教学。

如果有时间和需要，作业回顾可以从简短地（用 5 分钟）回顾上周教授的技能开始。不然，带领者会邀请一位成员自告奋勇地先开始分享，然后按顺时针方向依次进行。在作业回顾环节，我们更倾向于按顺时针方向依次进行回顾，而不是等待志愿者出现，因为这种方法减少了长时间的停顿和回避。

在作业回顾过程中让整个团体参与进来

我们为每个人分配 3~5 分钟来回顾作业。回顾要足够彻底，以便带领者能够评估大家对技能的理解情况，并提供纠正性反馈，但要足够简短，这样就能以一个吸引人的节奏进行下去，确保每个人都能回顾作业。应要求团体成员把作业写在作业单上，这有助于确保他们在团体讨论前对作业有所思考，并在回顾作业的过程中集中注意力汇报。在个人回顾作业时，治疗师会提供纠正性反馈，以进一步强调正在讨论的行为。团体带领者或正在回顾作业的人可以请其他团体成员提供简短的建设性反馈，以吸引其他成员参与，增加从他人的例子中学习的机会，并减少等待时的走神。例如，卡洛斯报告："这周我并没有真正使用任何 DEAR MAN 技能。"然后他报告了一次与老师的讨论，在那次讨论中，他确实使用了一些不错的 DEAR MAN 技能，但老师并没有答应他的请求。团体带领者可能会问："等一下——你说你没有使用任何 DEAR MAN 技能，但我认为我听到了一些。大家听到卡洛斯在和老师交流时用了哪些技能呢？"这种方法可以让团体成员参与讨论，同时给予卡洛斯强化（顺便说一句，他犯了一个常见的错误：因为没有得到想要的结果而低估了自己的技能使用水平）。

在大家轮流讨论作业时，带领者也可以对某位成员的练习及它对其他人的适用性进行点评，以此吸引大家的注意力。例如，带领者可能会说："凯文，你做得很好，在冲动地对老师说出一些话之前，你及时克制住了自己，并使用了痛苦忍受技能。这让我想起了我们上周讨论的内容。"带领者可以要求其他成员在听他人报告作业时，写下他们学到的或适用于自己的一件事，以此吸引他们参与进来。最后，带领者必须记住要快速推进作业进度，避免成员的报告之间出现长时间的停顿，阻止过度报告作业，并帮助大家聚焦于冗长的作业报告。

作业回顾中可能出现的问题

许多问题可能会阻碍对家庭作业的回顾。这些问题包括没有完成家庭作业，或者因为觉得不愉快而选择不报告。问题也可能涉及家庭作业报告的方式。

如果来访者没有完成作业，带领者应简要地评估发生了什么，以了解干扰因素。事实上，我们经常发现那些说"我没有完成作业"的来访者实际上以某种形式或在某种程度上完成了作业。因为作业未达到预期效果或表现不完美而产生的羞愧感（如上面卡洛斯的例子）可能会导致家长或青少年说他们没有完成作业。来访者也可能希望带领者在作业回顾过程中"跳过"自己，因为他没有完成任务，或者出于羞愧或焦虑而不愿意报告。评估原因比对原因做出假设更重要。如果来访者其实已经完成了一部分或大部分作业，那么重要的是让他们报告这部分作业内容，带领者可以强化他们的这部分努力或作业中有效的部分（或从团体成员那里引出这种强化）。如果来访者确实没有完成，带领者应迅速与来访者一起制订解决方案，以便下次完成作业。解决方案可能包括：如果对作业理解得不清楚，则提供更清晰的解释；如果来访者过于焦虑，则让其他人帮忙朗读作业单；如果没有时间做作业，就共同商讨在 1 周内的何时做作业；如果作业忘在家里了，就找一个固定的地方放笔记本和作业，以便青少年记得带来。在快速评估发生了什么之后，带领者还可以花时间询问成员在过去 1 周里是否使用了某项技能，也就是说，他是否尝试过、思考过或者遇到过可以使用这项技能的情况。重要的是，不要直接跳过那些完全不完成作业的来访者，而要通过带领者对作业的认真态度和时间投入来传达作业的重要性。如果某个人经常不完成作业，就可以在咨询团队中提出，并作为干扰治疗的行为与主要治疗师讨论。

青少年报告作业的方式可能会成为一个问题。有些来访者脱离主题、言辞冗长。为了管理这种风格，我们在每次开始作业回顾时要向来访者解释，每个人只有 3~5 分钟用来汇报，以便每个人都有时间发言。我们还要求成员不要提供作业的"背景故事"，而是直接报告技能的实际应用，并尽量直接朗读作业单上的内容，因为这有助于集中注意力。如果发现某位成员在即兴发言，我们会引导他回到作业单的内容上，或温和地打断他，尝试让他重新集中注意力。如果知道某些团体成员在回顾作业的过程中常会忘记时间，可以挑选一个专注且发言简洁的团体成员作为榜样先发言，然后给予反馈，指出他的报告既精练又切题。最后，我们会采用行为塑造的方法：对于健谈的来访者，逐步强化简洁性；而对于较为内向的来访者，则鼓励他更多地分享。

中途休息

在会谈开始的 50~55 分钟后，团体通常会休息 5~10 分钟。我们发现这个休息时间很重要，原因有以下几点。首先，这可以满足基本需要，参与者可以去洗手间或快速回电话。其次，在这段时间里，非正式的交谈增进了参与者与两位带领者之间的联系。有时，家长会与彼此交流如何应对青少年的行为问题。青少年则经常讨论学校活动、同龄伙伴群体的问题以及周末计划。技能训练师还可以抓住休息时间，定期询问迟到成员或情绪不稳定成员的情况，或者就某人的行为给予具体反馈。最后，休息时间对于参加团体活动来说也是一种强化。特别是对于青少年来说，休息时间是必不可少的"放松时刻"，让他们可以享用零食和饮料。

不同项目的休息时间安排各不相同。例如，有些项目将家长和青少年分开，两位带领者分别与他们共度休息时间并提供零食和饮料。在某些环境中，工作人员可能担心青少年离开大楼或活动区域而无人监管，这样他们可能会单独或结伴做出高风险行为。因此，一些项目可能会制定关于离开区域的规则或其他休息政策。

教授新技能

休息结束后，就到了介绍新技能的环节。技能训练师可以通过故事、问题或说明原理来引入技能，以吸引团体成员，并让他们思考这些技能如何对他们有用。带领者应明确地将技能与成员的问题行为联系起来，并说明技能将如何帮助他们更接近目标。随后，带领者提供教学材料，定义并解释该技能，然后迅速转向示范、角色扮演和其他练习，以实践该技能。接下来，带领者专注于从来访者那里"引出"新行为。在第六至十章中，每种技能都是以这种方式介绍的。同时，重要的是将自我管理策略融入对技能使用的讨论，例如需要复习技能、练习技能，以及尝试在新情境中使用这些技能。

带领者需要在每次团体活动前做好准备，了解他们将要讲解的内容、准备发给成员的作业单以及每项技能的大致教学时间。没有这样的计划，课程内容就很容易偏离主题，导致计划中的内容讲不完，来访者也学不到必要的技能。有时，教学不会按照计划进行，因为某个话题会在团体成员中引发更多讨论。如果带领者认为这种讨论能促进而不是妨碍技能学习，那么多花点时间也是值得的，不过之后得找时间补上落下的内容。

出于以下原因，带领者应准备补充练习以及多个示例和替代性教学方法。

- 有额外的时间可用于说明或练习。
- 团体成员可能不理解某个概念，需要额外的解释、演示或练习。
- 第二次与同一团体进行某个技能模块的训练时，带领者可能会改换教学方式，以保持大家的参与热情。
- 使用新的示例或练习有助于防止团体带领者感到乏味或倦怠。

在详细说明技能训练模块的章节中，我们提供了多个示例和教学练习。带领者不必在一次团体会谈中或一次模块学习中涵盖所有内容；相反，这些示例和练习旨在提供额外的教学选择，可根据需要和带领者的判断灵活选用，以调整或支持教学。

在教授一项技能时，技能训练师应留意来访者的不良适应模式，并加以应对（即使是间接地应对）。例如，如果一位技能训练师知道房间里有三个家庭正经历着严重的爆发性愤怒问题，她可能会用愤怒的表达形式作为例子来说明如何应用利弊分析或相反的行为（情绪调节讲义20：做相反的行为来改变情绪），而不需要提及任何人的具体情况。同样地，如果一位技能训练师知道某些团体成员在说"不"和坚持拒绝方面遇到了困难，那么他可以确保通过角色扮演来演练人际交往情境中的 DEAR MAN 技能，目标是有效地说"不"。

引出新行为

在引入新技能后,角色扮演和练习可以在整个大团体或更小的分组中进行。带领者四处走动,倾听并提供指导和反馈。如果更喜欢小团体,则可以将团体一分为二,每位带领者负责一半成员,以便进行更加个性化的练习。可以由两人或三人组成更小的团体,扮演不同的角色,例如,两个人加一位"教练"、一对父母和一个青少年,或者三个朋友等。我们建议提前策略性地规划这些小团体的成员组成,并给人们分配好各自的团体。避免将容易发生冲突的人放在一起,以免扰乱他们自己和其他团体成员,并影响学习效果。让可能"合得来"的人组成小团体,对于增强团队凝聚力、让害羞的成员放得开、防止形成小圈子、建立新的联盟,以及让新成员感到联系更加紧密,都大有裨益。

我们观察到,新治疗师或没有深厚行为治疗背景的治疗师常犯的一个错误是,花时间讲解技能或只是照着讲义念,而不是让来访者使用和练习这些技能。来访者能够完美地描述一项技能,但无法将它应用在实际中的情况并不少见。在技能训练师观察到来访者在实际运用某项技能(例如,在角色扮演、正念练习或其他演示中)之前,他们无法评估并确定来访者应用该技能的能力。技能训练师通常会通过指导以及针对角色扮演和其他频繁的体验式练习提供具体的、有标签的反馈来教授技能。带领者在提供反馈后,可以要求成员重新尝试某项技能,直到熟练掌握为止。这种以改进的方式重做练习的机会对于正确理解和应用技能至关重要。这种实践性的、带有反馈的练习,以及重复练习直至掌握的重要性,怎么强调都不为过。

辅导和反馈

技能训练师需要辅导来访者尝试使用这些技能。辅导可以在新技能的排练过程中或在回顾家庭作业时进行,它包括向来访者解释他们的行为与更准确或更有效的技能表现有何差异,以及具体如何改进。

辅导必须具有行为上的针对性。如果来访者通过角色扮演演练了人际效能技能中的DEAR MAN技能(描述、表达、提出请求、强化、保持正念、表现得自信和协商),带领者就不应该说:"进行得挺顺利的,你不觉得吗?"相反,带领者应该这样说:

"我喜欢你描述和表达自己感到沮丧时的方式——先直接提出自己的请求,接着进一步告诉他满足这些需求会让你更有动力努力工作,通过这样的方式强化了自己的诉求。你显然对自己的语气和眼神交流很有信心，并且一直保持正念。唯一缺少的是协商。你能想出一种方法来协商你的要求吗？我们现在就试试看。你开了个好头，大部分都掌握了！"

因为来访者可能会因为没有完美地使用技能而感到羞愧或担心被批评，所以在负面反馈中加入正面反馈是有帮助的，就像上面的例子一样，以鼓励结束反馈。

即使来访者高度恐惧或羞愧，技能训练师继续提供纠正性反馈也非常重要。否则，回避行为会被强化，新的学习也不会发生。最好多次给出纠正性反馈的提示（包括向他人示范纠正性反馈！），以减少回避的冲动。技能训练师可以运用行为塑造的范式，通过强化来鼓励他们逐步接近参与团体、练习技能或分享作业等目标行为。

行为的具体性意味着要根据来访者的实际表现，而不是基于任何假设的动机，来给予反馈。如果来访者在练习 DEAR MAN 技能时显得不够自信，技能训练师就可以这样说："你能再试一次吗？记得调整你的肢体语言和语气，让自己看起来更有信心。"而不应该说："你觉得很尴尬，是吗？"

了解团体成员一段时间后，技能训练师就可以识别其技能使用模式了，从而帮助确定他们可以练习的内容。例如，有些来访者或许能在工作中轻而易举地应用技能，但在与家人相处时则难以使用这些技能。当运用 GIVE 技能（温和的、感兴趣的、认可和从容的举止）时，有些人可能表现得很温柔，但在认可方面有困难。带领者可以指出这些模式，以鼓励他们进行练习并进一步掌握技能。

带领者应强化来访者对其他团体成员的积极行为。如果来访者自发地赞美、鼓励或表扬其他团体成员，那么无论他们是否来自同一家庭，带领者都可以关注并强化这种行为；这有助于创造并保持一种支持性的团体文化。

最后，如果团体成员感到沮丧或发现技能具有挑战性，就应强调练习的重要性。练习应该在团体内外进行，有时还需要成员的个体治疗师的帮助。作业则能帮助来访者通过练习和泛化来延续学习过程。

管理作业的布置

在完成一项技能的教学后,带领者会布置一些作业来加强和帮助成员掌握并泛化新技能。第六至十章为每项技能设计了作业。技能训练师应该清楚地解释这些作业,甚至可以将它们写在白板上。每次会谈发放 1~2 页作业单。与团体成员一起浏览特定的作业单,并询问是否有作业方面的问题。我们发现,要求某位成员总结作业任务有助于确保任务得到清晰的传达。花在仔细定义和解释作业上的时间越多,作业就有可能完成得越好。

管理团体的结束:收尾阶段

每次团体会谈结束时,都要有一个 3~5 分钟的流程观察收尾环节。这个环节可以是对正念、痛苦忍受技能的一次额外练习,也可以用来加强来访者的承诺。它还有助于确保来访者的情绪在离开团体之前得到充分的调节。

技能训练师敲响正念铃,要求所有参与者(包括家长)不分先后顺序地、不评判性地描述他们对当天团体体验中的任何相关事物的观察。参与者被告知不要回应他人的描述,技能训练师也会参与。成员通常会额外留意对当天缺席团体的成员的观察,并表达对他们的关心。团体成员通常喜欢这样的分享机会,可以不带任何评判地分享关于自己、团体或其他成员的观察,尽管一开始他们很难以这种形式运用自己的技能。这项练习为团体带来了一种安静、深思的结束氛围,并强化了正念练习。

技能训练师会给出反馈,帮助大家以不评判的观察和描述的方式进行最后的总结,而不是进行推测。例如,带领者可能会说:"你的观察听起来有点带有评判意味。你能再试一次吗?只进行观察和描述,而不带任何评判。"或者带领者可以说:"你说索菲娅今晚看起来很开心,但请记住,我们无法观察到另一个人的情绪。你能具体说明你观察到了什么吗?(比如,她一直在笑,很有活力。)"然后,训练师会强化一个更具描述性且更少评判性的评论,在必要时示范不带评判的观察,以提升观察这一核心的正念技能。观察的内容可以从"尽管我一开始并不想来,但我注意到自己的情绪有所改善,并且我有'我很高兴来了'的想法",到"我注意到凯蒂今天谈到她的关系问题时表现得很努力",到"听到 AJ 一家即将从团体毕业的消息后,我同时感受到了高兴和悲伤",再到"我注意到自己在想,在我和女儿说话时,可能没有足够的认同感"。

一些项目可能会选择以其他练习来结束团体活动,例如引导来访者进行放松、意象引导、冥想或呼吸练习。或者,他们可能会邀请参与者发表关于承诺的总结性陈述,这些承诺包括完成某项任务以掌握技能、参与愉快的活动、履行在技能训练团体中做出的承诺,或是练习一项新技能。结束承诺的例子可能包括:"我将在下次团体会谈前提交一份大学申请";以及"我承诺要对我的朋友使用 DEAR MAN 技能,因为她一直想和我讨论她的自残行为,这真的让我很心烦"。各种各样的结束方式都可以让一个常常情绪激动的团体以一种平静、专注、高效且更有序的状态结束活动。

第四章

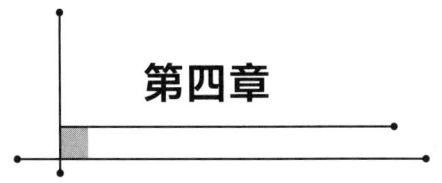

辩证行为治疗技能训练的艺术

——平衡辩证行为治疗策略与管理辩证张力

平衡辩证行为治疗策略以促进团体参与

要有效地向情绪调节困难的青少年（无论是否与家人一起参与团体）教授辩证行为治疗技能，首先必须能调动他们的积极性。如果没有一种有效且至少有些有趣的教学方式，内容就会变得无关紧要，因为没有人会听，更不用说学习这些材料了。21世纪的青少年习惯了各种持续的刺激，因此这一考量尤为重要。此外，青少年（及其家庭）的技能训练团体通常被安排在晚餐时间或之后进行，以便让青少年和家庭有时间从学校和工作单位返回家中，然后前来参加团体活动。由于不少多家庭技能训练团体往往是在成员经过一天漫长的学习和工作后开展的，因此技能训练师必须更加努力地维持参与者的兴趣。

有效的教学技巧包括能够灵活运用（通过过度学习）所有辩证行为治疗的治疗策略，并且在使用时要保持平衡。幽默风趣的技能训练师必须在搞笑与严肃之间找到平衡，那些爱出风头的技能训练师也需要适时地安静下来。正是这种辩证的立场打造出了精彩的课程，为大家提供了更好的学习机会。最终，我们认为，一个优秀的技能训练师必须做到"全然地融入"（一种正念技能），即要让自己完全沉浸在当下：充满激情、全神贯注，并且不拘谨。要做到这点，得多练习才行。

我们希望团体成员至少在认知层面上积极参与，但我们更希望他们在情感层面上也能投入。当学习者在情感上投入时，教学效果会更好。技能训练师越能从自己的情感体验中汲取能量，就越能赋予材料以生命，让人不感到枯燥乏味。那些经常在生活中运用辩证行为治疗技能的训练师最能分享情感丰富的个人例子，并且从自己的角度说明这些技能是如何起作用的。

辩证行为治疗技能训练师在进行技能训练时会采用所有辩证行为治疗的治疗策略。核心的治疗策略是平衡接受与改变的策略，强调认可（接受）和问题解决（改变）。辩证行为治疗的风格和个案管理策略都既包含体现接受的部分，也包含体现改变的部分。辩证策略贯穿于整个治疗过程，当技能训练师和来访者或家庭成员之间出现意见分歧时，这些策略尤其有用。

平衡认可策略与问题解决策略

认可

莱恩汉在其专著中指出，"认可的本质在于：治疗师向来访者传达一种观点，即其反应在其生活背景或当前的情境中是合理且可以理解的。治疗师积极接纳来访者，并将这种接纳传达给来访者"（Linehan，1993a，pp. 222–223）。辩证行为治疗中的认可有六个层次。技能训练师在进行技能训练时会运用到全部层次。

- 第一层：无偏见地倾听和观察，有兴趣地倾听和关注。
- 第二层：反映，通过用自己的语言改述对方的交流内容来表明你理解了。
- 第三层："读心术"，通过解读对方的面部表情、肢体语言来表达对方未直接用言语表达的想法或感受。
- 第四层：承认对方鉴于他们以往的学习经历而产生的当前体验。
- 第五层：表明对方的行为在当前情境下是可以理解的。
- 第六层：全然真诚，以表达你视对方为平等的人，并相信他有能力接受直接和诚实的反馈方式。

例如，当一位青少年泪流满面，一时语塞时，技能训练师会运用第三层认可（"读心术"），说："我看得出你现在很难过，说话也很困难。"第五层认可的一个例子可能是："苏珊，我能理解你为什么会难以集中注意力，你的生活中有这么多的干扰。"对于技能训练师来说，运用第六层认可（全然真诚）尤为重要。当治疗师传达他们的真实感受和反应时，如果不加掩饰或不用居高临下的"治疗师语言",来访者会感到被认可。例如,一群青少年和家长来参加团体时都没有完成作业,一位全然真诚的治疗师可能会说:"你们承诺要完成作业却没做到,这让我非常失望,特别是我知道这些技能是帮助你们重回正轨的关键。"如果他们在下一周带着完成的家庭作业前来,这位治疗师则会说:"这真的让我开心极了——真的!"这就是全然真诚的表现。另一个例子是,在一场毕业典礼上,一位15岁的女孩真诚地向她之前缺席的父亲表达了感激和宽慰,因为父亲最终参加了技能训练团体,并且他们的关系有了很大的改善,这极大地提升了她的生活质量。看到这一幕,一位技能训练师不禁流下了眼泪。间歇性地、适当地披露治疗师个人使用辩证行为治疗技能应对生活挑战的情况,也是展现全然真诚的一个例子。这可能包括使用利弊分析分享决策困境,在感到不知所措时运用正念技能,用全然接受来应对失去亲人的痛苦,或在与亲朋好友相处时使用 DEAR MAN 技能——通过这些方式,技能训练师可以向团体展示全然真诚。每种做法都是一种认可,同时也是良好的示范与应对方式。

在全然真诚地表达自己并通过自我披露来阐述技能时,保持情绪上的平衡至关重要。带领者应避免情感上过于疏离或过于脆弱——不应让团体成员感到需要照顾技能训练师。理想的自我披露应包含足够的情绪内容和细节,同时以演示应对技能来收尾。因此,带领者要充当应对的榜样,运用技能解决生活中的问题,而不是成为总能做出正确选择或表现完美的大师,或是看似无法处理团体成员困境的、需要照顾的人。

问题解决

技能训练师需要帮助青少年和家长掌握并强化新的行为技能。为了实现这一目标,他们还需要迅速解决阻碍参与者学习和练习新技能的各种问题。解决问题的方式可以是"引出"来访者(包括青少年和家长)的新行为。例如,在一个团体中,一位14岁的女孩患有注意缺陷/多动障碍,她开始撕纸并坐在椅子上转圈。技能训练师对她说:

"我知道长时间坐着真的很难——尤其这么晚了……我希望你能再坚持30分钟,这样我可以教你和团体其他成员一些非常重要的情绪调节技能。所以,你能试着运用你的正念技能,专注地听我讲话吗?当你的注意力开始分散,身体要动来动去时,试着察觉到这一点,并温和地重新集中注意力……好吗?"

在尝试诱发新的行为之前，向来访者提供安抚或认可通常是很有用的，如本例所示。

技能训练师的主要职责是通过讲授、示范、角色扮演和其他体验式练习以及作业辅导，来帮助青少年和家庭获取并强化新的行为技能。当参与者不参与团体活动或不做作业时，技能训练师会采用多种策略来提高他们的参与度和依从性。第三章讨论了如何管理干扰治疗的行为。

平衡互惠沟通策略与不敬沟通策略

互惠沟通是直接回应对方，并认真对待来访者的关键需求和愿望。它表现出友好态度，传递出温暖和投入的感觉。它通常以认可和接受为导向。不敬沟通则用于打破来访者的心理平衡，吸引其注意，提出不同的观点，或者改变其情感反应。它以变化为导向，在来访者执意而为或者治疗师与来访者陷入僵局时尤为有用。尽管它也回应了来访者，但几乎从来不是来访者所期望的回应（Linehan，1993a）。

技能训练师会采用多种互惠沟通策略。例如，"哇，比尔，听起来，你这一周过得非常艰难，所以我特别高兴看到你能参加今晚的团体活动，并且尽你所能地参与进来。"有时，使用"包含自我感受的自我披露"这一互惠沟通策略也很有用，即技能训练师向患者传达"当你做……时，我感到……"的意思。例如，在一个团体中，一个聪明且爱搞笑的男孩有过在课堂上插话和冒犯老师及同学的举动。技能训练师告诉他："比尔，我虽然是你的忠实粉丝，但当我正在讲一个重要的知识点时，你却对其他团体成员开玩笑、做鬼脸，这会让我觉得我的话不被认可。我希望你能运用你那绝妙的幽默感，只是要更加用心、更有选择性地运用。当你这么做的时候，我会更加喜欢你的表现。"

在团体情境中，技能训练师会使用不同形式的不敬沟通方式——目的总是引起患者的注意，改变其情感反应，或帮助他们看到另一个视角。例如，一位青少年被要求通过角色扮演明确而直接地表达自己的需求。她摇了摇头，回答说："我从不这样做——我从来不提要求；也许别人可以这样做。"治疗师回应道："我差点就被你给骗了呢！你在告诉我们你不想这样做时，就是在主动提出要求！"有时，不敬沟通就是对青少年的讽刺提问的最好回应。但有时，则要利用语气或音量的变化。例如，技能训练师可能会突然变得特别安静，甚至沉默一会儿，以此来吸引那些已经忘记自己身处团体、一直在交头接耳的青少年的注意。他们一安静下来，带领者就会接着之前的话题继续讲，什么也不多说。

使用另一种不敬的方式，技能训练师会承认自己在生活中也会犯错。我们中的一个人讲述了曾经难以接受的某种健康状况，最终在经历了一定程度的痛苦后，他学会了全然接受。在讲述这个故事时，每个参与者都全神贯注地听着，因为大多数人不常听到治疗师透露私人经历。我们把这种在团体中使用的不敬的沟通方式称为"勇敢地踏入无人涉足的禁区"。在这里，技能训练师直接而坦率地谈论严肃且有时充满情感的话题，如自残。例如，技能训练师可能会尝试将这样的行为描述为"典型的青少年行为"，同时向青少年和照护者教授走在中道上技能。以这种方式谈论这些话题会引发情感反应，使原本可能说教化的、缺乏吸引力的讨论变得生动起来。

案例管理策略：平衡面向患者的咨询策略与环境干预策略

面向患者的咨询策略的精神体现在一句谚语上："授人以鱼，不如授人以渔"。特别是在与未成年人合作时，心理健康从业者可能会过度依赖环境干预，而忽视青少年技能发展的过程。面向患者的咨询策略旨在教导来访者如何与环境互动。辩证行为治疗师倾向于这种以改变为导向的方法。但是，有时候也有必要转向辩证的另一面，即接受现实，由临床工作者代表青少年与其家庭、学校或其他专业人士进行协商。当来访者可能遭受重大伤害、缺乏能力、环境的影响力过于强大或时间紧迫时，我们通常会采用环境干预策略。

当青少年或照护者需要团体内的反馈或指导时，辩证行为治疗技能训练师在团体中经常使用面向患者的咨询策略。例如，一位青少年报告在学校遇到了与教师有关的问题，并表达了沮丧和绝望的情绪。这位青少年的家长主动提出要解决这个问题。技能训练师通过以下方式运用了面向患者的咨询策略：

> "我觉得，如果奥利维亚使用上周学到的 DEAR MAN 技能与老师交谈，会更有帮助。她可以和老师面对面地谈谈，表达自己的不满，并请老师在课堂上少批评她。奥利维亚，我知道这可能很难，但如果我们多做几次角色扮演和练习，你或许就能得到想要的结果，而不需要别人替你发声！"

在另一个例子中，一位出言不逊的老师让一位十几岁的男孩感到十分沮丧。男孩尝试过解决冲突，却遭到了老师的严厉批评。鉴于（1）这位青少年已经尝试过使用一些技能，（2）环境的影响力过于强大,(3)如果继续下去,这位青少年的情绪可能会遭到严重伤害,显然需要采取环境策略。因此,技能训练师指导家长首先使用 DEAR MAN 技能与老师沟通,如果情况没有立即得到改善,则再与副校长沟通。

运用辩证策略

辩证行为治疗技能训练师会在整个技能训练团体中教授和示范辩证思维、行为和感受。极端和僵化的行为可能是情绪高涨的信号,表明青少年或照护者可能处于两极分化状态,必须达成一种综合。治疗师帮助来访者从"非此即彼"的立场转向"两者兼顾"的立场。关键在于,在表达第二种观点时,不要否定第一种想法或立场。例如,一位17岁的女孩询问如何调和家长坚决的意见与她自己的想法。"我告诉妈妈,我想加入国民警卫队,因为我高中的成绩不佳,我觉得自己还没准备好上大学。她说我连想都不要想,因为我太小了,可能会受伤,甚至丧命……所以我想听她的,放弃我的想法。"治疗师回应道:"你能用'两者兼顾'的观点来更辩证地看待这种情况吗?这样你就不会否定自己了。换句话说,你可以试着对自己说,'我之所以会有加入国民警卫队的想法,原因有很多;同时,我的父母也对我的安全表示了担忧。这两个观点都有道理,我可以同时考虑这两者。'"

辩证行为治疗包含多种辩证策略,我们在这里可以简要介绍几种(详细讨论见 Linehan, 1993a)。在"魔鬼代言人"技术中,治疗师提出一个与期望目标相反的观点,期望青少年能够反驳这一观点,从而为期望的目标辩护。"把柠檬榨成柠檬汁"(比喻化不利为有利,积极应对挑战)技术则是将负面意义转化为正面意义。例如,一位社交焦虑的青少年在团体中报告,由于她非常焦虑,所以分享家庭作业对她来说太难了。技能训练师可能会说:"你很幸运能加入辩证行为治疗技能训练团体,在这里,你可以接受指导,学习克服焦虑。这正是适合你的地方!"

另一种辩证策略被称为"动作、速度和流畅性"。辩证行为治疗技能训练师,就像个体治疗师一样,容易走向极端,专注于某位来访者的某个问题。对于训练师来说,要记住,在团体中需要快速推进,以免滞留在某一个人的问题上。当一位家长说"无论是过去还是现在,辩证行为治疗的五个问题领域都不适用于我"时,技能训练师迅速用既带着开玩笑又带着怀疑的语气问道:"你确定没有适用的问题吗?"这位家长回答:"没有。"技能训练师说"好的",但语气中略带冷淡(轻微的反感),并迅速转向下一位团体成员,问道:"这五个问题领域与你有关吗？"对于技能训练团体的带领者来说，陷入与不愿意或无法回答问题的青少年或家长的纠缠之中并不明智。因此，如果一两种策略不起作用，就继续推进，与下一个人交流。不过，请记住，一旦有人重新参与进来，并表现出更愿意参与的态度，就要积极强化。

许多家长在了解到辩证行为治疗后，满怀希望和热情地加入了技能训练团体，希望这种治疗方法能让家里的孩子和家庭生活都变得更好。尽管技能训练师需要灌输希望和信心，但重要的是要在言辞和语气上保持平衡的、适度的热情。与我们合作过的许多青少年在进入团体时都认为，如果一位成人（家长或治疗师）特别热衷于某件事，那么这件事对自己肯定没好处。

为了让大家专心听讲，技能训练师站在桌前（或房间前方）并常常四处走动会很有帮助。如果一动不动地连坐2小时，课堂就很难保持生动有趣。站着还能让技能训练师更清楚地看到整个房间，并且更容易与大桌子旁的每位成员进行眼神交流。

总之，新手技能训练师不仅需要深入学习辩证行为治疗技能的内容，还要掌握辩证行为治疗的应对策略，使自己的教学风格体现辩证行为治疗的理念，激发学员的学习兴趣，并在实践中示范这些技能。训练有素的技能训练师不仅能以清晰有序的方式授课，经常使用生动的例子来激活某项技能；他们还是戏剧老师，通过运用不敬沟通和互惠沟通策略、辩证策略以及认可和解决问题的策略来丰富教学风格。应多观摩经验丰富的技能训练师的实际操作。我们鼓励新手技能训练师作为团体的协同带领者参与其中，以便通过观察和督导反馈进行学习，直到能熟练掌握辩证行为治疗的内容和风格。

管理辩证困境

在技能训练中会出现一些干扰团体顺利运行的行为模式。其中三种模式涉及由莱恩汉（Linehan，1993a）提出并在第一章中描述的此类患者最核心的辩证困境：

- 情绪脆弱性与自我不认可；
- 主动的被动与表面的能力（指的是一个人看起来比实际能力更强）；
- 无休止的危机与压抑的体验。

观察青少年的这些模式时，一个普遍的难题是判断这种行为模式何时代表正常的青少年行为，何时应该成为干预的目标。例如，下面要讲的这些行为模式，能反映出青少年在情绪波动、依赖与自主，以及处理人际问题和其他问题的紧迫感和强烈程度上所遇到的典型困扰。一个可以借鉴的指导原则是：当一个模式显著影响功能、持续导致目标行为或反复干扰团体参与时，该模式可能需要由个体治疗师和/或技能训练师进行干预，下面会进一步加以解释。我们在米勒及其同事（Miller et al., 2007）的研究以及后文中，讨论了如何针对这些问题进行技能训练。

其他模式则是青少年及其家庭特有的辩证困境，这些问题是走在中道上技能所处理的目标对象。这些辩证困境包括：将病理行为正常化与将青少年的正常行为病理化、过度放任与权威控制，以及培养依赖与强迫自主。每种行为模式都与一组次要治疗目标相关联。与辩证行为治疗技能训练中的主要治疗目标（例如，学习新技能、减少干扰治疗的行为和来访者个人的改变目标）不同，治疗师仅在这些次要目标影响其他重要治疗目标时才加以处理。

这些行为模式代表了群体互动中极端的失衡状态。来访者可能会在截然相反的两极间摇摆不定，或者主要表现出其中一种极端状态。家庭成员之间也可能出现相互对立的情况。[关于核心辩证困境以及对应治疗目标的详细讨论，特别是针对青少年的情况，详见拉图斯和米勒（Rathus & Miller, 2000）以及米勒等人（Miller et al., 2007）的论述。]管理这些行为需要密切关注成员的个人模式，并在教学过程中牢记这些模式。这些模式有助于指导选择谁来通过角色扮演练习哪些技能，以及在回顾家庭作业时提供什么样的具体反馈。带领者还可以即时指导某位成员在当下运用某项技能。因此，一些行为模式可以通过实地练习技能来应对。这体现出设置两位带领者的优势：当一位训练师在积极教学时，另一位可以专注于观察团体成员的行为。

以下内容描述了如何管理特定的辩证困境，以及在技能训练会谈中可能出现的其他辩证张力。

处理情绪脆弱性与自我不认可

情绪脆弱性指的是进行辩证行为治疗的患者容易感到极度痛苦或情绪激动。这类来访者可能非常敏感且反应强烈，在团体活动中常会体验到强烈的情绪。他们在技能训练中无法调节激动的情绪，导致行为失调（如哭泣、大喊大叫、离开房间）和认知加工受损，影响注意力和学习。咨询团队与青少年的个体治疗师进行提前准备和协调可以有效解决这一问题。在个体治疗中，治疗师可以规划并帮助来访者练习应对情绪失调的技能，例如，应用与当前情绪相反的行为、正念技能，或者分散注意力等痛苦忍受技能。技能训练师可以在团体活动前或休息时间提醒成员回想应对计划。也可以在会谈中鼓励技能的运用，技能训练师会迅速指导来访者使用某项技能，以帮助他们忍受痛苦，重新集中注意力，或通过全身心投入技能训练来尝试改变情绪。这种困扰也可以不在团体中加以处理，而是由协同带领者在房间外或休息时间处理，以免分散团体对于增加行为技能这一主要目标的注意力。

自我不认可是指对自己的情绪、感知和解决问题的方法的否定。例如，在报告作业时，青少年可能会说"我不应该有那种感觉"；或者在回答问题时，青少年可能会收回自己给出的答案，"算了——这太蠢了"。当这种行为出现时，带领者可以再次引导来访者以不评判的方式观察和描述自己的情绪，或者用认可自己的话语来代替不认可自己的表述，从而采取与自我不认可相反的行为。

处理主动的被动与表面的能力

主动的被动是指在解决自身问题时表现出被动的态度，同时积极寻求他人的帮助来解决问题。另一个问题是，这些人往往不擅长主动寻求他人的帮助，而且可能以令人反感或不被认可的方式寻求他人的帮助。在技能训练中，青少年可能会遇到许多生活问题，但不愿意主动参与解决问题或做作业。通常，技能训练师会问这样的来访者："你在这里可以使用什么技能？"常见的回答是："我不知道——我该说什么呢？"例如，青少年可能过度依赖家长，反复询问"我们现在讲到哪一页了？"，或者让家长替他们向技能训练师提问。技能训练师可以鼓励和劝说孩子进行练习，以及付出更多主动解决问题的努力，从而处理这种倾向。对于"我该说什么呢？"这样的表达，带领者可以回应："来吧——我知道你能做到！我们从哪里开始呢？能给我一个你觉得可以使用的技能吗？"在来访者给出简短的回应后，带领者会加以肯定，或许会说："干得好！我知道你会想出办法的！"技能训练师还可以温和地阻止家长或其他团体成员继续替患者完成任务。在治疗师咨询团队中，技能训练师还可以建议个体治疗师对行为和解决方案进行分析，以提高青少年解决问题的能力。

表面的能力指的是慢性情绪失调的来访者有时表现得比实际更有能力、更能自控、更有效率，而且看起来不那么需要帮助。这种表现通常源于两种情况。首先，来访者的行为可能取决于情绪状态。也就是说，当情绪稳定时，来访者确实能够完成某项技能；但当情绪失调时，来访者就无法成功运用该技能了。对于情绪依赖型行为，技能训练师可以鼓励来访者通过心理预演等方式"提前加以应对"，并制订备用计划，以备在某一应对方案失效时使用；还可以提醒来访者在遇到有挑战性的情境时联系其主要治疗师寻求指导。其次，表面的能力也可能出现在来访者面部表情和肢体语言未能准确地反映他们所体验的痛苦程度时。在这种情况下，来访者很可能已经学会了抑制情感表达，正如生物社会理论所述（见第一章）。技能训练师可以帮助这些来访者更加熟练地沟通情绪状态。例如，训练师可以通过指导和塑造帮助来访者在团体中有意识地观察和描述他们的情绪、想法和行为冲动，并使用情绪调节技能模块的"情绪模型"（见第九章）。

处理无休止的危机与压抑的体验

无休止的危机指的是反复出现冒险或冲动的行为，以避免痛苦。这种"每周一危机"综合征会让青少年更容易产生痛苦的情绪和负面的后果，甚至可能在团体中冲动地报告这些行为。有时，这些危机并不是青少年自己造成的，而是由于生活中过于混乱和不被认可的经历所引起的。无论源于何处，这种模式都可能导致多种破坏性行为，例如，成员滔滔不绝地讲述个人危机，在团体中显得高度关注自我或以自我为中心，与其他成员一同参与冒险行动，带着家庭成员间的激烈冲突来参加技能训练，或是因冲动而缺席训练。面对这一模式，团体带领者可以强调：（1）正念技能（观察情绪和冲动，而不是在那一刻立即采取行动）；（2）情绪调节技能，以改变极端的情绪反应；（3）痛苦忍受技能，以避免对情绪困扰做出冲动反应。其他策略包括纠正错误的判断，增加对后果的思考，以及提高对不良适应模式的洞察力和解决问题的能力。这些最好在个体治疗中加以处理。

压抑的体验指的是普遍性地回避情感痛苦。一旦接触到唤起过去损失或创伤的微妙线索，有这种模式的人就会完全中断正常的情绪发展，并且永远无法适应强烈的悲痛、羞愧、哀伤或愤怒。这种模式可能表现为麻木、沉默寡言，或者在团体中不承认自己的情绪或痛苦。他们可能会经常出现药物滥用或其他高风险行为，以此来麻木自己的情绪。

抑制他人的情绪体验

我们还观察到，那些压抑体验的来访者（尤其是照护者）倾向于不认可其他团体成员。这样的成员可能会说："我不明白为什么我的女儿（或儿子、伴侣）在这些情况下会如此激动。这只是一次数学测验。你咬咬牙，做你该做的事情就行啦。我不明白为什么会闹得这么一团糟。"请注意，这种不认可的言论可能来自那些在大部分时间里都生活在理性思维中的家长，这可能是因为他们本身不太情绪化，同时也可能受到了其成长过程中的不认可环境的影响。

对于表现出压抑的体验行为的来访者，强调对当下情绪的正念技能是有帮助的。这种技能侧重于觉知情绪，而不试图改变它。诸如"全然接受"情绪、"通过六种感官进行自我安抚"和"用'智慧心念接受'转移注意"等痛苦忍受技能可以缓解情绪带来的痛苦，使之变得更容易忍受。通过某种形式的"关闭自我"来逃避并不是唯一的选择。技能训练师还可以建议咨询团队中的主要治疗师进行暴露工作。当来访者贬低其他来访者时，技能训练师可以简短地提醒他们每个人的心念状态都是不同的，还要向他们解释生物社会理论，并鼓励他们留意当别人的情绪受到质疑或评判时，对方会有什么反应。在通常情况下，质疑或评判只会让对方的情绪变得更加强烈，如果目标是减少对方的情绪反应，那么这种策略会适得其反。

接下来讨论的青少年家庭特有的辩证困境明确对应走在中道上技能模块（见第十章）。然而，这些行为模式也可能在教授其他技能时出现，技能训练师应立即加以应对。请注意，这些模式往往在回顾作业、角色扮演或为了展示技能而向大家征求例子时出现。接下来我们将介绍这些辩证困境及其目标。

将病理行为正常化与将青少年的正常行为病理化

在技能训练中，家长们经常会遇到这样一个难题：他们不清楚青少年的哪些行为是成长过程中的正常现象，哪些行为是临床问题的征兆。在进行有关某话题的人际效能技巧角色扮演时，或在为某危险行为进行关于利弊分析（一种痛苦忍受技能）的团体讨论时，可能会产生这样的问题。技能训练师可能注意到家长在讨论某件事（例如回顾家庭作业）时，将青少年的风险行为（例如，滥交、偷窃）轻描淡写地一带而过。此时可以建议成员将"走在中道上讲义6：什么是典型的青春期行为？什么值得担心？"作为一般指导原则。然而，这个问题可能过于复杂，无法通过技能训练来探讨，原因有几点。首先，关于每个年龄段的每种行为是否典型，可能并没有现成的信息可供参考。例如，对于 17 岁的孩子来说正常的行为，对于 14 岁的孩子来说可能就不正常，比如熬夜听音乐会到凌晨 2 点。青少年文身、打耳洞或者在特定网站上消磨时间的现象可能越来越常见，但这就能说明这些行为是正常的或者无害的吗？

其次，必须考虑家庭的文化、精神信仰和家庭亚文化。例如，在较为保守的家庭中，尝试吸烟可能是不可接受的，即使这些行为可能也出现在同龄伙伴中。尽管青少年有自己的行为规范，但在家长过度关注和干预孩子的生活或对孩子要求严格、期望极高的家庭中，青少年追求独立决策、保护隐私、成绩平平或与同龄伙伴相处等行为可能会受到限制。在其他家庭文化中，包括一些欧洲国家的家庭，家长对青少年的行为更加放手和接纳。例如，在和家人一起用餐时饮酒、与男女朋友共度时光，以及允许年纪较小的孩子在没有大人监督的情况下在镇上走动，在这些文化中可能更为常见。

最后，必须考虑青少年的个人史、脆弱性和风险因素。对有的青少年来说，参加聚会可能是情绪好转、社交能力提升的表现；而对另一些青少年来说，聚会可能意味着他们又和一群有问题的同龄伙伴混在一起了，最好避免参加。当团体中出现相关问题时，技能训练师可以简要说明这些要点，并建议找主要负责的家庭治疗师来进行更深入的处理。我们有时会提供单独的家长会谈（最好由青少年的主要治疗师以外的其他治疗师进行），以帮助家长应对这些问题。

过度放任与权威控制

当家长提供过度放任（例如，允许青少年回家时明显醉酒，却不给予任何惩罚）或权威控制（例如，因为考试成绩不佳就禁止孩子使用网络和手机 1 个月）的养育行为示例时，这些行为往往会在技能团体中显现。技能训练师可以通过多种方式处理这些极端行为。第一，在走在中道上技能模块中直接针对这些模式进行讲解，训练师可以在团体中提供简短干预，比如建议家长参考"走在中道上讲义 4：辩证困境"。训练师可以询问家长能否想到一个不那么极端的，更符合走在中道上技能的回应。

第二，技能训练师可以简要地讲解两种极端情况的潜在风险。对于过度放任的情况，训练师可能会说："这种反应可能会让您的儿子觉得继续这种行为是没问题的，这可能使他更难达到治疗目标，并可能导致其他问题。"对于权威控制的情况，训练师可能会说："这种反应可能会打击布赖恩的积极性，使他不再那么努力。"

第三，技能训练师可以简要地询问家庭迄今为止采取的方法有何影响，以强调这种方法不太可能实现家长的目标。例如，在回顾家庭作业时，技能训练师可能会问："通常效果如何？其他人怎么看？"或者"这种强烈的反应在过去是否有效地阻止了这种行为？"由于多家庭团体不是讨论这些问题的好地方，所以我们鼓励照护者和青少年将问题带到个体、家庭或家长会谈中。请注意，青少年有时会对自己施加过度放任或权威控制的标准（例如，早晨不设闹钟导致经常赶不上公交车；定期限制社交活动，只为确保学业完成得尽善尽美）。对于这类问题，可以在团体活动中以同样的方式进行处理，同时也可以提示主要治疗师注意。

培养依赖与强迫自主

这种行为模式在团体中有两种表现形式。第一种是在家庭成员讨论作业、角色扮演技能、提问或发表评论时。例如，一位家长说："我每周都开车送她到城里上课，因为她害怕（培养依赖）。终于我说'我不管了'，然后把她送到车站就离开了（强迫自主）。"第二种是，团体带领者可能会直接观察到这种模式。例如，一位家长经常帮助她14岁的女儿翻找笔记本中的适当页面，起身给她拿纸巾，并给她准备零食（培养依赖）。技能训练师会指导家长给青少年提供更多自主的机会，在团体内外均逐渐减少帮助，同时指导青少年如何变得更加独立。例如，技能训练师可以建议照护者与她的女儿一起查看列车时刻表，然后在第一天陪同她乘车去城里。

管理技能训练中的其他辩证张力

除了上述成人和青少年的家庭辩证困境外，在技能训练团体中，还经常会出现其他辩证张力。

寡言者与健谈者

一些团体成员很少发言，几乎不参与讨论，而另一些成员则可能充满活力、滔滔不绝地主导讨论。对于沉默寡言的成员来说，行为塑造往往是最佳策略。请求他们迈出参与讨论的一小步并强化这一行为，往往能有效地提高他们的参与度，例如，"玛丽萨，你今天能坐到桌子这边来吗？"或者"你能读一下第一行吗？很好，谢谢！"。对于那些因提问、举例和作业回顾占用太多团体时间的人，带领者可以通过平衡每个人的发言时间，来邀请成员轮流发言。例如，带领者可以说："安杰莉卡，我知道你能回答这个问题，但我想给其他人一个机会。还有谁愿意分享一个例子？"关于限制健谈者在作业回顾中的发言时间，请参见第三章。

太吵闹与太安静

要创建一个既充满活力、积极参与，又专注投入的团体氛围可能颇具挑战性。带领者常常发现自己需要重新掌控一个闹哄哄或情绪失控的团体（比如，出现愤怒情绪、家庭矛盾公开化，冲动地喊叫或争吵）。相反，带领者也可能发现他们需要努力让一个因抑郁、社交焦虑、疲惫或无聊而变得沉默寡言的团体活跃起来。由于适中的能量水平最有利于学习，所以我们建议带领者采用策略来下调或提升团体成员的情绪和行为水平。

能够安抚过度活跃团体的活动包括某些正念练习（如观察呼吸、观察身体感觉）、有节奏地呼吸、肌肉放松练习或自我安抚练习。这些策略可以在教授相关技能内容的团体中应用，例如，改善当下、改变身体的化学反应技能或自我安抚练习等（具体见讲义中的描述）。此外，还可以要求团体成员在基于技能的活动中安静地单独写作，比如写下实现情绪调节长期目标的步骤。

如果团体氛围比较沉闷、内向，带领者可以开展多种激发团体活力的活动。这些活动包括讲故事（例如，通过讲述生动、感人或有趣的故事来介绍一项技能）、分组练习或双人练习（例如，采访其他成员，了解他们最喜欢的短期愉快活动、掌握技能的最佳方法，或将目标分解为小步骤）、角色扮演（特别是关于人际效能技能的角色扮演）、带领者角色扮演（两位带领者进行角色扮演，展示人际效能技能的重要性，这通常能让团体成员充满活力，笑声不断，甚至鼓掌欢呼）、强调参与的正念练习（例如，唱歌、为喜爱的球队加油、玩呼啦圈、玩声音球、玩拍手游戏），或者玩游戏（例如，用益智问答游戏来复习模块内容）。带领者应确保活动快速推进，且作业回顾能让所有团体成员都参与进来，避免拖沓。

在教授技能模块时，我们注意到一些活动具有镇静和舒缓的效果，而另一些活动则让团体充满活力，带领者可以根据需要选择。要留意现场的氛围，并根据实际情况随时调整教学或互动方式，让团体成员冷静下来或者振奋起来。当大家的活力和参与度达到最佳状态时，带领者可以灵活运用安静氛围和活跃氛围下的教学策略和活动，同时调整自己的语速、音量，这与辩证行为治疗中强调的动作、速度和流畅性风格策略是一致的。

避免家庭问题与过度关注家庭问题

有些来访者坚决避免在角色扮演或家庭作业示例中提及家庭冲突或者"个人"的例子。他们只讲学校或工作场所的例子或其他更符合"理性思维"的事情。另一些人则过于关注家庭冲突，以至团体会谈有可能变成家庭治疗会谈。这可能导致成员的情绪升级，该家庭的每个成员都会感到不安；其他团体成员可能会被触怒而冲出房间，也可能虽然安静地坐着但明显心烦意乱。教学效果将大打折扣。

为了应对这些极端情况，技能训练师可以在会谈中、休息时或会谈结束后根据需要给予家庭成员一些温和的反馈。技能训练师还可以鼓励回避家庭问题的成员试着分享与家庭情况相关的例子，或者果断打断并引导那些说得太个人化、太挑衅或太激动的人。如果任何一种极端情况成为持续的趋势，咨询团队可以讨论这个问题，或建议在家庭会谈中处理，也可以在适当的情况下，在个体治疗中进一步探讨。

处理团体成员与带领者联盟的失衡

一个团体可能会因联盟的形成而失衡，从而导致成员之间的紧张关系。例如，出现一位成员与整个团体之间的对立、团体带领者与青少年之间的对立、青少年与家长之间的对立、青少年组成的二人组或三人组（甚至形成小团体）与其他团体成员之间的对立，以及带领者与特定家长或青少年的联盟。

一位成员与整个团体之间的对立

这种模式可能出现在某位团体成员（无论是家长还是青少年）显得愤怒、怀疑或疏离，并且没有融入团体时。例如，一位支持治疗的家长"拉"了一位不太情愿的家长加入团体，这位不太情愿的家长可能会一次又一次地在会谈中冷言冷语，甚至充满敌意。此外，婚姻的紧张关系也可能被激活，导致一方因愤怒或不适而退出。对于青少年来说，即使之前做出了承诺，也可能因为不愿加入团体而出现这种模式，承诺可能会逐渐减弱。家庭紧张关系可能使他们难以与家长同处一室。社交焦虑、愤怒或羞耻感都可能让人难以与团体成员建立联系与信任。

团体带领者可以通过在团体外与青少年或家长进行富有同情心的交流，简要地了解并尝试解决问题，来应对这一情况。这可能包括指导和鼓励来访者改善团体体验；将该成员与一位特别友善、认可他人且平易近人的团体成员配对，进行角色扮演；通过要求此人阅读或参与有趣的角色扮演或者练习来激活行为。带领者可以尝试与青少年或家长开玩笑，或者努力与其建立融洽的关系。技能训练师可以将此问题提交给咨询团队，并告知主要治疗师，后者可以对有问题的行为进行详细的分析，特别是由青少年引起的行为。对于家长，技能训练师可能需要花更多时间沟通。如果该成员确实陷入了困境，在团体中不参与会谈或有对抗行为，从而对自身或他人产生破坏治疗的影响，那么该成员或家庭可能需要更多的预处理工作或者个体技能训练［包括评估和承诺策略，以及其他促进有效参与和学习的技能，如正念技能、痛苦忍受技能、情绪调节技能（如提前应对和问题解决）以及人际效能技能（如 GIVE 技能）］，方能继续进行团体技能训练。

团体带领者与青少年之间的对立

有时，青少年可能会联合起来，对团体结构和团体带领者采取某种叛逆态度。在一次团体活动中，我们发现有些青少年在休息后迟迟不回来。他们聚在停车场闲聊，甚至有人在抽烟，完全没把按时返回团体当回事。有时，有些青少年会表现出一些破坏性行为，比如私下咯咯笑，互相传纸条，说只有他们懂的笑话，或者干脆在正念练习时神游天外。有几种策略有助于解决这些问题，例如，向团体发出温柔但坚定的针对具体问题的"DEAR MAN"请求，在会谈前后对成员进行一对一指导，或者调整团体规则或结构，以防止此类情况再次发生。为了应对在停车场聚集的问题，我们不再允许成员在休息期间离开大楼。这一举措很快就解决了迟到问题，同时避免了潜在的风险行为和安全问题。应急管理也很有效，比如带领者可以提出，"如果大家都能按时在休息后回来，我们就有时间观看一段幽默的电影片段，说明相反的行为技能"。几乎在任何时候，让来访者当场运用一种技能来抵制问题行为都是很有用的。例如，若青少年在正念练习或家庭作业回顾中串通好捣乱或不参与，那么可以要求他们各自选择一项技能来练习，以帮助他们集中注意力。比如可以选择正念的"是什么"和"如何做"技能，就是参与并做有成效的事情；也可以选择痛苦忍受技能，如一次只做一件事和自主自愿。如果问题持续存在，可以向咨询团队寻求解决问题的方法。个体治疗师还可以与来访者进行行为分析，以了解干扰治疗的行为及其特定触发因素和功能。

青少年与家长之间的对立

有时，青少年团体成员会认为技能训练师还挺不错的，甚至是"很酷"的人，并因此与训练师结盟，以对抗家长。他们觉得家长很烦人，是问题的根源，根本不值得理会，也不值得尊重。我们从他们的肢体语言、面部表情或直白的言语中都能看出这些想法。在导入会谈中，我们会讲一些团体假设和规则，目的在于防止这些问题发生。例如，家长也在"尽他们所能"，并且"团体成员不能做出刻薄或无礼的行为"。在每个正念模块开始之前，或者需要提醒的时候，我们都会重申这些假设和规则，让团体成员说说我们为什么要有这样的假设或规则，遵守它有什么好处。有时候，我们还会将孩子们分开，让他们和自己的家长或者其他家长一起做练习，以分散他们对同龄伙伴的关注。

青少年组成的二人组或三人组与其他团体成员之间的对立

这个问题其实挺常见的，没那么严重，因为青少年正处在发育阶段，很自然地会和其他想法一样的孩子走得近。然而，那些没被拉进这种小圈子的孩子往往非常敏感，害怕被排除在外，担心会被圈子里的人议论和评判。这种敏感有时源于他们以前真的被欺负过，或者被同龄伙伴排挤过。此外，这些小圈子有时会变成小团体，互相传小纸条，说只有他们懂的笑话，在团体活动中窃窃私语，还一起起身离开去休息。这会让其他成员感觉自己不受欢迎，或者觉得不安全，需要带领者介入。在导入会谈中，我们就会告诉大家，不能在技能训练团体之外建立私人关系；我们提醒各位成员，这意味着我们不希望有排他性的关系；每个人都需要被纳入进来。带领者还可以有意识地把小圈子里的孩子拆开，让他们分组练习，或者在安排座位时避免让他们坐在一起。我们也可以私下与成员交谈，不带评判地描述我们观察到的行为，并指出这些行为会让别人不舒服，甚至影响他们自己的学习。然后，我们要求他们更加努力地包容他人。

带领者与特定家长或青少年的联盟

有时，治疗师可能会对某位青少年或家长（或一组家长）产生更多的同理心，从而跟他们走得更近，而对其他家庭成员就没那么亲近了。这种偏袒可以通过一些表现看出来，比如总是反复肯定家庭中某位成员的话，或者特别支持某位成员，而对同一家庭的其他成员则没那么有耐心，且关注时间较少。带领者也可能在咨询团队会议中表现出对一方的同理心，对另一方则不表现出同理心，甚至表达评判性意见。当这种不平衡的关系出现时，咨询团队中的其他技能训练师或治疗师可以通过提出辩证问题来指出：“是不是忽略了什么？”团队也许可以帮助治疗师对那个被评判的家长或青少年产生更多的同情。要做到这一点，可以重温生物社会理论，把问题行为看作人和环境之间相互作用的结果。

管理针对照护者的特定挑战

照护者的不认可行为

大多数家长真心爱自己的孩子。然而，即使是最疼爱孩子的家长，在感到焦虑、无力、绝望、愤怒、抑郁、困惑或受到攻击时，也可能对孩子表现出不认可。生物社会理论能帮助辩证行为治疗师、照护者和青少年更好地理解这种不认可循环是如何发生的。当一些照护者进入辩证行为治疗技能训练团体时，他们已经对青少年、治疗以及整个心理健康服务体系感到"心力交瘁"了。他们常常觉得孩子的心理健康服务人员没什么帮助，对此感到很失望。有些照护者自己就是在不被认可的环境中长大的，不知道其他沟通方式。有些人甚至觉得，不认可孩子在某种程度上是管用的，因为这样不会"宠坏"或"纵容"孩子。

在技能训练团体中，照护者常常会表现出不认可孩子的言语和非言语行为。比如，他们会用批评的语言来描述孩子，轻视孩子对某件事的情绪反应，或者把解决问题说得太简单。照护者表现出的不认可孩子的非言语行为包括翻白眼、故意避开孩子的目光、背对着孩子，以及在孩子说话或做事时大声叹气。

技能训练师可以从多个角度干预这种不认可的循环。也就是说，技能训练师需要关注针对青少年的不认可行为，也需要关注青少年对他人，包括另一位技能训练师、同龄伙伴和其他照护者的不认可行为。如果不加以处理，成员可能会觉得技能训练师默许且隐性地强化了不认可行为。那么，技能训练师该如何在团体环境中有效地针对这种行为加以处理，而不让成员感觉自己遭到了评判或羞辱呢？

技能训练师可以通过多种方式处理照护者的不认可行为。首先，他们可以不评判地观察和描述这种行为，指出那听起来像是不认可，并请照护者尝试再次用不同的言语或行为来传达自己的意思。如果照护者变得具有防御性并说："不，不是这样的。"训练师可以回应："我是这么理解的，其他人可能有不同的看法。"如果团体成员彼此足够熟悉，并且已经一起接受了足够的训练，那么让整个团体参与进来有时会很有帮助，可以补充说："是只有我一个人这么觉得，还是其他人也跟我有同样的感觉？"

带领者可以用幽默的方式来指出不认可。训练师可能会说："作为一个在学习辩证行为治疗之前，花了多年时间去不认可他人的人，我可以告诉你，我在1千米外就能嗅出不认可的气息。这股气息就是不认可的（带着与大家心照不宣的微笑），让我解释一下为什么……"

带领者可以问不被认可的成员："我很好奇，你是否觉得刚刚的话会让你感觉不被认可？"如果对方回答说"没有"，那么技能训练师可能会说："你的心理承受能力比我强，因为我感受到了一种不认可。"

技能训练师可以敲响正念铃，并告知团体成员，铃声响起既是为了练习正念，也是为了观察在团体中是否出现了（有意和无意的）"评判"或不认可（自我和他人）。

在每次干预中，重要的是同时运用辩证行为治疗的沟通和辩证策略。也就是说，有时要严肃认真，有时要温和幽默（视不认可的程度而定），有时则要两者兼备。为了保证团体活动的动作、速度和流畅性，技能训练师需要在发现不认可的行为时，先暂停正在教授的内容，引起大家的注意，然后迅速回到原来的教学内容上。

如果在采取这些干预措施后，不认可行为仍然存在，那么技能训练师不妨私下里与照护者聊聊（在团体活动前后，或者在休息期间），可能会有所帮助。有时，只要提醒照护者一下，让他们知道持续不认可会带来什么后果，就足以让他们更加留意这个问题了。有时，虽然似乎有必要安排一次家庭会谈，但如果家长不能表现出足够的认可和支持，反而继续不认可，那么这个建议可能会适得其反。所以，我们建议安排一次照护者会谈（青少年不在场），以复习和练习认可技能。

如果因其他原因需要进行家庭会谈，且不认可行为一直存在，那么我们建议家庭治疗师在最初的一两次家庭会谈中，先教授大家认可技能（不管之前在团体里有没有教过），以确保青少年和照护者能在谈论一些轻松的话题（如天气、食物喜好）时锻炼认可技能。照护者往往急于深入探讨眼前的问题；然而，治疗师必须向照护者和青少年说明，一旦确定所有人都学会了，并且愿意在会谈中应用认可技能，治疗师马上就会讨论那些问题。这也是一种应急管理策略。

管理照护者的焦虑

在技能训练团体中，如果照护者难以控制自己的焦虑，可能会表现为过度分享（透露太多信息）或者分享得太少。这些行为通常是焦虑管理不佳的结果，或在一定程度上受其影响。对于"过度分享者"，技能训练师可以使用行为塑造，例如温和地打断他们，说："你说得很有道理，不过我也得给其他人发言的机会。"分享得太少的人通常需要温和的引导和塑造，鼓励他们分享任何内容（包括工作上的例子），以帮助他们在团体中感觉更加自在。

很多家长都担心自己没办法改变孩子的行为，有的家长甚至因为这种焦虑，自己也变得情绪失控。有些照护者虽然对孩子的行为感到担忧，但不敢说出来，怕孩子情绪激动、无法集中注意力，或者干脆退出团体。在后面这种情况下，我们可以示范一些人际效能技能并在必要时加入应急管理策略。例如，有个孩子情绪激动，在团体里说出了威胁性的话，家长想安抚他，但没什么效果。这时，技能训练师可以温和而坚定地对孩子说：

"罗伯特，我看得出来，你现在很难管理自己的情绪。你可以在这里学习一些技能，我为此感到高兴；不过，我知道在如此沮丧时，你可能很难学会这些。所以，我想给你一个选择。如果你能运用正念和痛苦忍受技能，在接下来的一两分钟内重新掌控自己，那么我希望你能留下来继续参加团体活动。如果你觉得现在无法收拾心情，需要一些喘息的空间，那么你可以先去候诊室待5分钟，然后再回来。你会怎么选择？"

管理照护者的愤怒

照护者的愤怒往往是一种次级情绪。技能训练师应采用轻松的方式询问照护者，他们现在表达的或在作业中提到的愤怒是初级情绪还是次级情绪。技能训练师可以解释说，许多照护者因担心孩子的状况而焦虑或难过，但他们不太擅长表达这些情绪，反而表现出了愤怒。当愤怒不是初级情绪时，技能训练师可以鼓励照护者更有效地表达在愤怒之前的初级情绪。例如：

"在我们的社会中，向青少年表达愤怒比表达担忧或伤心更容易。因此，你的孩子感觉到的总是你的愤怒——然而，表达悲伤、难过、恐惧、内疚或尴尬可能比以攻击性的方式通过言语和非言语行为表达愤怒更有效（回想正念'如何做'技能中的'有效'技能）。挑战在于，表达这些情绪会让你感觉自己更加脆弱。在表达了伤心后，如果你的伤心没有得到认可，那么你可能会变得更加伤心。因此，我们会倾向于避免这种情况而选择愤怒——这样我们就不太可能受伤，对吧？我希望你能试着观察并描述你的初级情绪。等你准备好了，看看能否向他人表达这些情绪，并关注会发生什么。我敢打赌，你会变得更加温和，别人对你的回应也会比以前少很多怒气。"

无论愤怒是初级情绪还是次级情绪，人们常常都表达得不太恰当。在技能训练中，可以鼓励团体成员用一些技巧来处理愤怒，例如，"情绪调节讲义18：冲浪技能——对当下情绪的正念""情绪调节讲义20：做相反的行为来改变情绪"，以及"人际效能讲义3：建立和保持积极的关系——GIVE技能"。

照护者的情绪失调和心理健康问题

照护者的不认可行为可以通过认可技能训练来改善，但有时也反映出他们在情绪管理或其他方面的技能不足。表现出严重情绪失调和心理健康问题的照护者不仅会影响其自身学习，还会对其子女及整个团体造成不利影响。正如第三章所述，任何破坏治疗的行为都应立即处理。技能训练师可以在以下情况下选择在团体中先处理那些不太严重、相对温和的照护者的情绪失控问题。

1. 该行为干扰了教学（例如，打断技能训练师）。
2. 该行为持续影响其他团体成员集中注意力（例如，盯着其他团体成员，包括自己的家人）。
3. 该行为与正在教授的技能内容相关，并直接说明了教学要点（例如，教授"不评判"时，家长刚刚做出了评判性的表述；或教授"情绪调节讲义20：做相反的行为来改变情绪"时，这位照护者处于极度悲伤、退缩、不参与的状态）。
4. 照护者的该行为是青少年行为链中一个已知的功能失调的环节（例如，照护者总往坏处想，会让青少年感到害怕，这是导致青少年自伤行为的重要一环）。要在团体中有效地解决这个问题，同时又不让团体变成家庭治疗会谈，这需要带领者巧妙地进行平衡。如果做不到这一点，就应该留到家庭会谈中去处理。

管理严重情绪失调的照护者

照护者有时会在治疗开始时承认自己的临床诊断和多种问题。在这种情况下，建议照护者除了与青少年一起进行技能训练外，还应寻求自己的治疗师的帮助，甚至应考虑参加辩证行为治疗项目。需要明确的是，同时参与两个项目要耗费不少时间和金钱，更切合实际的方法是在一个项目结束后，再参加另一个项目。

有时，照护者可能表现出边缘型人格障碍的特征或严重情绪失调，但并没有得到正式的临床诊断。他们可能从未被诊断过。虽然辩证行为治疗的技能训练师不必对照护者做出诊断，但让照护者了解自身的五个领域的问题，有助于他们在团体治疗过程中有效地应对这些问题。若想让照护者愿意考虑这一点，通常需要高超的临床技巧；而让他们认识到自己或许能从个体治疗中受益，更是难上加难。随着关系的发展和对病史的进一步了解，应由主要治疗师（如果有）与照护者进行私下讨论——以不评判的、行为描述性的、富有同情心的和充满希望的态度促进这种讨论。

无论照护者是否愿意承认主要问题领域，或接受边缘型人格障碍诊断，辩证行为治疗的技能训练师都需要采用与对边缘型人格障碍青少年所用的相同策略来与照护者展开工作。患有边缘型人格障碍的照护者的情绪可能更加敏感，更容易冲动，而且情绪恢复到基线水平的速度比其他照护者慢。他们更容易感觉不被认可，也更倾向于不认可团体中的其他人，并且在团体中的自我调节能力较差，或难以示范有效的技能使用。因此，他们可能需要在技能训练团体内外接受更多的指导。

管理照护者的抑郁

照护者抑郁有时候并不像其他形式的情绪问题那样明显造成干扰,但它仍然可能在团体内外产生影响。加伯及其同事(Garber et al., 2009)指出,照护者未治疗的抑郁可能会干扰针对青少年抑郁的认知行为治疗。与预期一致,他们发现,在接受认知行为团体治疗的青少年中,如果其照护者正处于抑郁状态,那么青少年抑郁的缓解程度较低。根据我们的经验,对于接受辩证行为治疗的多重问题青少年而言,当他们的照护者处于抑郁状态时(无论是在团体内还是团体外),他们似乎都更难以投入治疗并取得进步。照护者的抑郁不仅会在团体内造成负面影响,还可能表现为:(1)不来参加技能训练团体;(2)在团体中不发言;(3)显得不感兴趣或不投入;(4)不完成家庭作业。

技能训练师有时可以像对待青少年一样,通过多种辩证行为治疗策略,包括认可策略、问题解决策略、风格化策略和辩证策略,来耐心地引导那些情绪低落的照护者。有时候,对于未能按时完成作业的照护者,只需和他们一起简短地讨论问题,就能让他们积极参与进来。当我们在指导照护者使用像"情绪调节讲义20:做相反的行为来改变情绪"这样的技能时,认可他们表现出的低能量状态是很有帮助的,这样能帮助他们从团体活动中获得最大收益。如果会谈内的即时干预措施无效,可能需要在团体之外与照护者单独会谈,讨论如果他们的抑郁得不到治疗,会对他们自己和青少年产生什么影响。此时,我们可能会向照护者建议适合他们的治疗方式。

当家长对青少年违反辩证行为治疗规则负有责任时

有时,青少年会因家庭成员而错过团体会谈。比如,青少年依赖家长接送,或家长给他们安排了与团体会谈时间相冲突的其他日程,比如预约了医生。虽然因为家长对治疗缺乏承诺而让青少年受到牵连令人很遗憾,但重要的是,对于错过团体会谈这类情况,我们要一致地执行相关政策。如果明显看出是家长在干扰或阻碍青少年出勤,那么训练师可以指导青少年:(1)运用人际效能技能,要求家长确保他们能参加治疗;(2)通过解决问题的方法来找到其他解决方案(例如,更换交通方式)。例如,一位青少年的母亲的工作时间不规律,该青少年与住在附近的另一户家庭协调,多次搭他们家的车前来参加团体活动。

结　论

没有一种教学方法是绝对有效的。要成为一位高效的技能训练师，关键之一是要不断变换教学方式，避免让团体成员感到单调乏味。成功的技能训练师会充分利用动作、速度和流畅性的变化，保持轻松幽默，及时给予认可，并运用辩证思维来推动团体活动，同时关注技能内容及成员之间的关系。总体来讲，技能训练师要全身心投入当下，关注参与度、节奏和内容，这样才能平衡好各种辩证张力，取得最佳效果。提前做好充分准备，有条不紊地开展会谈对了解要教授的技能、要讲解的内容、要使用的练习以及要布置的家庭作业，都大有裨益。

本书第二部分将介绍如何教授具体的辩证行为治疗技能，并提供一些故事、示例、练习和家庭作业。

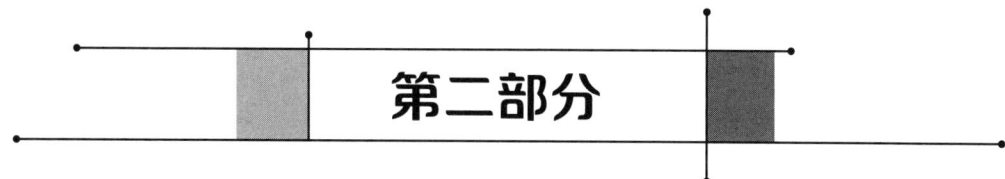

第二部分

技能训练模块

第五章

对多家庭技能训练团体的导入

会谈大纲

会谈的前半部分
- 介绍团体成员与技能训练师
- 青少年辩证行为治疗是什么?
- 辩证行为治疗的五个问题领域
- 辩证行为治疗的五组技能
- 辩证行为治疗技能训练团体的形式
- 辩证行为治疗的生物社会理论
- 辩证行为治疗的假设
- 技能训练团体指导原则
- 辩证行为治疗的契约
- 教授导入时会遇到的挑战

讲义和其他材料
- 导入讲义1:什么是辩证行为治疗?
- 导入讲义2:技能训练目标
- 导入讲义3:辩证行为治疗技能训练团体的形式
- 导入讲义4:生物社会理论

- 导入讲义 5：辩证行为治疗的假设
- 导入讲义 6：青少年技能训练团体的指导原则
- 导入讲义 7：辩证行为治疗的契约
- 白板或其他大号书写板及记号笔

教学笔记

关于本模块

带领者通常会在治疗的前半部分（45~75 分钟）对辩证行为治疗技能训练进行导入，并在会谈的后半部分引入正念技能（见第六章）。这两个部分，即"导入"和"正念技能"模块，在其他四个模块开始之前都会重复一遍。新加入的家庭会从这个导入环节开始融入团体，但无论是否有新家庭加入，我们都会重复这个导入环节。导入所需的时间可能会因环境、会谈总时长以及团体中新成员的数量而有所不同。

建议技能训练师把第五至十章中的教学笔记写成脚本，供他们向团体成员讲解时使用。专门提示技能训练师的内容用斜体字表示或者见于"带领者笔记"专栏。

本章最后讨论了技能训练师在教授本模块时可能遇到的挑战，并就如何应对这些挑战给出了建议。

介绍团体成员与技能训练师

技能训练师首先要进行自我介绍，示范如何做介绍，然后请每位成员（包括照护者）进行自我介绍。有些技能训练师只要求青少年说出自己的名字以及陪同他们前来的是谁（例如，"我叫迈克，我是和妈妈萨拉一起来的"）；还有些技能训练师会要求青少年提供更多信息，比如简单说说自己的兴趣爱好或喜欢的运动队。

练习（可选）

有时，团体带领者会在初次团体技能训练中使用破冰活动。这些活动可能包括让第一个人说出自己的名字；第二个人重复这个名字，并说出自己的名字；第三个人重复前两个名字，并说出自己的名字；依此类推。

在另一项活动中，成员两两分组（将家庭成员分开），用 2 分钟时间交流信息（名字、年级和兴趣爱好等），然后分别向团体介绍自己的搭档。需要注意的是，有些参加团体活动的青少年有严重的社交焦虑，可能会觉得做介绍很难。对于这些青少年，无论他们在第一次会谈中表现得如何，技能训练师都应尽可能地接纳他们，随后还要通过积极反馈来塑造他们的参与行为。训练师也可以选择一种能尽量弱化焦虑表现的介绍方式，比如在第一天只让大家说出名字，或者让每个人介绍自己的搭档而非自己。比起谈论自己，青少年在介绍他人时往往会少一些局促不安。若没有时间或没必要开展破冰活动，团体带领者可酌情决定是否使用此活动。

青少年辩证行为治疗是什么？

请参与者查看"导入讲义 1：什么是辩证行为治疗？"，向青少年及其家人介绍这个名为辩证行为治疗的专项项目。对他们来说，重要的是要理解为什么他们被选来参加辩证行为治疗，以及辩证行为治疗到底是什么。讲解内容如下。

- 辩证行为治疗是针对在情绪和行为调节方面存在严重困难的成人的首个有效的治疗方法。心理学家玛莎·M. 莱恩汉于 20 世纪 80 年代研发了辩证行为治疗（Linehan，1993a，1993b；Linehan et al.，1991）。在 20 世纪 90 年代，辩证行为治疗开始被应用于那些难以管理自身情绪和行为的青少年及其家庭（Miller, Rathus, Linehan, Wetzler, & Leigh，1997；Miller et al.，2007）。
- 辩证行为治疗的技能教会青少年及其家人：
  —— 调节自身情绪和行为；
  —— 减少问题行为，增加技能行为；

— 体验一系列情绪，而不必对这些情绪采取行动；

— 改善与家人、教师及同龄伙伴的关系。

- 辩证行为治疗的总体目标是帮助人们构建值得过的人生。

辩证是什么意思？

- 辩证意味着两个对立的观点可以同时是成立，当把它们放在一起考虑时，可以发掘出一种新的事实和一种看待处境的新方式。
- 对于任何情况，总有不止一种思考方式。

从"非此即彼"到"两者兼顾"

为了改善人际关系并减少冲突，我们建议摒弃非此即彼、非黑即白的非辩证思维方式，转而采用"两者兼顾"的思维方式，尊重他人的观点。例如，不要说"你没有努力，你必须付出努力"，可以说："此刻，你已经尽了自己最大的努力，我希望你往后能做得更好"。

不要说"我是对的，你是错的"，可以说："我很坚持自己的观点，同时我也看到你同样坚持自己的观点，让咱们看看怎样找到一条折中的办法"。

将辩证思维应用于自身也很有帮助，可以对自己说："有时我是带领者，有时我是追随者"；"我在某些方面遇到了困难，在其他方面却表现出色"。

> **讨论要点**：请参与者思考并分享一个辩证思维的例子。询问是否有人注意到辩证思维如何有助于减轻情绪的强度。

辩证行为治疗的五个问题领域

请成员参考"导入讲义 2：技能训练目标"。

> **带领者笔记**
>
> 如果有一个或多个家庭之前参加过导入环节，可以考虑让他们解释导入讲义 2 中的五个问题领域。如果是全新的团体或资深成员还不够熟练，无法给出简明的解释，可以简要地为成员介绍问题领域，然后邀请他们讨论每个领域与他们的关系。

你们为什么被选入这个团体？之所以选择你们，是因为我们认为你们至少经历过我们接下来将描述的一些问题（也是需要减少的问题）。辩证行为治疗正是治疗这一系列问题的方法。

觉察与专注力下降，对自我感到困惑

- *难以觉察当下的自身情绪、想法与冲动*。你常常在情绪崩溃或爆发前，不清楚自己为什么心烦意乱。情绪浪潮突然袭来，你不确定它为何来得如此迅速且强烈。你是否发现自己会冲动地对这种情绪做出反应，还没意识到自己冲动了就已付诸行动，等发觉时为时已晚？
- *难以保持专注并充分投入当下*。你是否曾发现自己在担忧明天会发生什么？或者深陷于对过去的悲伤或懊悔？过度关注过去与未来的结果使你错过了活在当下的机会，包括体验喜悦、幸福以及其他积极的情绪与经历。
- *不清楚自己的目标*。你是否对自己想成为什么样的人、想要什么或者自己的价值观是什么感到迷茫？你想改善家庭关系吗？你想从高中和大学毕业吗？你是否会依据自己的价值观行事，比如做到诚实、尊重和忠诚？

如果你正受这些问题困扰，那其实有个说法：我们称之为觉察与专注力下降，以及对自我感到困惑。当强烈的情绪一下子涌上来，像脱缰的野马般在 5 秒内从 0 飙到 100 千米／小时，就更难觉察并控制它了。我们的目标是帮助你在情绪只有 10 千米／小时或 20 千米／小时，还远没到 100 千米／小时的时候，就能意识到。这样，你就能及时选择应对办法，采取行动了。

情绪失调

- *快速、强烈、几乎无法控制的情绪变化*。例如，上一秒还感觉良好，下一秒就突然感到一阵焦虑，持续 15 分钟。然后感到一阵羞愧，持续 5 分钟。随后又转为愤怒，持续 1 小时。如此反复。

和/或

- *持续的消极情绪状态*。例如，持续抑郁、持续焦虑或持续愤怒。

情绪失调是项目参与者所面临的核心问题。我们发现，其他问题领域的根源常常是人们在控制情绪或情绪反应上有困难，即你的行为基于你当前的情绪状态，而不是基于你的目标或最有效的应对方式。

冲动

- *未经深思熟虑就行动，逃避或回避情绪体验*。你是否发现自己会凭冲动行事，而不考虑后果？

冲动行为的表现多种多样：在课堂上或餐桌上脱口而出的言辞；愤怒时的言语或肢体冲突；冲动进食、购物或饮酒；鲁莽驾驶、自残，甚至是自杀行为。如果你在行动之前没有考虑后果，那么你很可能是在冲动行事。可以想象，当强烈的情绪被激发时，你更容易做出冲动行为。

人际关系问题

- *难以保持稳定的关系*。你会感觉到关系中的剧烈波动。例如，今天你还爱着这个人，明天却感到愤怒，感觉遭到了背叛，并想要结束这段关系。或者，你的人际关系中冲突不断。
- *难以从他人那里得到自己想要的，包括有效地拒绝他人*。你不知道如何有效且巧妙地说服他人满足你的需求，无论是向父母请求推迟门禁时间，还是在拒绝聚会邀请时不伤害对方的感情。
- *难以维护自尊*。自尊要求你清楚自己的价值观并能坚持。这意味着你不会因为同龄伙伴的压力而做出违背自己意愿的事情——例如，当有人要求你饮酒、考试作弊或对父母和朋友撒谎时，能够坚定地说"不"。
- *孤独*。难以控制情绪或行为通常会影响人际关系的质量，这可能会让人感到孤独。

青少年及家庭的挑战

- *极端思维*——非黑即白、全或无的思维方式。有时，你认为只有自己的观点是"正确的"，而无法考虑他人的观点也可能有其合理性（非辩证思维）。
- *极端感受和行为*——在情绪激动的时候做决定，往往会导致更极端的行为。例如，对孩子说"你被禁足6个月"，或骂自己"是个彻头彻尾的笨蛋"（非辩证行为）。
- *难以理解他人的反应*——难以认可他人。
- *难以让自己相信*——在当前的情况下，难以相信自己的感受、想法或行为是合理的（难以认可自己）。
- *难以奖励他人*——例如，当所爱的人做了你希望的事情时，难以给予赞美（难以提供积极强化）。
- *难以施加有效的后果*——例如，当不希望出现的行为发生时，难以给出限时且适当的后果，而且容易过度使用惩罚来改变行为。

> **讨论要点**：邀请所有参与者花3分钟回顾"导入讲义2：技能训练目标"中的五个问题领域，并写下哪些适用于自己（而不是家庭成员）。然后让他们简要描述这些领域如何适用于自己。请最资深的青少年成员分享这些问题领域目前或过去对他的影响；如果没有较资深的人，则询问最愿意分享的人。最后，请最有经验的成年成员分享这五个问题领域中哪些适用于他目前、近期或青少年时期的情况。

带领者笔记

上述讨论不仅旨在作为一种非正式的自我评估工具，同时也是帮助新成员了解促使他们一起接受治疗的问题领域的一种方式。在每次重新进行导入环节时（每5~6周一次），会再次回顾这些问题领域和目标。可以请再次参与导入环节的来访者及其家属评估他们在这些问题领域

> 上的进步。技能训练师也应评估进展情况，鼓励取得进步的参与者认可这些进步，同时指出仍需改变的领域。一定要对进步给予表扬，并对仍需关注的领域提出反馈。

辩证行为治疗的五组技能

好消息是，针对上述五个问题领域，我们分别有一组专门的技能训练模块，能帮你解决这些问题，让你用技能行为代替有问题的行为。比如，如果你觉得对自己不够了解，容易分心或者迷茫，我们会教你正念技能；如果你的情绪容易失控，我们会教你情绪调节技能；如果你做事冲动，我们会教你痛苦忍受技能；如果你和人相处有困难，我们会教你人际效能技能；而在遇到青少年和家庭方面的挑战时，我们会教你走在中道上技能。每一组技能模块不仅能解决对应的问题，还能帮你改善其他方面的问题。例如，如果不会调节情绪，你就很难用好人际效能技能来和别人融洽地相处。

> **带领者笔记**
>
> 澄清如何减少问题行为及增加新的适应性行为，也提供了一个灌输希望的机会，让青少年认识到来学习新的适应性行为最终将帮助他们实现自己的目标。

辩证行为治疗技能训练团体的形式

请参与者查看"导入讲义 3：辩证行为治疗技能训练团体的形式"。

整体治疗及技能模块的顺序

这个为期 24 周（*或根据你的项目设定的周数*）的治疗涵盖五个不同的技能模块。正如你在讲义中看到的，新成员的加入点始终是导入（半节会谈）和正念技能（1~1.5 节会谈），随后是对一个技能模块进行 4~5 周的学习（加在一起共 6 周）。然后我们会回到导入和正念技能模块，接着教授另一个技能模块——痛苦忍受技能、走在中道上技能、情绪调节技能或人际效能技能。

为什么要重复正念技能模块？

你可能会问：为什么我们要一遍又一遍地重复正念技能模块？答案很简单：正念技能是治疗的核心。没有正念技能，你就无法意识到自己感到愤怒或悲伤，也就无法做出明智的决定来处理你的情绪状态——是体验情绪，还是做点什么去改变它。没有正念技能，你就无法意识到需要使用特定的痛苦忍受技能来应对你的冲动行为。没有正念技能，你就无法明确在人际互动中的目标，因此可能更难得到你想要的结果。

会谈形式

每次会谈持续 2 小时。第一小时用于回顾作业（你在上周练习的内容），然后休息 10 分钟。第二小时用于教授新的材料。

将材料带到会谈现场

请每周带好讲义和作业单。直接在作业单上完成相应的辩证行为治疗练习。

准时开始

我们会准时开始团体活动，以便按时结束。为了帮助我们准时开始，希望你能提前几分钟到达，以便有时间安顿下来，并为参与团体活动做好准备。不要迟到，不然你会错过每场团体会谈开头有趣的正念练习。今晚除外，因为这是导入模块，没有正念练习。正念练习可能包括正念地吃一块糖，正念地听一段音乐，等等。我们以后会邀请志愿者带领正念练习，这样每个人都有机会练习带领正念练习。到时我们会加以详细说明。

辩证行为治疗的生物社会理论

请参与者查看"导入讲义 4：生物社会理论"。首先，请参与者关注辩证行为治疗的五个问

题领域。

这群青少年为何会有如此相似的问题？答案可以在生物社会理论中找到。如果你理解了我们即将教授的理论，你就会明白青少年是如何产生这些问题的，以及这些问题是如何持续存在的，或者说是如何"无法摆脱"的。当你听到对这一理论的描述时，请思考它与你的情况有何关联。

概述：生物和社会的定义

谁能解释一下"生物"指的是什么？（给参与者一个机会来分享他们的想法。）"生物"指的是你天生的生理构造，特别是你大脑里的那些"线路"，它们决定了你如何感受和控制情绪，如何应对冲动等。

"社会"指的是什么？（给参与者一个机会来分享他们的想法。）"社会"指的是你的社交环境——你生活中的那些人。这些社交环境包括你的家人、朋友、老师、教练、治疗师、社区里的人，等等。

有时，别人无法理解你的处境。当这种情况发生时，你可能会觉得这些社交环境"不认可"你。辩证行为治疗的生物社会理论认为，你的困难源于你的生理构造与不认可的环境之间长期的相互作用（或影响）。

对情绪的生物脆弱性

越来越多的研究表明，像你们这样情绪强烈的人，可能在生理上与一些亲生兄弟姐妹或同龄伙伴有所不同。在脑部扫描中，对于在情绪和行为上更容易失调的人来说，其大脑的某些情绪中枢看起来确实有所不同。让我先告诉大家，大脑的连接方式不同其实也有很明确的好处，我过一会儿会详细讲解。不过，在那之前，我想先问问大家：下面说的这些情况是不是和你们很相似？

- **高情绪敏感性。** 你是否具有高情绪敏感性？是否比你所认识的其他人更容易被事情触动？你能很快地感受到自己的情绪吗？例如，有些人在身体上非常敏感——比如对花粉过敏，春天一到就开始打喷嚏、流眼泪；而其他幸运的人则完全不受影响。再举一个例子：想象一个人的手臂曾被三度烧伤,他躺在医院的病床上,旁边的窗户开着。当门打开时,空气从窗户流向打开的门。这股气流吹到病人烧伤的手臂上,让他痛苦地蜷缩起来。而坐在床边椅子上的人甚至没有注意到这股气流。这就是我们所说的敏感性,而你们中的一些人可能在情绪上也是如此。

■ **讨论要点**:*简单地询问大家是否赞同这一观点。*

- **高情绪反应性**。你有高情绪反应性吗?你们中的一些人不仅情绪敏感,还可能情绪反应强烈。你觉得自己的情绪体验是强烈而有力的吗?你并不只是偶尔感到有点忧郁,而是感到深深的悲伤或抑郁吗?你并不只是觉得事情让你稍微感到烦躁,而是很可能大发雷霆,然后说出伤人的话或做出伤害他人的事吗?当你焦虑时,你并不只是感到一阵不安,而是感到恐慌,想要完全避免这种情况吗?我所描述的是达到了强度顶点的情绪。

> **带领者笔记**
>
> 在白板上画一条垂直线,底部写 0,顶部写 100。以任何情绪为例,如愤怒,指出轻微的烦躁位于线的底部,愤怒处于中间位置,而狂怒则位于顶部。(这将构成图的 y 轴,如图 5.1 所示。)

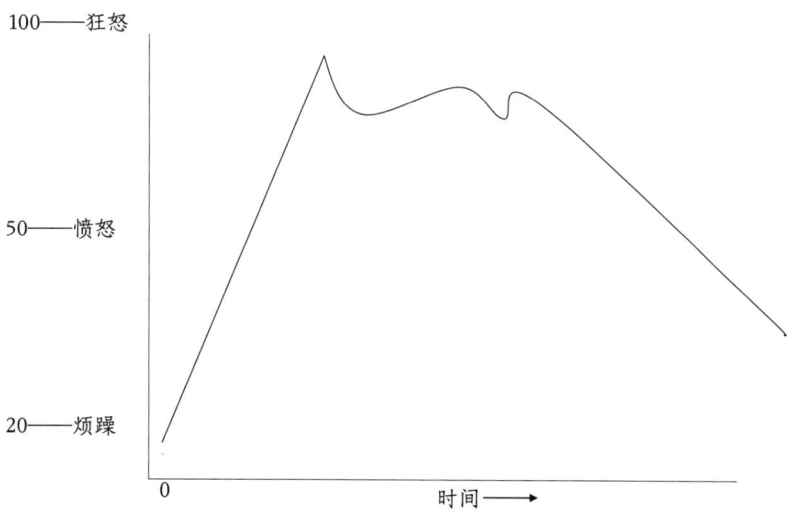

图 5.1 高情绪反应性,缓慢回归基线

▍**讨论要点：** *简单地询问大家是否赞同这一观点。*

- ***缓慢回归基线。*** 你们的情绪是否只能慢慢地回到情绪基线？你们中的一些人不仅情绪敏感，容易产生情绪反应，而且在情绪失调后，可能需要较长时间才能回到情绪基线。这是什么意思呢？如果你感受到了强烈的情绪，比如愤怒、羞耻、悲伤或恐惧（*指向刚刚绘制的情绪强度图的顶点*），那么你可能没办法像其他情绪调节方式不同的人那样在 5~10 分钟内就平复情绪。当你的情绪非常激动时，可能需要几小时，甚至大半天的时间，才能再次回到接近 0 的情绪基线。

> **带领者笔记**
>
> 画一条 *x* 轴（时间），如图 5.1 所示，以及一条表示情绪强度迅速攀升，并且随时间推移而缓慢下降的线。

- ***为什么你的情绪需要很长时间才能回归基线？*** 想象一下壁炉里的火。如果你已经生起了一堆火，再添加新的木柴会让火势持续地猛烈燃烧很长时间。如果你本身就是一个情绪强烈的人，具有高敏感性和高反应性，那么你的情绪就很难快速回落，因为你对那些小事非常敏感，这些小事会一次又一次地重新激活你的情绪，就像往炽热的火焰中再扔一块木柴一样。

▍**讨论要点：** *简单地询问大家是否赞同这一观点。*

- ***情绪强烈也可以是一种优势。*** 强烈地感受事物能让你对自己的兴趣充满激情，富有创造力，积极与人交往，并有动力从事对你重要的事情。许多情绪强烈且充满激情的人成了有影响力的领导者。他们能够激励他人和自己，在体育比赛中表现出色；他们能推动同事共同努力，朝着统一的目标前进。我们希望你们能够体验并表达这些情绪——但要以一种由你们控制情绪，而不是让情绪控制你们的方式来体验并表达情绪。当你不知道如何有效地调节这些情绪时，强烈而激烈的情绪就会成为问题。

无法有效地调节情绪

缺乏情绪调节技能，你很可能会陷入问题行为中。饮酒、滥用药物、逃避学业或自残等方法通常可以在短期内缓解愤怒、羞耻、恐惧或任何强烈的情绪。但从长期来看，这些做法往往并无益处，反而会带来更多问题。好消息是，我们将教你重要的辩证行为治疗技能，帮助你有效地调节自己的情绪。

不认可的环境

因此，我们认为，当一个人（1）对情绪具有生物脆弱性，（2）无法有效调节情绪，并且（3）处于一个不认可的社会环境中时，就会出现一系列常见问题。接下来让我们讨论这一点。

请参与者再次查看"导入讲义4：生物社会理论"。

- *定义认可与不认可*。什么是认可？（*邀请大家评论。*）认可意味着确认、证实、验证、担保，并传达了对某事的理解。因此，不认可则是不确认、贬低，使某事失去合理性，认为对方的想法、感受或行为没有意义。

  不认可的社交环境可能包括但不限于父母、兄弟姐妹、祖父母、外祖父母、叔伯姑姨、堂表亲等，以及老师、同龄伙伴、教练、治疗师，有时甚至包括你自己。

  不认可传达着这样一种信息，即你当下的感受、想法或行为不合理，被视为不准确的或一种过度反应。这种不认可的环境惩罚了情绪表达，有时又会强化情绪表达，致使个体压抑或激化自身情绪，有时还会让人感到困惑，无法信任自己的情绪体验（自我不认可）。

- *每个人都会有意无意地不认可他人*。我们都会时不时地说出不认可的话语，技能训练师也不例外。（*技能训练师可以在这里提供一个个人的例子。例如，"我相当确定，在过去的1周里，我可能在不经意间不认可我的配偶、孩子、同事，甚至是桌对面的另一位协同带领者至少一次。"*）

  并不是说以后永远不要再不认可他人（如果能做到当然很好，但那并不现实）。而是说，不要普遍性地、持续地不认可他人。要注意你说了什么，以及是如何说的。为了表示你确实理解了，或者至少想要理解对方的经历，哪些该说的话你没说，哪些该做的事你没做呢？你学习和练习认可技能的次数越多，就越能注意到自己在不经意间不认可他人的时刻，随着时间的推移，你就会变得越来越善于认可他人了。

带领者笔记

此时，向团体发表一条不认可的评论作为示范。例如，你可以这样说：

"今晚我要教很多内容。既然你们来这儿是有原因的，就应该轻松快速地掌握这些知识。我们希望你们全神贯注。你们今天也没那么忙，没别的事可做，而且也没别的地方想去吧！"

讨论要点：问，"各位对这条评论有怎样的感受？你们认为我是否准确地理解了你们今晚的经历？"

如果你们中有人的感受是——"他根本不知道自己在说什么，他的话毫无意义，这种生物社会理论很难理解，而且已经过去一整天了，我还有很多工作要做，我宁愿待在家里或和朋友在一起"——你们就体验到了不被认可的感觉。

带领者笔记

大多数人在遭遇不认可时，会感觉情绪变得更强烈；而在获得认可时，会觉得自在得多。

现在，如果我说这样的话呢："我想，在你们第一次参加团体活动的晚上，要集中精力消化这么多新东西是很困难的。更难的是，时间已经很晚了，这里又很暖和，而且你们中的许多人甚至还没来得及吃晚饭，可能还有很多工作要做。"

讨论要点：问，"你们有没有在心里想'她理解我，我很感激她能理解'？如果有，这就是被认可的感觉。当你们感觉不被认可时，情绪有什么不同？与你们感受到被认可时的情绪相比，又有何差别呢？"

三类不认可

有三类常见的不认可。

第一类不认可：你的想法、感受和行为被无差别地拒绝

示例

一位十几岁的女孩因为在一场自认为复习充分的考试中没及格而感到非常难过和沮丧。家长回应道："这是你的错，要是你多复习，肯定就能通过。"或者家长这么说："别担心，宝贝，没什么大不了的，不过是一场考试而已。"

> **讨论要点**：问，"为什么这些都是不认可的回应？"

问题的本质

这两种回应的问题在于，它们都忽视了女孩对于考试失利的真实感受。第一种回应传递出的信息似乎是：一旦你被判定有过错，就无权表达难过的情绪。而在第二种回应中，传达给女孩的信息是：不要再沉浸于自己对这次考试的真实感受。

不认可的后果

青少年若频繁遭遇上述任何一种不认可，后果都是他们不再相信自己的感受，进而：（1）开始自我不认可，心里想着"我现在的感受/想法/行为不合适或不正确"；（2）开始留意周围环境，试图寻找"正确"的感受方式。换句话说，青少年将这种不认可的环境内化，自己成了自己最大的敌人。

一遍又一遍地对自己说"我不该有这种感觉，我不该这么想"，极易引发抑郁情绪。一个人应该怎么想或怎么感受，究竟谁说了算呢？我们认为，这种对自己"应该如何"的自我要求就是自我不认可，而且会加重抑郁情绪。

认可的阻碍

许多人不愿认可他人的情绪，原因如下。

1. 他们担心会认可对方的问题行为。

2. 他们害怕认可这种情绪会让对方更难过。

> **讨论要点：** *问，"在上述示例中，对于因考试不及格而难过的女儿，父母还能说些什么？"讨论可能有哪些认可的表述，比如"我能理解，你因为考试成绩不理想而感到难过和担忧"。然后问团体里的孩子："这样说会让你们更难过吗？为什么会，或为什么不会？"大多数孩子会说，被理解并不会让他们更难过。*

第二类不认可：较低程度的情绪表达被忽视或遭到惩罚，而情绪升级有时却会得到更多关注（间歇性强化）

还是以那个因考试不及格而难过沮丧的青少年为例。在这种情况下，家长大声吼道："你反应过度了！这有什么大不了的？！"青少年开始哭泣，接着威胁说再也不去上学了。这时家长态度变软，说道："好吧，今晚咱们出去吃顿好的，让你心情好点，下次我帮你复习。"

> **讨论要点：** *问，"为什么这个例子被认为是一种不认可呢？"*

问题的本质

上述回应存在两个问题。家长的吼叫和愤怒反应忽视了青少年的感受，同时还带有惩罚性。作为回应，青少年的情绪进一步升级。这种不认可的后果是，青少年试图压抑情绪以避免受到惩罚，而当压抑无效时，情绪会变得极度强烈。更重要的是，当家长最终以提供帮助和外出用餐的方式回应这种极端情绪时，家长实际上是在强化这种极端情绪。这会使极端情绪在未来更有可能发生。偶尔的奖励（间歇性强化）会使某种行为更有可能重复，并且更难停止。

第三类不认可：过度简化和夸大解决问题的轻松程度及实现目标的可能性

在这种不认可的类型中，家长会轻描淡写地对青少年说："只要下次多复习，你就会做得很好。"南希·里根（Nancy Reagan）提供了另一个例子。当她担任美国第一夫人时，她选择了减少药物滥用作为她的特别议程——这是一个值得称赞的目标。她对这个问题的解决方式被大肆宣传——"直接对毒品说不"。

第五章 对多家庭技能训练团体的导入

▍**讨论要点：** *问，"为什么这两个例子可能被认为是不认可的？"*

问题的本质

想象一下，你的海洛因成瘾问题已经持续 20 年了，这时有人告诉你，解决办法就是"直接说不"。这就是典型的不认可。

如果你以家长、朋友、治疗师或教练的身份对某个正在苦苦挣扎的人说"就去做 ×× 事"，而对方要么生气，要么不再回应，那说明你可能犯了不认可的错误。为什么呢？

示例

（*带领者可以讲述如下个人故事。*）公平地讲，我们有时也会做类似的事。曾经有一位青少年，他在参加完一个治疗项目后，对重返高中感到焦虑。我对他说："你就告诉自己，其他孩子也经历过这种事，然后去找你的指导顾问。告诉她，你对重返校园感到紧张，然后……然后……"我的本意绝对是好的，我想帮他。不幸的是，我低估了这件事对这个年轻人来说有多难。考虑到他当时所具备的能力，我高估了他可以做到的事。因为我能做到并不意味着他也能做到。就好比我能在钢琴上弹奏一首曲子，我叫你也这么做，但这并不意味着你就能做到。

三种不认可的后果

过度简化解决问题和达成目标的过程，会导致人们形成不切实际的目标和期望。比如"只要我对毒品说不，就应该能够抵制并戒掉毒品"。这并不现实。

- ***因不匹配导致的不认可***。有时，孩子的气质与家庭环境之间存在不匹配的情况。例如，想象有一个 5 岁名叫约翰尼的孩子，他患有注意缺陷 / 多动障碍，其气质和生理特点使他总想不停地跑来跑去，拍球、扔球，大声唱歌，浑身充满无尽的活力。而约翰尼母亲的气质却与他截然相反，她的精力不太充沛，喜欢安静，否则就会焦虑，对玩球也不感兴趣。当约翰尼满场跑着拍球时，这对于像他这种气质的孩子来说是恰当的行为，可妈妈说："约翰尼，你能不能别再拍球乱跑了！"约翰尼心里想："嘿，妈妈，我就是这样的呀。我喜欢跑来跑去地拍球。要说有什么的话，你倒是可以让这儿的气氛活跃起来呢。"如你所见，妈妈既不欣赏、不理解约翰尼的举动，也不认可约翰尼的体验，而约翰尼也完全不明白妈妈为什么会有这样的反应。约翰尼越活跃，妈妈就越试图阻止他的活动。她越是阻止他，约翰尼就越不安。约翰尼越不安，妈妈也越心烦，如此循环往复。

> **带领者笔记**
>
> 绘制一幅类似图 5.2 的图，展示妈妈轻微的不认可如何通过强化约翰尼的情绪反应，而对他的生物倾向产生影响。这反过来又会加剧妈妈的不认可行为，如此循环。解释随着时间的推移，这种生理与环境之间的负面交互作用可能会导致情绪失调、行为失调、自我调节失常以及人际交往失调等问题不断加剧。约翰尼和妈妈都无意强化对方的反应；然而，不经意间的不认可会不可避免地造成了这种后果。

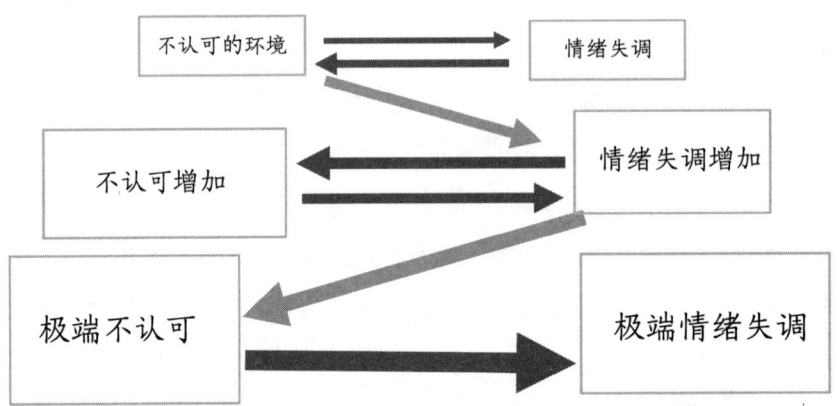

图 5.2　长期的情绪失调是生物脆弱性与长期不被认可相互作用的结果

- ***青少年也可能对周围的人表现出不认可。*** 此外，必须认识到，青少年会对他们所处的社交环境表现出不认可，就如同环境会不认可青少年一样。最初，约翰尼和妈妈都并非有意要不认可对方，但他们都缺乏认可对方经历的能力（技能缺失），而且随着时间的推移，这种不认可的情况愈发严重。从某种意义上说，就连约翰尼也因为没能留意妈妈的要求或顾及她的感受，而对妈妈表现出了不认可。

■ **讨论要点**：*问，"是否有人在自己的生活中留意过这种经历？"*

- ***在情绪高度失调的情况下，行为不被认可是可以理解的。*** 当某人频繁地情绪激动时，周围的人要保持认可的态度就需要付出更多努力——前提是他们具备这样的能力。面对强烈的消极情绪，大多数人会采取防御姿态，可能包括攻击、逃避，或采取其他措施试图缓和对方的过激反应。而这些做法通常会被情绪失调的人视为不认可。

- **许多成人在成长过程中常常遭遇不认可。** 与我们一同工作的许多家庭反馈，他们在自己的原生家庭中有过大量不被认可的经历。这很好理解，如果身为照护者的你们在成长过程中不被认可，那么在未从别处习得相关技能的情况下，你们也很可能无法有效地认可自己的孩子。因为没有可以供你们学习的认可模式。许多家长表示，自己的父母曾对他们说"忍着点""别往心里去"或者"像个男子汉，别抱怨"之类的话。所以，在养育自己的孩子时，你们所知的就只有这些做法。今晚，我们要试着打破这一恶性循环。

讨论要点： 邀请照护者分享他们在自己家庭中获得认可与不被认可的经历。

> **带领者笔记**
>
> 有些家长可能并未经历过不被认可的情况，但他们仍可能觉得很难认可情绪强烈的孩子。还有些家长可能会自我辩解道："嗯，我不也好好的嘛。"言下之意就是这种方式对他们来说行得通。所以必须强调的是，对一个孩子有效的方法不一定适用于另一个孩子。对于这类家长，要问他们的问题是："在你看来，你现在对待孩子的方式，效果如何？"如果答案是"不太好"，那么或许是时候让他们考虑另一种方法了。

- **学习情绪调节和认可技能将改善问题行为。** 好消息是，如果在座各位中有人难以调节情绪，我们会教你们一系列技能，从而帮助你们更好地调节情绪。而对于那些倾向于不认可他人或自己的人，我们会教你们一组认可技能，让你们能更好地认可自己的亲人，也认可自己。如果我们能达成这些目标，你们很快就会发现，自己的人际关系、自我认知以及情绪调节能力都会有所改善。

辩证行为治疗的假设

请参与者查看"导入讲义 5：辩证行为治疗的假设"。

什么是假设呢？假设是未经证实的信念。我们认为，让本团体中的每一位成员，都将这八条假设视为对在座的青少年、照护者以及技能训练师而言真实有效的内容，会很有帮助。如果你愿意相信这些假设，会对治疗过程很有帮助。为什么呢？因为当你们以辩证的方式思考和行动时，你们会对彼此以及对自己多一些接受，少一些评判。

> **带领者笔记**
>
> 前三条假设可用于强调治疗中的接受与改变这一核心辩证关系。这一核心辩证关系通过认可青少年和家长双方的观点，推动所有人达成一种综合见解。

1. *团体中的每个人都在尽自己最大的努力。*带领者应邀请看起来因孩子的行为而最为苦恼的家长来谈谈孩子是否在尽自己最大的努力。假设这位家长说类似"绝不可能"的话，技能训练师应询问以下问题：

   "你觉得你家孩子（*例如比尔*）小时候会想'我迫不及待长大来参加这个治疗项目'吗？换句话说，如果比尔能想出办法控制自己的情绪和行为，从而不需要接受治疗，他肯定会那么做的。你认同这一点吗？（*如果家长回答认同*）那么，从定义上讲，比尔在此刻已经尽了他最大的努力。我同样认为，你（*家长*）在这段艰难的日子里也在努力养育比尔，此刻也已经竭尽所能了。而且，我相信今晚我也在尽自己最大的努力，想把很多知识传授给所有人。"

▎ **讨论要点：***邀请成员对这一假设进行简短讨论。*

2. *团体中的每个人都想改善。*我们假设所有在场的青少年和家长之所以来这里，是因为他们希望自己的家庭有所改善。

▎ **讨论要点：***邀请成员对这一假设进行简短讨论。*

> **带领者笔记**
>
> 此时，如果有的孩子不太愿意参加治疗，他的家长可能会说："我觉得阿比盖尔并不想有所改善。"这时，带领者可以提及第一条假设，然后问：难道阿比盖尔希望晚上是这样度过的吗？匆匆吃完晚餐，开车45分钟，在团体里坐2小时，回家还得熬夜完成作业。然而，她还是来了。从某种程度上说，在座的每个人都已经表明自己是想有所改善的。

3. **每个人都需要做得更好，更努力地尝试，并且激发自身更强的改变动力。**第三条假设似乎与前两条相互矛盾。然而，即便你已经在尽自己最大的努力，也想要有所改善，但这并不意味着你为改善付出的努力和所具备的动力足以让你完成任务。由于很多原因，包括过往的学习经历以及某些技能的欠缺，你目前确实已经在竭尽所能了。不过，你可以学习新技能，做得更好，更努力地尝试，并且激发自身更强的改变动力。你们能理解前三条假设为何可以同时成立吗？（请大家回应和提问。）这些假设构成了辩证行为治疗中的核心辩证关系，即在接受与改变之间找到平衡：（1）接受——我们每个人此刻都在尽自己最大的努力，且都希望有所改善；（2）改变——为了实现目标并更好地发挥自身能力，我们都需要做得更好、更努力地尝试，并且激发自身更强的改变动力。

带领者笔记

如果青少年的家长拒绝参加团体活动，青少年可能会说，自己的家长连参与的努力都不愿付出，根本就没有尽最大的努力，也不想改善。对于那些不支持孩子接受治疗的家庭成员，要采取什么立场呢？我们认为，即便是那些选择不参加团体的家庭成员，鉴于他们自身的情况和能力，他们其实也已尽了自己最大的努力，坚持这一立场仍然是有益的。技能训练团体的带领者还可以这样认可：有时候，确实很难这样看待问题，而且当亲人的"尽力"仍无法让我们满意时，这种情况会让人很痛苦。这可能是青少年首次在情绪失调的互动模式中得到认可。也就是说，问题并不只是青少年"懒惰、情绪化"等，家长也必须做得更好，更努力地尝试，并且激发自身更强的改变动力。

---

4. **人们自身的问题也许并不全是他们自己造成的，但无论如何，他们必须自己解决问题。**

讨论要点：邀请一位青少年朗读这一假设，然后表达他对此的看法。青少年有时会对这个假设表示反对，说："这不公平。"带领者可以这样回应：

"我承认，生活有时候确实不公平。想象一下这样的场景：我正沿着河边走，带着我的笔记本电脑，穿着职业套装；这时一位骑自行车的快递员快速驶过，不小心撞到了我，我掉进了水里。我想穿着一身好衣服，带着笔记本电脑，在这不太干净的河水里游泳吗？不想。掉进水里是我的错吗？不是。虽然不是我自己主动跳进水里的，但是我还是需要自己游到岸上。"

> **带领者笔记**
>
> 　　同样需要认识到，未满 18 岁的青少年有时无法像成人那样独立解决自身问题。例如，未支付的医疗账单、全家搬到不理想的住所，以及交通不便等问题，都可能超出青少年的解决能力范围。家长或其他权威人士（如教师、指导顾问或其他照护者）可能是唯一能够改变某些状况的人。在这种情况下，团体带领者要承认有时确实会出现这种情况。不管怎样，通过提出个人需要解决自身问题这一观点，治疗师旨在鼓励大家采用积极主动的问题解决方式，并且以开放的心态学习新技能。

5. *团体成员目前的生活是痛苦的*。想想在座各位迄今为止所经历的，以及正在经历的一切，又怎么可能不痛苦呢？普通人的生活中本来就充斥着诸多挑战；当再加上强烈的情绪、行为问题、人际关系危机、自我失调以及青少年与家庭间的矛盾等问题时，我们都明白这会格外艰难。

讨论要点：邀请青少年和家长等参与者谈谈他们对这一假设的看法。让他们简短地互相认可，并认可自己。

> **带领者笔记**
>
> 　　这一假设旨在认可青少年及其家庭成员的经历。当思考这一假设时，家长更有可能将问题行为视为对痛苦情绪的反应，而非源于孩子的固执、操纵、报复心或懒惰。同样，青少年也能开始认识到，家长的问题行为部分源于痛苦情绪，而不只是因为家长具有负面特质。

6. *团体成员必须在其生活的所有重要情境中学习并实践新行为*。每周来参加团体活动，一起讨论技能，一起开怀大笑，并且互相支持，这固然很好。然而，如果在座的每一位都愿意承诺，在团体之外——在所有需要练习的场合（比如，在家与父母、兄弟姐妹相处时，在工作中与同事共事时，在学校因老师或同学而苦恼时）——学习并实践新的行为技能，那么这个团体将会特别有帮助。

　　你们当中的很多人会做出我们所说的"情绪依赖"行为。也就是说，你们会按照自己的感受行事。如果你感到愤怒，就表现出愤怒；如果你感到悲伤，就表现出悲伤。为了学会以不同的方式管理情绪和行为，在需要的时候和需要的地方练习技能是至关重要的。

我们并不指望你们打个响指，然后"啪"的一声，说变就变，突然就能独自做到这一点了。（*如果情况允许*）孩子们，请把你们的主要治疗师当作教练；家长们，也请你们把技能训练师当作教练——这样我们就能帮助你们在合适的时间运用恰当的技能了。

> **讨论要点：** *请参与者分享他们认为自己擅长的一件事——烹饪、打篮球、学数学、学外语或开车，什么都行。可以说："想掌握这些技能，都需要练习。没有人不经过学习和实践天生就能驾驶汽车或煮白蛤蜊酱意大利面。"*

> **讨论要点：** *询问团体成员是否认识到了实践的价值。要求每位成员承诺每周在自己生活的所有重要情境中练习这些技能。*

7. *没有绝对真理。*你们中有多少人，尤其是在被强烈情绪笼罩时，会觉得自己"正确"，是真理的唯一持有者，而其他人则完全"错误"？你们有没有注意到，当你们想着"我是对的，他是错的"时，你们就会陷入两极分化，就像站在大峡谷的两岸，冲突也变得更难调和？

我们认为，家长和青少年都有合理的观点，在任何时候，双方的立场都有一定道理。的确，家长常常需要对事情做出最终决定，但这并不意味着他们不能去探寻青少年观点中的合理性，并予以认可，然后在可能的情况下尝试寻找一条折中的路径。在教授辩证思维与行为时，我们会对此做更多讲解。我们希望大家在对立的观点之间寻找到一种综合的观点。

带领者笔记

在团体中第三次回顾这些假设后，一位相当专制的父亲表示，自从参加团体活动以来，他一直在仔细留意自己面对女儿时倾向于采取"绝对真理"立场的情况。他报告说，努力遵循这一假设有助于减少他们之间的一些冲突。

---

8. *青少年及其家人不会在辩证行为治疗中失败。*遗憾的是，有时在心理健康领域，如果患者

和家属的情况没有改善,他们反而会受到指责,比如"他们没有动力,他们没有努力"。但在其他医学专科领域并不会如此。假设你有一个朋友患了脑瘤,正在接受化疗,但肿瘤并未缩小,你能想象肿瘤专科医生会对患者说"很明显,你不够努力;要是努力了,肿瘤就会缩小"吗?不会的,医生可能会说这种治疗方法不起作用,我们需要尝试其他办法。同样,在辩证行为治疗中,如果你和家人在一轮治疗后没有取得任何进展,我们会说这种治疗方法或治疗师不适合你们,不会因治疗未起效而责怪你们。在这里,指责毫无用处。我们可能需要考虑其他治疗方法。

同样,虽然这种形式可能类似于上课,但没有考试和成绩。因此,我们只是希望你尽自己最大的努力来练习。

技能训练团体指导原则

请参与者查看"导入讲义6:青少年技能训练团体的指导原则"。请每位参与者大声朗读其中一条指导原则,然后询问团体成员是否不同意,或认为自己无法遵守该指导原则。

1. ***在会谈期间获取的信息(包括其他团体成员的姓名)必须保密***。在座的每一个人都务必理解这条指导原则的重要性。团体成员可能会在聚会或商场中偶遇,如果碰到这种情况,绝不能说:"这是我在辩证行为治疗团体里交到的朋友!"同样,青少年也不能向团体之外的朋友透露彼此的身份,比如不能说:"我在辩证行为治疗里认识了一个超酷的家伙,是来自斯普林菲尔德的乔·史密斯!"请大家举手示意,表明你们只会在个体治疗中讨论相关技能,承诺不会在团体之外讨论团体内发生的任何事(在个人治疗中针对技能相关内容的讨论除外)。关键在于,团体应该让每个人都觉得安全,如果有人辜负彼此的信任,就会引发严重的问题。

> **带领者笔记**
>
> 处理保密问题有时可能颇具挑战性。由于在每周的治疗师咨询团队会议上会有相关讨论,

> 所以团体带领者对成员的了解可能比成员在团体中透露的还多，甚至可能比其父母知道的还多。当团体带领者同时也是成员的主要治疗师时，情况会变得更为复杂。团体带领者绝对不能泄露从其他途径获取的信息，因为这不仅会让青少年感到不适（还没准备好在团体中分享这些信息），而且可能会让青少年在未来向其主要治疗师"吐露心声"时有所顾虑。

2. *来访者不可以在药物或酒精的影响下参加会谈。*

3. *在一个为期24周的项目中，如果来访者缺席团体会谈超过5次（或者在20周的项目中缺席超过4次），将被视为退出治疗。他们可以在一个技能模块结束后，申请重新加入。*（带领者可根据自身环境和团体时长调整缺席政策。本规则针对综合辩证行为治疗。）制定这条指导原则的依据是，如果你错过了25%的技能内容的"剂量"，那么我们认为你接受的治疗"剂量"就不足以宣称你接受了完整的治疗。想象一下，你感染了，医生给你开了抗生素。如果你不是每天服用，而是隔一天吃一次，持续1周，会发生什么呢？药不起作用。我们理解你可能偶尔会外出度假或参加姐妹的毕业典礼，等等，因此会允许一些缺席情况，以顾及这类场合。然而，到第六次缺席团体会谈时，你就"退出"了。（对于综合辩证行为治疗而言，在24周的项目中，无论是团体训练还是个体治疗，到第六次缺席即视为退出。）这就是仔细查看日程安排、提前规划并且不轻易缺席会谈很重要的原因。如果青少年或家长退出，可以在该技能模块的学习结束后申请重新加入。请注意，这条规则对家长同样适用！

4. *迟到超过15分钟的团体成员可以进入团体，但将被视作缺席。*我们知道，公交车可能晚点，道路可能因施工而拥堵，你可能刚参加完一个重要的会议，诸如此类的原因都可能导致人们迟到。所以，我们给了你15分钟的宽限期；如果你迟到了，我们不希望你直接转身回家。然而，严重迟到会被记为缺席，因为你会错过正念练习、作业回顾以及新内容。接受足够"剂量"的治疗对你来说至关重要。

5. *团体成员不可以在会谈之外与其他成员讨论任何风险行为。*与同龄伙伴分享你自己的风险行为信息，可能会刺激到他们。如果他们没有必备的应对技能，这可能导致他们也去从事这类行为。所以，我们希望你仅对自己的个体治疗师分享此类信息。

6. *团体成员在遇到危机时不可以相互联系，而应联系技能训练师或治疗师。*治疗不允许来访者打电话给团体中的其他人说"我要伤害自己或离家出走"。这条指导原则是为了避免刺激其他团体成员，或让他们感到焦虑无助。我们要求你尝试治疗师推荐的一些技能，在遇到危机时，请打电话给你的治疗师，而不是团体中的同龄伙伴。

7. **在一起参加技能训练期间，团体成员之间不可以建立私人关系（小团体或恋爱关系）**。我们制定这条指导原则是出于两个简单的原因。（1）如果这种关系变得不稳定或破裂，一方或双方成员可能会在参加团体活动时感到不适。出于类似原因，我们不允许成员让其男女朋友作为陪同的"家庭成员"。（2）当成员在团体中建立私人关系时，其他人可能也会感到被排斥和不舒服。因此，我们要求，如果团体成员想在团体活动结束后小聚一下，必须邀请所有成员。当然，你完全可以谢绝这类邀请。

8. **团体成员不可以对其他成员或团体带领者做出恶意或无礼的行为**。如前所述，我们希望这个团体能让大家感到安全舒适，从而有益于分享、学习和获得支持。如果有人表现得刻薄或不尊重他人，其他团体成员就很难获得他们所寻求的帮助。

> **讨论要点**：说出一些你认为可能影响这个团体的无礼行为（比如翻白眼、傻笑、开讽刺性玩笑、取笑、发短信等）。这些行为可能会让其他人有怎样的感受和反应呢？例如，他们可能会不再参与交流，或者不想再来参加团体活动。我们希望通过这次讨论，大家能明白这条指导原则的重要性。

9. （对于参加综合辩证行为治疗项目的青少年）**每位青少年都必须接受持续的个体辩证行为治疗**。综合辩证行为治疗既需要个体治疗，也需要技能训练，所以至少在治疗的第一阶段，两者缺一不可。你需要完成技能训练团体的治疗，才有资格仅接受个体治疗。

辩证行为治疗的契约

请成员参考"导入讲义 7：辩证行为治疗的契约"。

你已经熟悉了辩证行为治疗的指导原则、假设、生物社会理论和治疗目标，我们接下来会要求每位学员签署这份契约，表明他们愿意承诺参加辩证行为治疗项目。作为技能训练师，我们也将共同签署这份契约。

> **带领者笔记**
>
> 技能训练师也需签署契约，以强化所有成员对技能训练团体、指导原则、出勤政策以及家庭作业都应遵守承诺。让成员了解到，如果他们不完成家庭作业，将会接受简短的行为分析。这一点很有用，原因如下：第一，能明确相应的后果；第二，可提高成员的积极性。在实际操作中，可以通过这样的问题简洁地进行评估："什么阻碍了你完成家庭作业？下次可以做些什么事情，让你更有可能完成家庭作业？"

教授导入时会遇到的挑战

重复

有时，家人会问："我已经参加过导入环节了，下周我还得来吗？"我们会明确地回答："是的。"这样做的原因有如下几点，所有都与导入环节本身具有治疗作用有关。

- 这是一个契机，让成员回顾带他们前来参与治疗的问题领域，思考在这些领域取得的进展，以及明确当前目标。
- 引导成员回顾辩证行为治疗的假设，并思考是对它存疑还是认同，这本身就具有治疗意义。
- 提醒大家注意团体指导原则，以预防或减少干扰治疗的行为。
- 家庭总能从再次学习生物社会理论中获益，因为该理论包含的观点能增加同理心、理解与希望。
- 在导入会谈的后半部分，带领者会深入讲解正念，并让大家练习！

内容过多

技能训练师可能会发现，上述教学内容过多，难以全部讲完。考虑到后半部分所呈现的正念内容，一些来访者可能会在会谈结束时感到有负担。我们的解决办法是，在导入环节灵活调整讲解内容，比如选择不同的讲义，或者调整讲解深度。如果有新家庭加入，那么讲解问题领域、生物社会理论、团体指导原则以及假设就很重要。如果许多团体成员参加技能训练已经有一段时间了，那么我们可以简要地回顾问题领域、规则或假设，而不必针对讲义上的每一点展开讨论。此外，我们可以省略一些讲义，比如"导入讲义1：什么是辩证行为治疗？""导入讲义7：辩证行为治疗的契约"或"导入讲义4：生物社会理论"。这些内容可以在每隔一至三次的导入活动中教授一次，以确保每个家庭都至少听到一次。

另一个解决办法是，在每个家庭加入团体之前，先对他们进行单独的导入。之后作为复习，简要地浏览导入材料即可，因为这个家庭已经看过这些内容了。这样，他们就不太会因为一次性接触太多概念而感到有负担。

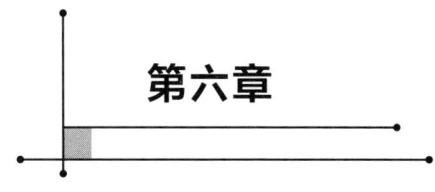

第六章

正 念 技 能

会 谈 大 纲

第一次会谈

- ▶ 对辩证行为治疗技能训练的导入（见第五章）
- ▶ 简短正念练习
- ▶ 回顾家庭作业
- ▶ 休息
- ▶ 介绍正念技能及其原理
- ▶ 三种心念状态
- ▶ 布置家庭作业
- ▶ 会谈收尾

讲义和其他材料

- ▶ 正念讲义1：正念——主宰你的心念
- ▶ 正念讲义2：正念——为什么要这么做？
- ▶ 正念讲义3：三种心念状态
- ▶ 正念讲义4：练习——在每种心念状态下观察自己
- ▶ 白板或其他大号书写板及记号笔
- ▶ 正念铃

第二次会谈

- 简短正念练习
- 回顾家庭作业
- 休息
- 通向智慧心念的步骤
- 正念"是什么"技能
- 正念"如何做"技能
- 如何练习正念
- 布置家庭作业
- 会谈收尾
- 青少年的正念练习

讲义和其他材料

- 正念讲义5：正念"是什么"技能
- 正念讲义6：正念"如何做"技能
- 正念讲义7：正念备忘录
- 正念讲义8：练习——正念"是什么"和"如何做"技能
- 白板或其他大号书写板及记号笔
- 正念铃

教学笔记

每一刻都是新的开始。

——T. S. 艾略特（T. S. Eliot）

万物皆有奇妙之处，乃至黑暗与寂静。无论身处何种境遇，我已学会泰然处之。

——海伦·凯勒（Helen Keller）

关于本模块

正念技能旨在教团体成员如何促进对于当下体验的非评判觉察并改善注意力控制。通过学习如何在当下全然地融入，来访者能够更好地减轻痛苦，提高获得快乐的能力。正念技能构成了整套辩证行为治疗技能的核心，因为个体只有在正念技能的基础上才能使用其他辩证行为治疗技能。因此，在开始学习其他技能模块之前，都需要温习本模块。通过对情绪状态和冲动的觉察，个体能发展出正念地选择基于所学技能的反应而非冲动反应的能力。

本模块分两次会谈进行讲授。第一次会谈的材料将在"导入"会谈（第六章）的后半部分讲授。第一次会谈结束时布置的正念练习作业将在第二次会谈的前半部分进行回顾。第二次会谈的新材料在课间休息后的后半部分讲授。请注意，如果导入部分花费的时间较少（例如，若一个新模块开始时没有新成员加入），该内容可以在一次2小时的会谈内讲完，从而留出更多时间讲解下一个技能模块的内容。除导入会谈外，每次会谈都以简短正念练习开始。在本章的教学笔记中，我们在第二次会谈开始时提供了一个预先准备好的正念练习，但带领者也可以从本章末尾的"青少年的正念练习"清单中进行选择。除了相关的讲义、白板或其他书写板外，在会谈中还应携带一个正念铃，敲响三次表示正念练习开始，敲响一次表示正念练习结束。

第一次会谈
简短正念练习
回顾家庭作业
休息

介绍正念技能及其原理

请参与者查看"正念讲义1：正念——主宰你的心念"。

你有没有觉得好像是你的思绪在控制你，而不是你在控制你的思绪？你有没有感觉你好像无法掌控自己的注意力，就像控制不住你的"心灵镜头"一样？（*用双手比成镜头的形状，透*

过它来观察,就像透过相机镜头一样。如果你的手胡乱晃动,而不是稳稳地对准一个位置,会怎么样呢?)

你是否曾经注意到,当你努力专注于一件事时,其他事情似乎会闯入你的脑海?你是否发现自己在和一个人说话时,却在给另一个人发短信?当你想做作业时,你是否会被当天在学校发生过的事情干扰?在听别人讲故事时,你的思绪是否会飘向其他事情?就我在讲课的当下,你是否注意到自己禁不住开始想课后要吃什么,或者今晚要做什么作业?你是否会因为房间里的温度而分心?你是否会在自己没有意识到的情况下在课堂上让话语脱口而出,或者对别人大喊大叫——就好像这是在不知不觉中自动发生的?你是否发现自己在说着什么和做着一些事情时,并没有意识到自己在做什么?

当这些情况发生时,我们称之为"闭着眼睛生活"。

而正念就是"睁大眼睛"去生活。它意味着你要觉察当下的自己正在经历的一切(包括所有感官体验和冲动),而不是被未来或过去所牵引。这就是主宰你的思绪或控制它,而不是由它来控制你。

什么是正念?

邀请一位成员朗读"正念讲义1:正念 —— 主宰你的心念"中的第一条。

全然觉知

正念是指觉察你的当下时刻(如想法、感受和身体感觉),不评判,也不试图改变它。这是一种全然觉知,是一种开放的心念。

练习:开放的心念

向成员说明现在要进行2分钟的练习。如果房间没有窗户,无法拉窗帘,就把灯光调暗,或者请大家闭上眼睛。敲三下正念铃,然后让大家将注意力集中在自己其他的感官感受上——气味、声音、味道,以及身体内部和外部的感觉。请大家描述一下自己的观察。

注意力控制

正念意味着只专注于一件事。它训练我们的大脑在当下只专注于一件事，而不是"一心多用"。这就是控制你的注意力。当你的思绪乱飞，注意力不集中时，会发生什么？你能举个例子吗？

练习：专注的心念

向成员说明现在要进行 2 分钟的练习。这个环节有多种选择。你可以让他们专注于双脚触地的体验、臀部接触椅子的体验，或者举起一只手，仔细观察自己的手掌。也可以观察房间里的一个物体（如一幅画或一盏灯），或者关注吃葡萄干或焦糖的体验。敲三下正念铃。当思绪飘到其他事情上时，请他们觉察到这一点，并温和地将思绪拉回到选定的焦点上。

> **讨论要点**：询问成员在练习时的体验。如果成员说"这没有用"或者"我无法集中注意力超过 2 秒"，不用慌乱，这是很常见的。先认可，再解释：未经训练的心念就像一只小狗，在家里或院子里到处游荡，对各种新的声音和气味都充满好奇心，不会坐着一动不动。正念练习就像是对未受过训练的小狗进行服从训练。我们要求这只小狗——也就是我们的心念——"静坐"并"集中注意力"。在我们的大脑真正学会如何长时间静坐和集中注意力之前，我们需要对自己抱有耐心，并进行大量练习。如果一个人想要跑马拉松、演奏一首高难度的新曲子或学习一项新运动，那么他需要进行大量的练习才会感到自己有能力完成。正念技能也是如此。当你的思绪飘远时，尝试不评判自己——关键是在分心时能注意到，并一次又一次温和地把注意力拉回来。

正念：为什么要这么做？

请参与者查看"正念讲义 2：正念 —— 为什么要这么做？"。

> **讨论要点**：从成员那里引出不注意或不觉察自己和周围环境如何影响他们生活的例子。接下来，让他们分享更觉察和更专注的时刻，以及这些时刻如何帮助他们（在情绪、行为、

> 认知、人际关系方面）有更好的表现？为什么全然觉知和注意力控制是需要学习的有效技能。

1. **保持正念会给你更多选择，让你更好地控制自己的行为。** 如果你容易情绪化和／或冲动，那么全然觉知至关重要，因为它能让你在做出可能后悔的事情之前有时间制止自己。如果你能选择如何行动，而不是冲动地做出反应，你就能有更好的表现。

带领者笔记

画出 x 轴和 y 轴，以及一条向右上方延伸的陡峭直线。解释：

"我们不希望你的情绪和冲动一下子从 0 飙到 100，而是想让你在 0—10 的范围内（指向直线的左下部分）就注意到情绪和冲动的萌芽。当你早早察觉到你的情绪和冲动时，你可以选择不按冲动行事，而是运用技能来应对（比如用痛苦忍受、情绪调节或正念技能来应对冲动）。"

---

2. **正念可以减少情绪痛苦，增加快乐和幸福感。** 使用正念技能的一个巨大优势是它可以减少一个人的痛苦，同时还能提升我们体验快乐和喜悦的能力。想一想，如果你能学会专注于当下，比如专注于现在上的这节课，你就不太可能为今天早些时候发生的问题而感到悲伤，也不会为即将到来的学业能力评估测试、工作面试或舞蹈表演而担忧。

   如果你真正参与到这一时刻的生活中，你就可以放声大笑而不自卑；打篮球时不用担心看台上的人在看着你；与爱人深入地谈心；慢慢吃一顿饭，真正注意到食物的味道、气味和口感；到户外散步，真切地闻到花香。你会注意到一些你通常注意不到的事情，因为你平时总在想着自己的待办事项。这是获得快乐和愉悦的少数途径之一，这就像睁大眼睛生活，感受当下。

> **讨论要点：** 询问是否有人能想到在最近的某个时刻，他能完全处在当下，并且能够减少痛苦和／或体验到更深层次的快乐。邀请成员分享一个简短的例子。

3. *正念可以帮助你做出重要的决定。* 每当一个人在生活中必须做出重要的决定时，做出正念的决定是非常重要的。你是否曾在生气时不考虑后果就迅速给别人发短信或电子邮件？这就是非正念的反应。你是否会在焦虑时回避某种情境或回避谈论重要的事情，结果却使焦虑更加严重？这就是典型的非正念反应，也是纯粹受情绪驱使的决定。

4. *正念可以帮助你集中注意力，使你更加高效和富有成效。* 当我们能够保持专注时，我们就能更有效率地学习，积极地投入关系，高效地演奏音乐和运动。当你能专注于自己的目标时，你就更有可能达到这些目标（例如，为考试进行复习并通过考试，完成任务，进行重要的谈话而不偏离主题）。持续的专注和注意力有助于提升你在阅读、学习和其他学业任务中的表现。

5. *正念可以增强你对自己和他人的同情。* 在练习不评判地觉察时，你最苛刻的批评就会转变成对观察到的事实的描述。在这个过程中，你能以慈悲心接受自己和他人的体验。例如，与其说你自己是一个"愚蠢的白痴"，不如实事求是地说："我生病请假1周后，这次化学考试成绩很差。现在我康复了，我可以在放学后寻求一些额外的辅导，希望能回归正轨。"注意这两个例子中截然不同的情绪反应。

6. *正念可以减轻你的疼痛、紧张和压力，进而改善你的健康状况。* 卡巴金（Kabat-Zinn，1990）撰写了大量关于正念减压的文章。这些研究表明，练习正念可以真正地减轻身体上的疼痛、紧张和压力，甚至改善银屑病等疾病的症状。心念对身心健康的直接影响之大，令人惊叹！

正念技能需要练习，练习，再练习

想要从这些技能中有任何获益，你需要锻炼你的"正念肌肉"。你不可能在弹指一挥间就成为这方面的高手。就像生活中的其他技能一样，你需要练习，练习，再练习，才能更加熟练地掌握正念技能。如果你刚刚开始成为一名跑步者，我们并不会指望你明天就能跑完42千米的马拉松。不要因为无法立刻保持更专注或更具觉察力而气馁。这需要时间，需要练习。我们将从小练习开始，逐渐锻炼你的肌肉和耐力。

三种心念状态

请参与者查看"正念讲义 3:三种心念状态"。

为了更好地理解正念技能,理解三种心念状态将很有帮助。在任何时候,我们都可能处于"情绪心念""理性心念"或"智慧心念"状态。

带领者笔记

在白板上画出正念讲义 3 中的示意图,并将"理性心念"和"情绪心念"标注在各自的圆圈中,将"智慧心念"标注在中间重叠的部分。可以给出如下解释:

"理性心念是指你所认为的真实,是指你的行动或思维不带任何情绪。它是遵循逻辑的、有计划的、理性的、'就事论事'的思维方式。(在向年龄较小的孩子进行解释时,可以称之为'计算器思维'。)情绪心念是指你所感知的真实;是指你的行动或思维完全基于情绪,没有计划,没有逻辑,不考虑后果。智慧心念是指你所确知的真实。它涉及一种直觉形式的认知、思维或行动,同时运用逻辑和情绪信息。让我们来讨论一下这几种心念状态分别是什么样的。"

情绪心念

什么是情绪心念?在情绪心念中,你的情绪吞噬了你。它占据了你,让你很难理性地考虑后果。

带领者笔记

举一个能抓住"情绪心念"精髓的个人的例子,说出情绪以及相应的想法、身体感觉、冲动和行动。例如:

"今晚,在高速公路上开车来参加团体的路上,有人在车道上来回换道,并且突然插到我前面,害我不得不猛踩刹车。我很害怕,因为我差点撞上他,我后面的车

> 也差点追尾。我的身体僵硬、紧张。我有点呼吸急促，非常警觉（处于战斗或逃跑反应中），心想：'那个笨蛋差点要了我的命。他以为他是谁？'我开始加速，试图追上他，看看他到底是谁。我想对他比一个十分不友好的手势。
>
> "这就是情绪心念——情绪完全控制了我的身体、思想和行为冲动。幸运的是，我能够及时进入智慧心念然后减速。我没有比不友好的手势，这可能会招致更严重的路怒、车祸或其他恶性后果。"

讨论要点：*请成员分享情绪心念的例子。让每个人都说出自己当时的情绪，以及他们当时在冲动之下想做什么，或者他们实际上做了什么。*

带领者笔记

当成员举出情绪的例子（包括消极情绪和积极情绪）时，将情绪及其可能对应的冲动或行动写在示意图上的情绪心念一侧。例如：

愤怒 → 摔门、对人吼叫、自伤

悲伤 → 哭泣、一直躺在床上、酗酒

内疚 → 躲起来、过度道歉

恐惧 → 缺勤

担忧 → 过度思维反刍、暴食

羞愧 → 回避他人/活动、撒谎、想自杀

非常开心和兴奋 → 不假思索地让话语脱口而出、冲动行事、乱花钱

爱 → 冲动的无保护性行为，为了与某人相处而缺勤并撒谎

- ***情绪心念并不总是问题，但有时会是问题。*** 有时候，在遇到伤心事时让自己痛痛快快地哭一场，其实是一个挺好的做法。在好朋友的婚礼上尽情跳舞，跟着最喜欢的乐队在演唱会上放声高歌，或者在球队赢得季后赛时欢呼雀跃，这些都可能是让人多年后依然记忆犹新的欢乐时刻。不过，情绪心念有时会让人做出更麻烦的事情。比如，悲伤的人可能不只是哭泣，还可能会一直躺在床上，不去上学或上班。即使是积极情绪，有时也会导致问题行

为，比如一激动就做出冲动的事情。

理性心念

与情绪心念截然相反的是什么？答案是理性心念。鉴于你们现在已经了解了情绪心念，谁能给理性心念下一个定义？（请成员分享他们的观点。）理性心念是指你在行动或思考某件事情时不带情绪或不考虑自己的感受。它涉及问题解决、逻辑思考、计划或考虑后果。

> **讨论要点：** 要求团体成员举出几个理性心念的例子，并讨论与之相关的想法、身体感觉、行为冲动和行动。例如：做简单的数学题或对账（除非你有数学恐惧症或账户上没有钱）；在去超市之前列一张购物清单——面包、鸡蛋、果汁，等等；使用计算机的编辑功能在文档上剪切、复制和粘贴文字。我们都需要依靠理性心念来在日常生活中做出有效的决策。

> **讨论要点：** *问*，"仅凭理性心念做出所有决定或采取行动有什么坏处？比如在职业选择上。尽管你热爱艺术和写作，设想过从事新闻或平面艺术工作，但因为你擅长数学，你的家人认为你应该像你母亲一样成为一位会计师。" *反问一下*，"既然职业选择如此重要，难道不应该凭理性心念做出决定吗？"
>
> "如果你想买新房呢？" *反问一下*，"既然你需要考虑卧室数量、浴室数量、房屋成本、学区，难道不应该凭理性心念做出决定吗？"
>
> "你如何决定跟谁出去约会？" *反问一下*，"既然需要考虑智力、才能（如运动员或音乐家）和外形特征（如高矮胖瘦），难道不应该凭理性心念做出决定吗？"
>
> "如果你想上大学呢？" *反问一下*，"既然要考虑学校的地理位置、规模、师生比例以及你想学习的专业，难道不应该凭理性心念做出决定吗？"
>
> "如果只依照理性心念行动会如何？在你的生活中，你是否认识一个似乎只依照理性心念行动的人呢？和这样的人相处，你有什么感觉呢？"

> **带领者笔记**
>
> 许多成员都会认识一位高度理性的伙伴、长辈或老师，这些人似乎无法理解他们的情感体验，因此会让他们觉得自己的感受不被认可。

- ***在做出重要决定时，既需要感性，也需要理性。*** 我们认为，关于职业、大学、发展新恋情和买新房的决定都需要理性心念和情绪心念共同参与。虽然在上述每种情况下都有需要理性考虑的事实，但我们认为情绪也应该发挥作用。当你参观大学、选择房子或约会时，你也要注意自己的感受，为最终决定提供参考。否则，你可能会落得悲惨的下场！也许你选择了一所大学，因为它离家很近，学费也不贵，但还是不适合你，因为你忽视了自己的情绪反应。

  不过，我们不希望你只凭感觉行事，因为你可能会和外表迷人的人约会，但发现对方缺乏人格魅力，也没有与你相似的兴趣爱好。你可能选择搬进你能找到的最大的房子，却因此入不敷出，而且它所在的学区并不理想；你可能根据一个单一的理想特征（比如有崭新的体育中心、学校社交氛围浓郁或有完备的大学城）选择了一所学校，后来才意识到你想学习的音乐专业是那所学校最薄弱的学科。

智慧心念

当你需要在生活中做出决定，尤其是重大决定时，进入智慧心念非常重要。智慧心念是情绪心念和理性心念的结合（融合），是你"所确知的真实"。它不仅仅是感性和理性的结合，而且是当我们同时从这两方面汲取能量时，所达到的一种升华的状态，在这种状态下，我们可以对该如何行动做出最佳决策和选择。智慧心念的观点是：我们每个人内心都有智慧，我们需要学习如何获取它。你是否有过"第六感""预感"或"直觉"？如果这种感觉也包含事实信息，那么它很可能是智慧心念，而不是情绪心念。举个例子，假设你正处于一段感情中，经历着持续不断的情感冲突——爱、愤怒、沮丧、失望和心痛。而且你从逻辑上意识到你们两人在兴趣和价值观上存在重大差异。此时，你的情绪心念和理性心念结合在一起，产生了一种直觉，告诉你，即使你还有留恋，也是时候断绝这段关系了——这就是智慧心念。这个决定并不意味着你没有强烈的情感，也不意味着断绝关系很容易，而是基于你的感觉、价值观和长期目标，你知道这是正确的决定。

智慧心念对于选择最佳行为方式也很有价值。这可能涉及不冲动行事，而是在苦恼、失调或注意到强烈冲动时练习某种技能。例如，你有逃避明天的治疗会谈的冲动，因为你预计届时会进行一场痛苦的讨论；然而，智慧心念告诉你，要遵守约定并面对这场讨论，这样你才能更有效地应对长期的生活问题。

讨论要点：*邀请成员分享有关智慧心念的例子。*

带领者笔记

如果需要，再举一个例子来说明在做出智慧心念决策时，情绪心念和理性心念如何共同作用，例如：

"你们当中有多少人喜欢宠物？想象一下，你家里已经养了两只狗，但在放学或下班回家的路上，你路过了当地的动物收容所。一进门，你就看到一窝三只小金毛犬蹦蹦跳跳，摇着尾巴，可爱得让人无法抗拒。情绪心念说：'它们太可爱了，却被关在这个小隔间里。我需要拯救它们，爱护它们，所以我今天就要收养它们！'

"理性心念说：'我已经有两只狗了。'养狗很花钱。它们需要接种疫苗，需要食物，你也没有足够的时间遛它们，因为你要上学或上班，并且在大部分时间里都要进行体育训练，因此还需要花钱请人来遛狗。再收养三只狗在经济上是不可行的。而且，你也算过，自家的房子太小，不适合再养大型犬。此外，你不希望因为家里多了三只狗而让你原本的两只狗感到被忽视。

"智慧心念说：'鉴于理性心念的思考，你不能收养它们，但你可以尽最大努力让你认识的人收养它们。'你可以给小狗拍照，并把照片发送给所有亲朋好友，让他们知道它们有多么可爱。你希望那些没有养狗的朋友来领养。为了增加吸引力，你主动将你的狗笼借给朋友，用来训练它们，并且无偿提供幼犬护理建议。通过这样做，你同时尊重了你的情绪心念和理性心念。智慧心念的决定涉及你的长期目标和价值观，你希望能够在继续完成学业、坚持体育训练，并且照顾好现有宠物的同时，努力为这些可爱的小狗找到一个家。

> "在下次教授正念'是什么'和'如何做'技能时，我们会教你如何调动你的智慧心念。"

布置家庭作业

布置"正念讲义 4：练习——在每种心念状态下观察自己"作为作业。请成员在接下来的 1 周中观察自己的三种心念状态：情绪心念、理性心念和智慧心念。要求他们记录在此过程中出现的情绪（如果有）、想法和行为。询问成员：（1）他们是否愿意做这项练习；（2）他们是否有任何问题。请注意，每次重新教授正念时，都需要重新打印这份讲义。

带领者笔记

在我们的项目中，这次会谈常常会在此时以一个收尾练习结束（见第三章）。

第二次会谈
简短正念练习

带领者笔记

在每次团体技能训练开始时（除了导入会谈），我们都会引入一个正念练习。在练习之前，带领者会讲一个故事来吸引成员，并说明正念与他们的日常生活和长期目标的相关性。

"前几天，我的孩子所在的中学召开了家长会。工作了一天的我来到会场，准备坐下来听大家讨论。意外的是，会议一开始，他们就把我推到了风口浪尖，问我对学校里的一件事有何看法，而我完全没有考虑过这件事。我立刻感到一阵恐慌，因为所有人的目光都集中在我身上，似乎都在等待我的精彩回答。我瞬间进入情绪心念，愣住了。我想：'天哪，我还没准备好！'我有一种想要逃出教室的冲动，我

> 开始出汗，心跳加速。然后，我注意到了自己焦虑的反应，迅速不评判地对自己说："让我收拾一下心情，深呼吸，然后给出一个有点思考深度的回答。"我脑海中实际上已经有了关于学校事务的理性心念事实，我只是需要让自己的情绪稍微平复，以便组织这些信息。我将我的心灵镜头转向内部以获取事实并呈现相关信息，不再专注于'所有的目光都集中在我身上'的想法。
>
> "因此，我需要一些正念技能来保持专注，并按照情境的需求去做。现在我想介绍一种正念练习，它强调观察和描述的技能，这就是我让自己走出情绪心念并进入智慧心念时首先要做的。所以，现在我请你们双脚着地，背部挺直，双手放在膝盖上。当我摇铃时，请你们观察自己当前的情绪。你可以关注自己的任何想法、身体感觉和行为冲动。如果你的思绪飘到其他事情上，请不评判地觉察，然后温和地把注意力拉回到这项活动中来。"
>
> 这项正念练习持续 3~5 分钟，然后再请成员用 3~5 分钟分享观察结果。带领者需要帮助成员以非评判性和非解释性的方式表达他们的反应，侧重于可观察到的体验。例如，请成员不要说"这很愚蠢"，而是说"我注意到我有'这很愚蠢'的想法"。
>
> 随着成员的经验越来越丰富，他们会受到邀请，轮流带领正念练习。对于刚开始练习的新成员，可以从简单的正念练习开始，包括注意身体感觉（如脚踩在地板上、背靠在椅子上和手放在桌子上的感觉）和声音（如呼吸声、汽车经过的声音、暖气或空调的嗡嗡声以及雨声），专注于呼吸时的吸气和呼气，或者专注于一个外部物体，并且不评判地观察和描述其细节（如一枚硬币、房间里的一幅画或自己的手背）。

回顾家庭作业
休息

通向智慧心念的步骤

正念技能是整合情绪心念和理性心念以获取智慧心念的方法。有三种正念"是什么"技能和三种正念"如何做"技能。掌握这些技能，便知道需要做什么以及如何做才能进入智慧心念。

正念"是什么"技能

请参与者查看"正念讲义 5：正念'是什么'技能"。
三种正念"是什么"技能分别是观察、描述和融入。

观察：它是什么？

- **无声地注视。** 只关注当下的体验。让自己慢下来，回到"前语言"层面去细细体会。别急着描述或对这种体验做出反应。这可能会很难，因为我们总是倾向于给自己的体验贴上标签并做出解释，以此来理解自己的体验。
- **观察外部世界：** 观察图片、经过的行人、物体或大自然。用你的五种感官——视觉、听觉、嗅觉、味觉和触觉——观察外部世界。
- **观察自身。** 留意你的想法和感受，它们来来去去，就像在传送带上一样，缓缓而来又渐渐远去，或者像天空中的云朵，从头顶悠然飘过。察觉一股情绪在你的心中逐渐积聚，察觉手心出汗，察觉胸闷，察觉脑海中闪过的任何念头。
- **拥有"不粘锅思维"。** 让各种体验进入你的脑海，然后自然溜走（不要执着），就像不粘锅一样。
- **不要推开你的想法和感受。** 即使这很痛苦，也任由它们发生。想象大脑如同爆米花机，将思维和情绪反应视为即将爆开的玉米粒。你只是在觉察它们接连爆开，此起彼伏，而不试图掌控。或者，想象你的心念是一张毯子，铺开来接住落在上面的每一片树叶、每一根枝条或每一滴雨。

讨论要点： *对成员说，"我们中的许多人都喜欢关注外部世界，而不是自己的内心世界，尤其是当我们的感受和想法让我们感到不舒服的时候。观察技能既适用于观察内部世界，也适用于观察外部世界，尤其要注意观察内部世界。"*

理解观察的一种方法是，想象我们去水族馆观赏鱼群时的情景。我们往往会注意游到我们面前的鱼（它们的特征、颜色、形状、大小），也许还有它们游动的轨迹。体验每时每刻都在变化，我们会关注它，但我们不会创造或控制这种体验。

练习

对成员进行导入，并敲三下正念铃。请成员观察自己的想法，尝试数出每个新想法（例如，每当有新想法冒出来时，在纸上记下一道斜杠以作为标记）。

另一种练习方法是向成员说明：要区分"观察想法"与"思考想法"的差异，成员可以观察自己在听到某些词语提示后会想到什么。带领者可以慢慢说出一系列词语，如水、桌子、空气、冰激凌、汽车、绿色或早晨。当成员好奇地觉察到在听到每个词语后，他们的脑海中会出现哪些词语、想法或画面时，这就是观察。然后他们可以将这种正念观察的方法应用到自己自发的想法中。

每次教授"是什么"和"如何做"技能时，都要尝试引入一种新颖的方法来练习这些技能，这样成员就能从不同的例子和练习中学习。本章最后附有一份正念练习清单，重点聚焦于具体的正念"是什么"与"如何做"技能。

描述：它是什么？

- *把观察言语化*。把你观察到的东西用语言表达出来。给你观察到的东西贴上标签——例如，"我感到悲伤""我的脸很热""我觉得自己的心在狂跳""我有一种认为自己做不到的想法"，或者"我注意到自己有很多与历史考试有关的担忧想法"。
- *只描述你观察到的情况*。不做任何解释——只描述事实！你可以用"翻白眼，说话声音大"来代替"那个人态度傲慢"。（请参考上文中的"观察"练习，并强调成员用词语描述所观察之物的行为就体现了"描述"技能。）

讨论要点：在认可了我们所有人都很难做到不解释，仅基于可观察事实进行描述之后，请成员反思这项技能为何如此重要。它如何帮助我们避免陷入情绪心念？

练习

辅助带领者应站在房间前面，双臂交叉，眉头紧皱，嘴角向下，凝视前方。请成员观察并描述辅助带领者。"大家看到了什么？"成员的回答通常包括："你生气了""你很沮丧""你在认真思考某件事情"。带领者应要求成员只描述他们所看到的，而不做任何解释。因此，正确的回答包括"眉头紧皱""嘴角向下""双臂交叉""眼睛直勾勾地盯着一处"。要指出这项技能有多难运用，以及为什么它如此重要——因为错误的归因和解释（例如，她生气了）往往会诱发或加剧我们的情绪状态。这使我们更难获得"智慧心念"。

练习

一个相关的练习是用演艺人员和政治家的照片，尤其是那些能唤起某些人强烈情感的人。随机分发照片，并让每位成员练习描述他们手中照片上的人物，同时纠正大家在描述时做出的任何解释或评判。

融入：它是什么？

- **全身心地投入当下**。试着不去担心明天，不专注于"昨天"发生的令人沮丧的事情，不要从当下分心，让自己完全投入当下（例如，跳舞、打球、吃饭、打扫、考试、与朋友进行生动的交流或感受当下的悲伤）。这种方法能让你活得更充实，感受到每一次生命体验的丰富性，增强快乐和喜悦的能力，即使有消极情绪也允许自己面对，而不是回避它，更不会对生活袖手旁观，否则我们只会感到空虚、脱节、孤独、无聊，甚至抑郁。（*许多与我们一起工作的青少年倾向于迅速逃离和回避强烈的情绪。*）

  如果不让这些情绪被感知到，不充分体验它们，你就会错失利用它们所提供的信息来帮助自己做出明智决策的机会。例如，如果老师在课堂上让你难堪，那么你的即时冲动就是通过大声反驳并跑出教室来改变你所体验到的羞耻感。然而，与这种不舒服的情绪共处一会儿，我们可以意识到，虽然不舒服，但这种情绪是可以忍受的，而充满敌意的反驳或跑出去可能会造成更大的尴尬或羞耻感。因此，你可以选择安静地坐着，整理好自己的情绪，下课后平静地与老师交谈。

"融入"技能的第二种用途是，全身心投入一项能分散注意力的事情，以应对当前的困境。例如，如果你因为与朋友发生冲突而感到非常难过，那么在体育课上一直哭泣、心不在焉是没有用的。理想的做法是，你先投入到排球比赛中，之后如果需要，回家后再大哭一场。

> **讨论要点：** 请成员回想最近一次全然地融入，即与他们正在做的事情融为一体，或者如我们常说的进入"心流状态"的经历。请每位成员举一个例子，并让他们区分这种体验与只是"半融入"时的体验或处理多任务时的体验有何不同。

- **全然体验当下，不要自我意识过强。** 当自我意识过强时，我们就在评价自己，从而不再"活在当下"。我们仿佛置身事外，从外部审视自己的体验。融入是指放下对自己和他人的评价，只是"存在"，只是体验我们的感受，全身心投入这一时刻。例如，当我与乐队成员一起演奏时，我并不担心自己的声音听起来如何，也不担心别人怎么评价我的嗓音或我的键盘演奏，我只是让一切"尽情释放"，从内到外地感受音乐。
- **融入是生活的真谛。** 融入式生活意味着能够毫无顾忌地开怀大笑或痛哭流涕；它意味着专注于园艺，与朋友交谈而不分心，全神贯注地跑步或跳舞，通过独自或与他人一起唱歌或演奏乐器来创作音乐。任何参加过乐队的人都知道，那种协同产生的能量会创造出一种"心流状态"，这种状态在平日的其他活动中难以复制。这正是我们每个人面临的挑战——无论我们做什么，都要找到属于自己的"心流时刻"。

练习

邀请成员玩"声音球"游戏或本章末尾青少年的正念练习清单中所描述的"噼啪砰"游戏。游戏结束后，邀请成员分享他们的观察。许多人在最初融入这种团体练习时会感到自我意识强烈，因此无法全身心地投入。如果时间允许，请他们再次尝试完全相同的练习——这一次，尝试在融入时"不那么有自我意识"，并且"更加全身心地"投入。之后，询问成员是否注意到了进行两次练习时有怎样不同的体验。

- ***充分体验消极情绪，帮助你的智慧心念决定要做什么（而不是冲动行事）。*** 如果你感到痛苦，重要的是要关注这种情绪，了解你的感受，这样你才能用智慧心念选择如何处理。如果你冲动行事，而不是至少短暂地与情绪共处，你可能会让情况变得更糟。例如，如果你在根本没有意识到自己高度焦虑时就开始酗酒以缓解焦虑，你就没有机会选择其他方式来应对焦虑。

- ***记得在融入时运用正念"如何做"技能（后文中会介绍）。*** （以下内容可以在成员至少完成一次正念技能模块的学习，并且已经接触过"如何做"技能之后再教授，或者作为引入"如何做"技能的过渡。）

当我们使用接下来要教授的正念"如何做"技能时，便能够更充分且更持久地参与其中。请思考以下情况：在进行评判时，你是在评估而非融入；当你同时处理多项任务时，你并没有专注于当下的一件事，因此不可能完全融入；当你任由情绪支配行为，而不考虑它们对长期目标的影响时，你也不太可能以基于所学技能的方式充分融入。例如，如果你因为朋友的行为感到被轻视并选择咒骂对方，你就可能是在充分地宣泄情绪，但从长远来看，这很可能对你没有帮助。如果你选择进入智慧心念，充分融入并采取有效的行动，这可能意味着你会表达你的伤心和失望，而不是让愤怒控制你们的对话。

因此，正念"如何做"技能可以教会我们——如何不评判，如何一次只专注于一件事，以及如何有效地采取行动。

正念"如何做"技能

请参与者查看"正念讲义6：正念'如何做'技能"。

正念"如何做"技能涉及如何进行观察、描述或融入。三种正念"如何做"技能分别是：不评判、一心一意和有效。

不评判

予以注意。但不评价你注意到的东西是好是坏。专注于可观察的事实，仅使用通过感官观察到的信息。

- **承认有害和有益的方面，但不评判。** 例如，将"你是一个白痴"替换为"你在我们正说话时走开了，我感到很生气"。
- **"评判"有时是承认某事有害或有益的简略表达。** 公平地说，快速评判有时可以作为一种简化的方式，帮助我们在生活中做出决策。评判有其存在的意义，我们有时都需要这样做。例如，你正准备坐下来吃早餐。你把麦片倒进碗里，伸手去拿牛奶，打开盖子，闻到一股难闻的气味。你看了看里面，发现牛奶已经结块，于是你对家人说："牛奶坏了。"这种评判很恰当。我们不需要更多的描述，因为我们希望家人避开那瓶牛奶，喝点别的。早上 7:30，当大家在家里忙着准备上学或上班时，没有人需要关于牛奶的气味、颜色以及结块过程的长篇大论。我们的社会建立在评判之上——只要看看选秀节目中评委说"你是这个比赛中最好的"或杂志中的"最差着装/最佳着装"评选就知道了。媒体喜欢评判。而且，对于可能对我们造成伤害的人或事进行评判，其实是很有用的。

> **讨论要点：** *问，"什么时候评判他人或自己会成为问题？思考这个问题时，请与陷入或困在情绪心念中的情况联系起来。"* 借此帮助成员认识到，评判（例如，"你这个失败者！"或"我太蠢了！"）往往会加剧情绪心念，进而导致情绪心念行为，比如在课堂上让话语脱口而出，对某人大喊大叫、身体攻击、自伤，等等。

- **更多地觉察你的评判。** 你越能觉察和观察自己的评判，就越容易接近你的智慧心念，做出符合智慧心念的决策，并减少痛苦。

练习 1

首先，请大家畅所欲言，描述一个能引发强烈情绪的新闻事件，比如一个有争议的事件。不管选哪个例子，都要描述得足够详细，以使团体里的每位成员都能受到足够的触动，并产生自己的评判。

接下来，请大家再次描述同一个事件，但这次不要使用带有评判性的语言，只陈述事实。然后，大家一起讨论一下，这样做有多难，以及不带评判地描述事件如何能够减轻我们的情绪反应。

练习2（备选）

请成员不评判地描述他们生活中的一位受人爱戴的人物（无论是否著名）。只谈论关于这个人的可观察到的事实。请成员不评判地描述一个令人厌恶的历史人物，或最近的新闻人物。注意：请大家选择一个不会使自己情绪失控的人物！分享关于练习不评判地思考、写作和说话有多么困难的观察心得。请他们留意，以不评判的方式表达自己对其情绪状态有何影响。

- **捕捉并代替评判**。在生活中，你不可能一辈子不做评判；你的目标在于捕捉这些评判，并用描述代替它们，这样你就能更好地控制自己的情绪。思考这个问题的一个方法是回到水族馆的例子上，即上文讨论的要描述而非评判。当你注视着鱼在鱼缸里游来游去时，你很少会听到有人说："那条鱼真是一个白痴！"你可能会说"那条鱼有金色的、闪闪发光的鳞片""那条蓝橙相间的鱼从那条黄色的鱼身边游过""那条小鱼正在底部游来游去"。在尝试用事实描述重述你的评判时，请想想这些例子。
- **不评判你的评判**。我们中的许多人爱评判；然后，当我们意识到自己听起来多么爱评判时，我们又会为此评判自己。再次提醒，试着用心观察，不仅要观察你最初的评判，还有那些对最初评判的评判，并尝试放下它们。

练习

查找代表10年前时尚潮流和发型趋势的图片或视频，以及各类争议人物的图片或视频。请成员不评判地描述。

练习

写下未经修饰的近期的自我评判，描述这些自我评判（例如，"我没有价值""我很丑"）的影响。

如何放下评判

要放下最初或次生的评判，需要进行以下练习。

1. 不评判地观察评判。
2. 描述所选关注点的可观察事实。例如，不说"我是一个笨蛋"，而说"在24道数学题中，我做错了6道，老师给了我75分；我注意到了自己的尴尬和愤怒，我学得那么努力，却考得那么差；我注意到自己一想到这件事就会咬紧牙关并摇头；我注意到自己有逃避本周数学作业的冲动"。
3. （从现在开始）反复练习。

一心一意

有时下班回家，我会去信箱取信。一进家门，我就会拆开一些信。有时，我会打开电话留言机，一边听语音留言，一边看信。偶尔，电视上正播着新闻，我也会瞥一眼。我可能会从冰箱里拿个苹果咬一口，一边听语音留言，一边看信，一边看电视。如果此时我的伴侣或孩子走过来说："嘿，你好吗？"鉴于我正在努力处理大量信息，而且注意力非常不集中，我想我可能都意识不到我给出了什么回答。事实上，在那一刻，我很可能完全无知无觉。

- *一次只做一件事*。想要觉察到一个人当下的想法、感受和行动，就需要尝试一次只做一件事。

  我们的大脑有时就像一个凌乱的房间。它杂乱无章，堆满了东西，没有条理，真的很难找到我们要找的东西。当我们一次只做一件事，并真正集中注意力时，就好像我们把东西整理好并收起来了。这样，我们就能更容易拿出我们需要的东西了。

- *停止多任务处理*。多任务处理一方面效率不高；另一方面根据最新研究，它可能导致信息超负荷和潜在的压力，并阻碍人们对想法、感受和冲动的觉察（例如，Parker-Pope，2010）。

- *慢下来*。要做到正念，就必须放慢脚步，一次只做一件事。你有没有注意到，同时做两件事会浪费多少时间？想一想上次你一边给朋友发短信，一边和别人聊天的情形。发短信需要花更长的时间，谈话也总被打断。更不用说当你不停地说"等等，你说什么，我没听清，我在给别人发短信"时对你们的关系造成的伤害了。

> **带领者笔记**
>
> 你可以针对"一心一意"这一概念所面临的常见挑战进行讨论。一些青少年可能会争辩说他们是多任务处理的高手。以下是一个例子，有助于说明一次只做一件事的价值，以及多任务处理的危害。

讨论要点： *问，*"有多少人曾在乘车时遇到过司机一边开车，一边发短信？或者司机一边开车，一边开免提打电话和别人热聊？"许多青少年会说他们经历过，或自己做过类似的事，并且觉得没问题，他们能应付。

接着问，"那么，如果你们在动手术呢？如果你们的外科医生一边做手术，一边单手发短信，你们中有多少人会感到安心？如果医生一边修复你的主动脉，一边打电话——当然，是开着免提的——你们感觉如何？"邀请大家回答。大多数青少年会喊："绝对不行！"询问原因，他们就会转而支持在做重要的事情时应一心一意的观点。

如何一心一意

鼓励成员讨论并重申以下几点。

1. 一次只做一件事（如观察、描述或融入）。
2. 抛开杂念。
3. 集中注意力（与多任务处理相反），且当注意力游离时，一次又一次重新集中注意力。
4. 保持专注，不让过去、未来和当下的干扰妨碍自己。

讨论要点： 对成员说，"有多少人注意到，当你坐在教室或办公室里时，脑子却在想令人沮丧的往事，担心未来，或被各种杂念所吸引？如果你不专注于当下，你就没有活在当下。如果你没有活在当下，你就无法获得当下潜在的快乐。事实上，活在过去或未来可能只会给自己带来痛苦。

"这并不是说你永远不应该感慨过去或为未来做准备。我们只是想说，我们认为自己在过去和未来上花费了太多时间，而没有在当下投入足够的时间，从而错失了活在当下的宝贵机会。试着把注意力集中在与朋友的谈话上，而不是发短信或看其他屏幕或电子产品上。试着吃一块比萨饼或巧克力，好好品尝它的味道。试着去外面走走，留意盛开的花朵和茂盛的草木，不要想着之后要做的事情。练习一次只做一件事。"

练习

让成员练习一次只做一件事，持续 2~3 分钟。他们可以在房间里走动，留意走路的感觉；盯着一枚硬币、一个雪球、一张图片或一个万花筒；注意自己的呼吸；阅读杂志；与其他成员交谈。无论进行什么活动，他们都应该心无旁骛地集中注意力。如果发现注意力被其他东西吸引了，就把注意力拉回来。之后，请大家分享自己的观察。

练习（用于激活团体）

分发一些简单的加减法题目，或要求大家在纸上写下从 100 开始连续减 7 的结果。在成员进行数学计算的同时，让他们一起大声唱一首耳熟能详的歌曲，如《生日快乐歌》或《划小船》。之后，请成员尝试只专注于数学计算或唱歌。询问成员，他们有没有注意到，同时做两件事与只专注于一件事之间有什么区别？他们发现自己的注意力和情绪有何变化？

有效

专注于有效的事情。不要让情绪控制你的行为，切断感觉与行动之间的联系。

- ***凭感觉行事通常行不通。*** 你们中的很多人可能都是凭感觉行事的，对吗？你上一次对老师发火时，可能就有不做作业的冲动（甚至可能真的这样做了）。你还记得你上一次对父母生气是在什么时候吗？是他们拒绝了你参加聚会的要求，还是不给你车钥匙？在摔门而去之前，你是否对他们大吼大叫了？你还记得你上一次因为担心社交而决定回避某个场合是在什么时候吗？这并非专注于有效的事情；相反，这是让情绪心念控制了你的行为。要专注于有效的事情就要做到以下几点。

- **遵守规则，实现目标**。我们指的是了解并遵守你所处的特定文化和环境（家庭、学校或团体）的规则。
- **尽可能基于所学技能行动**。使用所学技能获得你想要的东西，而非凭借情绪心念行动。
- **做能实现你的智慧心念长期目标的事**。这并非总能立竿见影。例如，一位高中生在被老师当众批评时感到沮丧。老师说："伊丽莎白，你又没交作业。"尽管伊丽莎白确实有过未完成作业的先例，但她确信自己这次已经提交了作业。当时，她感到愤怒，并有一种想要立即澄清的冲动。若立即发泄怒火并让老师知道他搞错了，虽能实现短期目标，但冲动行事将不利于实现长期目标，因为这位老师不喜欢在课堂上被当众指出"错误"。于是伊丽莎白决定"做有效的事"：她选择在下课前忍受痛苦，等课后再运用辩证行为治疗的人际效能技能（GIVE 技能和 DEAR MAN 技能）与老师沟通，以澄清这场误会。
- **放下消极情绪（例如，报复心和无用的愤怒）**。它们可能会伤害你，让情况变得更糟。（请参考上文中伊丽莎白的例子。）
- **放下"应该"**。灵活变通往往更有效。我们中的许多人都觉得需要证明自己的观点，并让对方知道我们的真实感受，以免产生误解。问问自己：当有人对你说"你应该这样做"或"你不应该那样做"时，你感觉如何？感觉通常不会好。所以，尽量不要对自己或别人说"应该"。相反，可以说"如果……会更有帮助"或"我更喜欢……"，等等。这样可以减轻自证的压力，进而可能减少你的情绪困扰，帮助你进入智慧心念。

如何练习正念

请参与者查看"正念讲义 7：正念备忘录"。

带领者笔记

提醒成员，正念讲义 7 对于如何进行正念练习给出了分步说明。"这是一份关于如何进行正念练习的快速且实用的说明。我们会在每次团体开始时进行示范；此外，希望你们也能在团体之外的日常生活中养成练习正念的习惯，以下是具体说明。"

本章末尾列出了经青少年及其家庭反馈有帮助的正念练习清单。

布置家庭作业

布置"正念讲义 8：练习——正念'是什么'和'如何做'技能"作为作业。要求成员承诺在下一次活动中练习一个正念"是什么"技能和一个正念"如何做"技能。查看正念讲义 8 中的技能练习，并简要描述练习的内容、时间、地点，以及这些技能对他们的想法、情绪或行为产生了什么影响。

青少年的正念练习[1]

本节将介绍一些对青少年有效的正念练习。其中一些练习取自或改编自标准辩证行为治疗，我们还为青少年开发了其他练习。治疗师同样可以使用其他正念练习，我们有时也会这样做。这些练习通常涵盖了正念的各个方面，因此，关于正念教学要点的描述指的是在每个练习中要特别强调的部分。

开展练习的一般要点

带领者应在进行每项练习前简要地对成员进行导入，包括将练习与治疗目标联系起来（例如，"帮助我们更全面地觉察自己的体验""帮助我们减少评判，从而最大限度地减少情绪心念"），或讲述一个故事来说明正念练习的作用。

- 所有成员都应参与，包括家庭成员。
- 在大多数练习中，成员可以闭上眼睛，或将注意力集中在眼前的一点上，避免注意力被分散。
- 请成员关掉手机和其他可能分散注意力的设备，并放下手中的物品（如笔、笔记本）。
- 大多数练习可持续 2~5 分钟。随着成员练习经验的增加，练习时间可以延长。
- 指导成员，如果他们的思维或注意力游离，不评判地注意到这种游离，并重新将注意力拉回到练习上。

- 团体带领者应留出几分钟时间，让成员分享与练习有关的观察。
- 带领者可以通过说明练习的一个目的来总结（例如，学会不评判地融入；观察和描述情绪是通向智慧心念的第一步；通过花时间停下来觉察我们的体验，来获取更多关于情境的信息；等等）。

练习1：我有什么不同？

两位成员一组，正念地观察对方。然后各自背过身去，改变三样东西（如眼镜、手表和头发），再转过身来。对方能注意到这些变化吗？

变式练习： 谁的硬币？每位成员从碗里拿一枚硬币，拿一会儿，然后放回碗里。然后，每位成员再拿一枚硬币，仔细观察（保持专注，一次只做一件事），然后放回碗里。最后，每位成员试着挑出自己的那枚硬币。随后进行讨论：他们能找出自己的硬币吗？为什么找不到？

正念教学要点： 一心一意地观察。

练习2：声音球

一成员将一个声音"扔"给房间另一头的一位成员。该成员"接住"声音，准确地重复一遍，再"扔"一个新的声音给其他人——依此类推，每次都要换一个新的声音。

变式练习： 文字球。同上，用词语代替声音。

正念教学要点： 一心一意地观察和融入。

练习3："噼啪砰"

所有成员被要求在以下情况下说出相应的词语并做出动作：当他们用左臂或右臂交叉于胸前并立即指向左边或右边时，说"噼"；当他们将左臂或右臂举过头顶并立即指向左边或右边时，说"啪"；当他们指向圆圈中的任何一个人（不需要是左边或右边紧挨着他的人）时，说"砰"。游戏开始时，任意一个人先说"噼"，同时立即指向左边或右边。被指到的人接着说"啪"，同时立即指向左边或右边。接下来被指到的人说"砰"，并指向圆圈中的任何一个人。被指到的人再从"噼"开始，重复这一序列。保持适当的节奏，任何说错词或做错动作的人将被淘汰，并退出这一部分的练习。这些被淘汰的人将成为"干扰者"，站在圆圈外尝试通过言语（非肢体接触）干扰仍在游戏中的同龄伙伴。"噼啪砰"序列将持续进行，直到圆圈中只剩下两个人。

正念教学要点： 一心一意地观察和融入。

练习 4：观察音乐

带领者播放一段不在青少年中流行的音乐，要求成员在静静聆听的同时，不评判地进行观察和描述，同时充分感受他们的体验（想法、情绪、生理变化、冲动）。

变式练习： 播放 2~3 个风格、节奏等截然不同的音乐片段，让成员观察音乐和他们内心反应的变化。

正念教学要点： 不评判地观察、描述和融入。

练习 5：立鸡蛋

让成员试着把鸡蛋立在桌子上，保持 2 分钟。

正念教学要点： 一心一意地、不评判地、有效地观察。

练习 6：手部练习

成员围绕一张椭圆形或长方形桌子站立。每位成员都根据指示将左手放在桌子上，然后将右手放在右边人的左手下面。开始时，一人将右手从桌上抬起，然后迅速放回桌面，其右边的人迅速抬起右手。手部动作依次轮流进行，直到有人双敲桌面后，手部动作逆转成反方向，逆向继续进行，直到有人双敲桌面。任何过早或过晚抬起一只手的人都要把这只手从桌面上拿开，另一只手留在桌面上（如果另一只手做对了动作）。这个练习一直持续到只剩下一两只手为止。

正念教学要点： 一心一意地、不评判地观察。

练习 7：正念地拆开巧克力的包装

每位成员以舒适的姿势坐下，面前放着一块带铝箔包装的巧克力。带领者说：

"在我第三次敲响正念铃之后，自主观察并描述巧克力的外观。感受标签和铝箔包装之间质地的差异。当你开始拆开巧克力的包装时，注意铝箔的形状和质地与纸质标签以及巧克力本身发生了怎样的变化。感受巧克力在你手中的变化。如果你的思绪从练习中飘远，请不评判地觉察到这种分心，然后将注意力重新集中到巧克力上。"

正念教学要点： 一心一意地观察和描述。

练习8：正念地品尝花生酱和果酱三明治

带领者说：

"当我们从事单调的活动时——那些我们认为无聊、无趣，甚至令人不快（但必须完成）的事情——思绪往往会飘远。我们无法专注于当下所做的事，而是满脑子想着自己希望做的事，厌恶当前的任务，或抱怨被迫完成这件事有多么不公平和愚蠢。我们让消极的想法、情绪和评判蒙蔽了心智，而不是不评判地觉察自己当下的想法、感受和感觉。通过运用智慧心念，我们能在当下全然地融入，不再担忧未来或陷入自我意识。

"想象你是团体野餐会组织的成员，你的任务是制作花生酱和果酱三明治。所需的材料已摆在你面前的桌上。请假装自己正在制作三明治，逐步完成所有必要的动作：取两片面包，拿起餐刀……不要跳过任何步骤。制作时，请全神贯注于每个动作——体会花生酱的柔滑质感，果酱与花生酱质地的差异，拿取面包时需如何小心防止捏碎它。完成一个三明治后，将它放置在一旁并开始制作下一个。你的目标是专注于制作过程。若思绪开始飘远，请将注意力重新拉回到当前的任务上。"

正念教学要点： 一心一意、不评判地观察、描述和融入。

练习9：重复一个动作

带领者说：

"当正念铃响起时，请在桌边坐下，双臂平放在桌面上。用非常缓慢的动作移动手臂去拿笔。拿起笔后再轻轻放下，将手臂移回最初放松的位置。在持续重复这个动作的过程中，请用初学者的心态体验每一次重复，仿佛这是你第一次做这个动作。你可以把注意力放在动作的不同层面上：观察手的移动轨迹，感受肌肉的收缩变化，甚至可以觉察触觉体验，来感知不同的质地和压力。放下所有杂念和评判。这个练习将帮助你培养对日常简单行为的正念觉察。"

正念教学要点： 一心一意地、不评判地观察和描述。

练习10：关注气味

带领者准备香薰。对成员说出指导语："选择一罐香薰。当正念铃声响起时，坐在椅子上，找一个舒适放松的姿势。闭上眼睛，开始专注于香薰的味道。抛开任何杂念或评判。注意这种气味给你带来的感觉以及它所唤起的画面。"之后，带领者和成员讨论观察的结果、情绪、想法、感受和感觉。"气味给你什么感受？你的脑海中出现了哪些画面？这种气味有没有让你想起什么特别的事情？"

正念教学要点： 一心一意地、不评判地观察。

练习 11：正念地吃葡萄干

带领者分发葡萄干。每位成员拿一颗葡萄干，观察它的外观、质地和气味，然后把它放进嘴里，慢慢地、有意识地开始吃——注意吃的过程中的味道、感觉，甚至声音。也可以用糖果（夹心糖、牛奶糖或水果糖等）来做这个练习。

正念教学要点： 一心一意地、不评判地观察和描述。

练习 12：交换糖果练习

带领者准备一盒什锦巧克力或一袋混装零食，请成员仔细挑选自己最想品尝的一种，放在面前。带领者提醒成员在整个过程中全然地、不评判地体验当下。就在大家即将开始品尝前，请每位成员将自己选中的东西传递给左侧的成员，并观察自己的情绪反应。随后，所有人将换来的食物放入口中，闭上眼睛，调动所有感官去感受其气味、质地和味道。带领者提示：若思绪飘远，就温和地将注意力重新拉回到当下。几分钟后，成员睁开眼睛，带领者引导大家分享对此次体验的观察。

正念教学要点： 全然接受；一心一意地、不评判地观察和描述。

练习 13：冰柱练习

每位成员手握冰柱，让它融化，并观察／描述这一体验。

正念教学要点： 一心一意地、不评判地观察和描述。

练习 14：质地练习

每位成员在袋子里摸不同质地的物体，并观察／描述这些物体。

正念教学要点： 一心一意地观察和描述。

练习 15：击鼓

要求成员用手敲击桌子来打拍子。从某位成员开始，然后相邻的人加入，依此类推，直到大家都跟着节奏一起打拍子。

正念教学要点： 一心一意地融入。

练习 16：走直线

带领者在地板上贴一条胶带。成员依次在胶带上行走，将一只脚放在另一只脚的正前方，全神贯注于这个活动。请成员分享他们的观察（例如，失去平衡）。

变式练习： 单脚平衡。成员站在椅子后面。用一只手扶住椅子以保持稳定，每位成员抬起一只脚，尝试用另一只脚保持平衡。当能够做到时，可以将手从椅子上移开，全神贯注地用一只脚保持平衡。

正念教学要点： 一心一意地、不评判地观察和描述。同时，这也是一种经验性隐喻，用以保持情绪心念与理性心念之间或想法与行动之间的平衡。

练习 17：智慧心念猜谜

团体带领者通过角色扮演依次演绎三种心念状态中的每一种（例如，与家人就门禁时间发生争论）。成员尝试猜测他们的心念状态。然后，讨论他们是如何得出答案的（通过语调、肢体语言或用词等）。最后，带领者邀请两位成员当志愿者，在他们自己的角色扮演中表现一种心念状态。

正念教学要点： 观察和描述心念状态——理性心念、情绪心念和智慧心念。

练习 18：《划小船》

将成员分成两组或三组，要求他们从第一组开始轮唱"划啊划，划小船"。带领者通过手势示意每组何时开始。然后，成员描述自己的体验，包括自我意识和评判。带领者与成员讨论不评判地融入的概念，然后要求成员再次尝试——这次是真正的大声歌唱，配合手势和洪亮的声音，全身心地投入。带领者和成员讨论第一次演唱和第二次演唱的区别。

正念教学要点： 不评判地融入。

练习 19：正念倾听

带领者要求成员两人一组，讨论一个对他们来说很重要的话题。倾听者被要求不要正念，而是表现出心不在焉或无聊的样子。然后，带领者询问讲述者，与不正念的人交谈是什么感觉。现在，两人再次练习，倾听者要保持正念，全神贯注地参与对话。带领者与讲述者讨论这种差异：感觉有何不同？

变式练习： 正念地听和说。方法同上，只是在初次对话时，讲述者也表现出心不在焉的样子。

然后，在第二次练习中，讲述者和倾听者都在互动中保持正念。然后，双方讨论与正念和分心的人互动的感受。

正念教学要点：一心一意地观察，人际效能和第一层认可（见第三章）。

练习 20：面部有什么？

带领者说：

"请觉察你的面部。从额头到下巴，逐一觉察面部的各个部位——它们是放松的还是紧绷的？是否有其他感受？此刻，你的面部表情是怎样的？尝试在不改变表情或体验的前提下进行觉察。"结束后，带领者与成员共同讨论观察结果。

变式练习：身体感觉。带领者邀请成员觉察身体内部的感觉、紧绷感和姿势等，因为关注身体感觉对学习识别情绪具有重要意义。随后进行讨论。

正念教学要点：一心一意地观察和描述。

练习 21：关注呼吸

带领者说：

"找一个舒服的姿势，注意呼吸的感觉。注意每次空气从鼻子或嘴巴进入时的感觉，注意肺部如何像气球一样膨胀。然后注意呼气时的感觉。"

正念教学要点：一心一意地观察和描述。

练习 22：观察情绪

带领者说：

"注意你正在经历的情绪，并试着记下你是如何知道自己有这些情绪的。也就是说：你心中有哪些标签？什么样的想法、身体感觉等给了你关于情绪的信息？向自己描述你在哪里体验到了这些感受。"

正念教学要点：观察和描述。

练习 23：我的体验如何？

带领者说：

"专注于当下的体验。注意任何想法、感受、身体感觉、冲动或你觉察到的任何其他东西。不评判你的体验,也不要试图推开或抓住它。就让体验像天空中飘过的云朵一样来去自如。"

正念教学要点:一心一意地、不评判地观察和描述。

练习24:觉察冲动

带领者说:

"在椅子上坐直。在整个练习过程中,觉察任何冲动——无论是移动身体、变换姿势、挠痒痒,还是其他事情。单纯地觉察到它们,不要付诸行动。"

然后,带领者与成员讨论这段体验。是否有可能产生冲动而不付诸行动?

正念教学要点:一心一意地观察和描述,以及痛苦忍受(不冲动行事,即使不付诸行动会让人不舒服)。

练习25:观察想法

带领者说:

"观察你的想法,看它们来来去去,就像在看电视新闻节目下方滚动出现的新闻信息。真正去觉察你的想法,而不是陷入思考,执着于它们,试图推开或改变它们。尽量不要停留在某个想法上,也不要轻易相信它们或做出反应。注意到它们是什么,它们只是……想法而已。"

正念教学要点:一心一意地、不评判地观察。

练习26:吹泡泡

带领者向成员分发装有泡泡液的容器。要求成员用泡泡棒蘸取泡泡液,开始吹泡泡——将全部注意力集中在当下,集中在泡泡上;注意泡泡的形状、质地和颜色。如果被其他想法分散了注意力,就温和地将注意力拉回到吹泡泡上。

正念教学要点:一心一意地观察和描述。

练习27:想象近期体验

带领者说:

"想一想你最近和男朋友(女朋友)或家人闹别扭的时候。花点时间,试着唤起当时的经历,就像现在正在发生一样——注意你的想法、感受、冲动和身体感觉等。观察你的体验，让自己不评判地充分体验，然后默默地用语言描述这些体验（例如，'我的眼泪在眼眶里打转''我的肩膀感到紧张''我思绪万千'）。你的目标是身临其境地练习进入智慧心念。"

变式练习：做有效的事。方法同上，只是在观察体验 2 分钟后，带领者说："想一想你在这种情况下的一个目标。想一想你可以做什么或说什么，来'做有效的事'。也就是说，专注于效果。"

正念教学要点：智慧心念，不评判地、有效地观察和描述。

注意：指导成员选择一个不会使他们情绪失调的情境！

练习 28：变换成语

成员以舒适的姿势坐好。当带领者第三次敲响正念铃时，他将开始说一个四字成语。然后，下一个人变换带领者刚刚说过的成语中的任何两个字，组成一个新成语，并大声说出来。然后，下一个人再在这个新成语中换两个字，组成另一个新成语，依此类推。（示例：一心一意、一意孤行、一目十行）

正念教学要点：一心一意地融入（保持专注）。

练习 29：词语接龙

在开始练习时，成员围成一圈。第一个人先说一个词。然后，右边的人必须说出一个以第一个人说的词的最后一个字开头的词（比如，地铁、铁路、路边、边缘）。在接龙时，要放下全部杂念。觉察你对自己快速组词能力的任何评判。之后，带领者和成员讨论观察结果。

正念教学要点：一心一意地、不评判地融入。

练习 30：正念行走

带领者说：

"进行正念行走，你需要一个至少有 5~10 步直线行走空间的、没有障碍物的区域。从这个区域的一端开始，抬头挺胸地站立片刻，双臂可以用任何舒适的方式摆放。接着，在吸气的同时，抬起一只脚并向前迈出。在呼气的同时，将脚放下并接触地面。另一只脚重复此动作。缓慢走到另一端后，缓慢转身并静立片刻，再以同样的方式返回。在行走时，始终睁开双眼以保持平衡，但不要注视任何东西。自然地行走，将注意力完全放在行走的体验上。觉察身体中逐渐积累的紧张感，专注于来自脚和腿的感觉。当脚掌按压地面又再次抬起时，体验触觉中的每一丝细微变化——让双脚成为你的整个世界。如果你的思绪飘远，请以惯常的方式注意到分心，然后将注意力重新拉回到行走的动作上。在整个过程中不要低头看脚，也不要边来回行走，边在心里想着自己脚和腿的样子。"

正念教学要点：一心一意地观察。

注　　释

[1] From Miller, Rathus, and Linehan (2007, pp. 275–284). Copyright 2007 by The Guilford Press. Adapted by permission.

第七章

痛苦忍受技能

会 谈 大 纲

第一次会谈

- ▶ 简短正念练习
- ▶ 回顾家庭作业
- ▶ 休息
- ▶ 介绍痛苦忍受技能及其原理
- ▶ 危机生存技能
- ▶ 用"智慧心念接受"转移注意
- ▶ 布置家庭作业
- ▶ 教授危机生存技能时会遇到的挑战
- ▶ 会谈收尾

讲义和其他材料

- ▶ 痛苦忍受讲义1：为什么要忍受痛苦的感受和冲动？
- ▶ 痛苦忍受讲义2：危机生存技能概述
- ▶ 痛苦忍受讲义3：危机生存技能——用"智慧心念接受"转移注意
- ▶ 痛苦忍受讲义4：练习——用"智慧心念接受"转移注意
- ▶ 白板或其他大号书写板及记号笔

- 正念铃
- 用于"转移注意"活动的精选材料（如游戏、拼图、杂志或音乐等）

第二次会谈

- 简短正念练习
- 回顾家庭作业
- 休息
- 通过六种感官进行自我安抚
- 改善当下
- 布置家庭作业
- 会谈收尾

讲义和其他材料

- 用于自我安抚活动的材料（如花草茶、音乐或香薰等）
- 痛苦忍受讲义5：危机生存技能——通过六种感官进行自我安抚
- 痛苦忍受讲义6：练习——自我安抚技能
- 痛苦忍受讲义7：危机生存技能——改善当下
- 痛苦忍受讲义8：练习——改善当下
- 白板或其他大号书写板及记号笔
- 正念铃

第三次会谈

- 简短正念练习
- 回顾家庭作业
- 休息
- 利弊分析
- 用改变身体的化学反应技能管理极端情绪
- 布置家庭作业
- 会谈收尾

讲义和其他材料

- 痛苦忍受讲义 9：危机生存技能——利弊分析
- 痛苦忍受讲义 10：练习——利弊分析
- 痛苦忍受讲义 11：危机生存技能——用改变身体的化学反应技能管理极端情绪
- 痛苦忍受讲义 12：练习——改变身体的化学反应技能
- 白板或其他大号书写板及记号笔
- 正念铃
- 冰袋、凝胶眼罩、装有冰块的可重复密封的半升容量塑料袋和纸巾（在使用改变身体的化学反应技能时可调节温度）
- 有明显秒针的大时钟（用于有节奏地呼吸）

第四次会谈

- 简短正念练习：浅笑
- 回顾家庭作业
- 休息
- 接受现实技能
- 布置家庭作业
- 会谈收尾

讲义和其他材料

- 痛苦忍受讲义 13：针对家庭、学校或工作场合创建危机生存工具包
- 痛苦忍受讲义 14：接受现实——我们可做出的选择
- 痛苦忍受讲义 15：接受现实——转念
- 痛苦忍受讲义 16：自主自愿
- 痛苦忍受讲义 17：练习接受现实的方法
- 痛苦忍受讲义 18：练习——接受现实
- 白板或其他大号书写板及记号笔
- 正念铃

教学笔记

> 没有什么比摆脱痛苦更令人向往，但也没有什么比失去拐杖更令人恐惧。
>
> ——詹姆斯·A. 鲍德温（James A. Baldwin）

> 是我们的选择……而非能力，真正展现了我们是怎样的人。
>
> ——阿不思·邓布利多［Albus Dumbledore，出自 J. K. 罗琳（J. K. Rowling）的《哈利·波特与密室》（*Harry Potter and the Chamber of Secrets*）］

关于本模块

当问题无法立即解决时，痛苦忍受技能可以帮助来访者忍受困境和情绪痛苦。本模块包含两类痛苦忍受技能。第一至三次会谈涉及第一类技能，即危机生存技能——强调通过转移注意，自我安抚，改善当下，对冲动行为与有效行为进行利弊分析，以及"改变"身体的化学反应以迅速降低高水平生理唤起，来改变对痛苦的体验。这些策略可帮助人们在危机中生存下来，不会因冲动行事，从而使情况恶化。需要强调的是，这些技能提供的短期解决方案并不能解决造成痛苦的核心问题，也不一定会让人感觉变好。不过，它们能帮助人们避免包括物质滥用、饮食失调或自伤在内的问题行为，从而基于所学技能承受痛苦。

为了教授转移注意和自我安抚技能，带领者在相应的会谈中携带了一些帮助转移注意和安抚情绪的材料。转移注意的材料可包括字谜、数独、彩笔和纸以及杂志。播放有趣的短视频也很有效。自我安抚材料可包括乳液、花草茶、香薰、小动物毛绒玩偶、音乐、日落和海滩的照片、丝巾和巧克力等。在教授改变身体的化学反应技能时，带领者可以携带冰袋或装有冰水的小密封袋。除了在技能训练团体中练习各种危机生存技能外，该技能模块的家庭作业还包括制作一个个性化的危机生存工具包。我们还鼓励大家制作一个便携式的小型危机生存工具包，以便在学校、工作场所、露营或通勤途中使用。

该模块剩余的时间将用于教授第二类痛苦忍受技能：接受现实技能。这类技能帮助人们学会如何全然接受无法改变的痛苦情境，而不是用回避或对抗的方式增加痛苦。全然接受并愿意拥抱现实可以减轻情绪痛苦，并以更专注和有效的方式继续前行。正如教学笔记所述，我们建议在第四次会谈开始时使用浅笑作为正念练习。

第一次会谈

简短正念练习
回顾家庭作业
休息

介绍痛苦忍受技能及其原理

开始时，先说明在接下来的几周，大家将学习痛苦忍受技能。

询问青少年："痛苦是什么意思？忍受又是什么意思？"带领者从团体中收集定义，并指出忍受意味着容忍，而不是改变或摆脱不想要的情境。随后，带领者应举一个例子，例如：

"有没有人坐过游轮或在电视上看过游轮？想象一下——我正乘坐这艘游轮离开纽约港，驶入大西洋，向南前往佛罗里达。一天下午，我正在甲板上散步，欣赏风景，突然踩到一块香蕉皮滑倒，掉进了海里。当我落入水中，沉入海底，然后又浮到水面时，游轮已经快速驶离了我。在远处，我看到了另一艘船，它似乎正朝我驶来。我完全看不到陆地。你们觉得我当时有什么感受？我的冲动是什么？如果你们看到游轮渐渐远去，在那一刻会怎么做？"

讨论要点：邀请成员分享观点。通常，有人会建议游向游轮，其他人则说疯狂地挥手并呼救。给每个人一个思考的机会，认可他们的恐惧／恐慌情绪，认可他们想要游泳和尖叫

> 的冲动。然后，提供智慧心念的痛苦忍受解决方案：不要游泳，不要尖叫，而是进行所谓的"生存漂浮"，直到另一艘船到达。向成员解释：
>
> "不冲动行事需要极大的正念和痛苦忍受能力。如果我因为恐慌而行动，很可能会让情况变得更糟，甚至溺水。这就是我们需要了解的痛苦忍受技能。它并不是为了让你感觉变好。漂浮在大西洋上时，我的感觉并不好——我非常痛苦！然而，我并没有冲动地去做那些会让情况变得更糟的事情；相反，我忍受了这种情境。"

> **讨论要点**：请青少年举出一两个关于他们在痛苦中冲动行事导致情况变得更糟的例子。

为什么要忍受痛苦的感觉和冲动？

请参与者查看"痛苦忍受讲义1：为什么要忍受痛苦的感受和冲动？"。

- 每个人都要面对生活中的痛苦，生活中不可能没有痛苦。（请成员分享他们是否同意此观点。）
- 总是试图回避痛苦可能会导致更多问题，而不是解决问题。（请成员分享他们是否同意此观点。）
- 回避痛苦可能会让你冲动行事，最终可能会伤害自己，或得不到自己想要的东西。（请成员分享他们是否同意此观点。）

比如，你真的很心烦，所以喝醉了。然后你被发现了，被禁足了，现在就有更多的事情让你心烦了。我们的技能训练大多侧重于如何改变令人痛苦的事件和情境，例如减少人际关系冲突或改善抑郁情绪。但是，痛苦的情境往往无法立即改变。因此：

- 你需要有应对和接受痛苦的方法；
- 你将学会在真正艰难的情境下生存，并表现出不错的能力，而不依赖那些会让事情变得更糟的既往行为。

危机生存技能

请参与者查看"痛苦忍受讲义2：危机生存技能概述"。

在接下来的几次会谈中，我们将讲授危机生存技能。这些技能可以帮助你度过危机。什么是危机？当你非常心烦或压力很大时，这是一种短期处境，你希望立即解决问题，却无能为力。也许你能想到的唯一解决方案反而会让事情变得更糟。这些技能可以帮助你应对难以承受的情绪或无法忍受的处境。这些技能并不是用来解决问题的，但它们可以帮助你忍受痛苦的情绪，避免冲动行事。

- ***用"智慧心念接受"转移注意。*** 这是第一项危机生存技能，转移注意可以在短期内有效地应对痛苦。
- ***通过六种感官进行自我安抚。*** 自我安抚是第二项关键的危机生存技能。有些人在并非极度痛苦的时候可以安抚自己，而在极度痛苦的时候则很难做到这一点。练习可以对此有所帮助。
- ***改善当下。*** 第三项危机生存技能旨在介绍这样一种观点：管理我们内在的行为有助于改善当下。
- ***利弊分析。*** 第四项危机生存技能是权衡冲动行事与按所学技能行动（考虑智慧心念目标）的利弊。这项技能需要一些时间和思考，可以在你冲动行事之前为你争取时间。
- ***改变身体的化学反应。*** 第五项危机生存技能是改变身体的化学反应技能，有助于迅速调整我们身体的化学反应。改变身体的化学反应技能可以在你极度痛苦以致无法清晰地思考和记起其他技能时使用。

痛苦忍受技能需要正念技能

所有这些技能都需要个体首先使用正念技能。如果你没有觉察到自己正处于痛苦之中（没有正念），并且需要运用技能来应对，你就不太可能使用危机生存技能。因此，需要你的智慧心念在这个时候提示你使用痛苦忍受技能。

> **讨论要点：** 问，"为什么在危机中生存是一个好办法？在某些情况下，暂时的解决方案有效吗？"

有害的"应对"策略

让我们谈谈目前许多人在应对危机／痛苦情绪时采取的方式。当感到压力、不安、情绪失调或麻木时，许多人会通过以下方式应对：

- 吃得过多或过少；
- 酗酒；
- 滥用违禁药物；
- 吸烟；
- 翘课或逃学；
- 自伤；
- 过度使用电子设备（如电视、计算机、平板电脑或手机）；
- 危险的网络行为；
- 过度运动；
- 摄入过量咖啡因；
- 暴怒；
- 社交退缩；
- 说谎；
- 超负荷工作；
- 拖延；
- 过度消费；
- 嗜睡或失眠。

如果你曾经使用过这些或类似的策略来应对痛苦，请举手。（*团体中的所有人可能都会举手。*）

这些"应对"策略的问题在于，它们往往会让原有问题雪上加霜，甚至引发新问题——换句话说，它们会让你陷入更糟的处境。适度进行其中一些行为时并无大碍，有些则始终具有危害性。

对某个人有效的应对策略对于另一个人而言可能是适应不良的行为。即便是同一个人，某个行为是否有害也取决于使用的时间、方式（如冲动性、强迫性）及目的。例如，浏览社交软件可能带来社交愉悦感，放松身心，转移注意，也可以让人成瘾，用来逃避和拖延。运动可以作为一种痛苦忍受技能（*例如，改变身体的化学反应技能*）或情绪调节技能（*例如，一项 PLEASE 技能*），但过度运动则是一种适应不良的行为。

在本模块中，我们将学习如何忍受痛苦和度过危机，从而减少使用这些适应不良的应对策略。

用"智慧心念接受"转移注意

用"智慧心念接受（ACCEPTS）"转移注意可以减少与引发痛苦情绪的事物的接触，从而减轻当下的痛苦。

练习

请大家给自己此刻的痛苦程度打分，从 0（无）到 100（最高）。接下来，在桌子上展示各种转移注意的材料（例如，字谜、艺术画册、积木、万花筒、扑克牌、填字游戏、数独、水彩笔和纸，以及杂志）。要求每位团体成员选择一项活动，然后正念地参与到活动中，时间为 5 分钟。5 分钟后，请成员再次评定自己的痛苦程度。然后请成员分享对该练习的感受与观察。他们的痛苦程度有变化吗？这些活动是否解决了他们的所有问题？这些活动的本意是要解决所有问题吗？

> **带领者笔记**
>
> 如果团体氛围较为沉闷（如反应平淡、能量低或疏离），可以考虑通过充满活力的活动来转移注意，例如播放搞笑的电影片段或短视频。若团体氛围过于高涨（如亢奋、冲动或过度活跃），则可选填字游戏、阅读或绘画等活动来平复情绪。

- **某些技能只在特定情境中对部分人有效。** 如果一种转移注意的方法完全不起作用，你必须尝试其他方法，以找出在特定时间内有效的方法。此外，你可能会发现有些活动只需要5~10分钟就能达到预期效果，有些活动可能需要更长的时间，有时甚至需要在几小时内先后使用几种不同的技巧，以帮助成员减轻痛苦。

如果某项活动降低了你的痛苦程度，那么这对你来说就是有用的信息。下次当你感到痛苦时，可以使用这种活动或者其他类似的活动。如果你一开始并没有感到痛苦，练习这项技能并尝试其他活动也是很有帮助的。练习会让你在下一次感到痛苦时更愿意尝试这项技能。

带领者笔记

时刻提醒成员危机生存技能的核心目的。这些技能并非旨在让成员感觉变好，而是旨在帮助他们减轻痛苦，以避免因冲动行事而陷入更糟糕的处境。

请成员查看"痛苦忍受讲义3：危机生存技能——用'智慧心念接受'转移注意"。逐一讲解讲义中的每一项，并邀请成员分享他们认为有帮助的具体例子。针对某些项目（如"活动"类），可轮流询问每位成员，请他们列举一项自己容易实施的转移注意的活动。若成员提出的例子未在清单中，就邀请他们将这些补充在讲义上。

活动（Activities）：做些什么

邀请成员朗读讲义上的活动清单，并提问："哪些活动可以分散你的注意力？"添加讲义上未列出的能有效转移注意的活动。这些活动必须是成员可以在不同的环境（如家庭、学校或工作场所）中进行的。滑雪和潜水可能是很好的转移注意的活动，但不容易实现。

贡献（Contributing）：为他人做好事

邀请成员朗读讲义。有些青少年可能难以理解这里的"贡献"并不一定意味着要对令自己不快的人示好。下面以青少年在家中因弟弟妹妹感到恼火为例。

"与其对惹你烦的弟弟妹妹大吼大叫或动手教训，不如通过辅导其他没惹你的弟弟妹妹做作业，或协助父母摆餐具准备晚餐来做'贡献'。其核心理念在于，与人为善可以减轻自身的痛苦。'贡献'既可以是为住院儿童募集玩具这样的大事，也可以是为别人扶门并报以微笑这样的简单小事。帮助他人不仅能让对方感到愉悦，也能改善我们自身的情绪状态。大家注意到这一点了吗？"

请成员提供一两个例子，并加以讨论。

比较（Comparisons）：将自己和那些更为不幸的人进行比较

这项技能常引发争议，而且经常被误解。人们往往会回应说这种比较的方式没有用，并且不认可这种方式。带领者可以先认可这些反应，再举例说明该技能的实际效用，我们中的一个人给出了下面这个例子。

"在我二十来岁时，膝盖出了问题，导致我上下楼梯都很困难。某天，在医院里，我的膝盖疼得特别厉害，我不禁自怨自艾地嘟囔着：'为什么偏偏是我？这不公平。'就在这时，我抬头注意到了周围那些坐在轮椅上、躺在担架上的患者，他们完全无法自主行动。虽然我感到疼痛，但至少我还能独立行走。这一想法帮助我暂时减轻了痛苦。"

另一种比较的方式是邀请成员回想他们和现在相比曾经感到更糟或表现得更糟的时候。解释："没有一项技能适合所有人！如果大家觉得这项技能没有帮助，就不必使用它。但每个人都一定可以找到一些对自己有效的技能！"

情绪（Emotions）：尝试激发不同的情绪

请成员朗读讲义，并找出其中一项能激发与当前不同情绪的活动。
有多少人会在情绪低落时选择听沉重的、令人压抑的音乐？（等待回答，然后解释）这并不是在使用这项技能。这里的方法是选择那些能唤起与痛苦情绪不同的感受的音乐、电影、电视节目、社交活动、网站或其他活动。欢快的、有趣的、好玩的、令人振奋的、充满活力的、令人兴奋的或令人平静的事物，都有助于带来不同的情绪状态。

> **带领者笔记**
>
> 我们有时会在团体中播放电影片段来阐释上述观点。许多青少年反馈，例如在悲伤时聆听悲伤的音乐，会让他们感到被认可，进而缓解情绪失调。可以向他们说明：虽然这种做法确实能缓解痛苦，但它并非转移注意的技能——它可能属于其他技能范畴，如自我安抚或自我认可。带领者可举例说明能改变情绪的活动，例如：当感到易激惹/焦虑时，观看电视中的喜剧节目或播放舒缓的音乐；当感到情绪低落时，播放欢快的歌曲；等等。

推开（Pushing away）：把痛苦的事情暂时抛诸脑后

请成员朗读讲义并思考一个使用推开技能的例子。许多青少年和家长会提问："推开情绪难道不是与辩证行为治疗背道而驰的做法吗？"此时，带领者可以这样解释：长期而言，我们确实不提倡推开或持续回避情绪或困境，但在危机情境中，直面痛苦可能适得其反。可以通过以下例子加以说明。

"在我父亲住院期间，如果我在工作时放任自己想象他躺在病床上痛苦的样子，我会陷入悲伤和焦虑，无法关注我的来访者。在我专注于工作时，我运用推开技能暂时将这些事情搁置了；下班回家后，我允许自己充分体验所有情绪，并思考父亲的状况。"

下面是一个备选的例子。

"一位来访者描述了在学校遭遇同学挑衅的经历。她并未在课堂上与对方持续进行眼神对峙（这只会让她更愤怒，更无法集中注意力），而是假装自己戴着赛马专用眼罩，仅能直视前方，从而屏蔽挑衅者所在方位。这帮助她顺利完成了最后几周的学业，避免了可能引发停学甚至被开除的冲突事件。"

部分带领者会设计象征性或具象化的推开练习，例如，设计一个小盒子，将写有痛苦情绪和想法或画有痛苦画面的纸条放入其中。告诉成员，他们稍后可以在适当时机取出这些纸条。

想法（Thoughts）：替换你的想法

请成员朗读讲义并思考一个使用替换想法技能的例子。部分青少年和家长可能会提出，"数到10或者观察房间海报上的颜色"这样的做法有些愚蠢并且没有效果。带领者需要强调两点。

- **若当前方法无效，请尝试其他技能。**某些技能只在特定情境中对部分人有效。如果一项技能确实对你无效，请尝试其他技能。
- **但想让它有效，必须正念地投入练习。**就像大多数技能一样，这项技能也要求成员正念地练习。这意味着要全然地融入转移注意的活动，例如，正念地重复默念歌词或数出海报中不同色调的蓝色。当注意力飘回痛苦情境时，觉察到这一点，并温和地将注意力重新拉回特定的替代想法上。

可以通过以下例子进行说明。

"我在体检抽血或进行静脉注射时总会感到煎熬。我习惯通过数天花板或地板的瓷砖，或者从100连续减3来转移注意。有一次，我带了一份报纸去抽血。当护士在我的手臂上找静脉时，我全神贯注地阅读了一篇好文章，直到完成抽血。当我这样让思绪忙起来的时候，就能更好地忍受那些难受的感觉了。"

感觉（Sensations）：强化其他感觉

邀请一位成员朗读讲义并思考一个强化其他感觉的例子。对一些青少年来说，做仰卧起坐和俯卧撑直到筋疲力尽是有效的。对另一些人而言，紧紧抱住床垫或枕头也能起到这种作用。

重点解释如何在不伤害自己的前提下使用这种技能！用橡皮筋弹手腕可能会产生痛感，但若未造成瘀青或组织损伤则不算自伤行为。从行为塑造或减少伤害的角度看，用橡皮筋弹手腕带来痛感优于割伤自己，因为割伤自己可能会造成组织损伤，甚至留疤。带领者最后可以说明，成员可能并不需要依赖痛觉刺激来有效地转移注意。这项技能也可以涉及温度觉（如喝冰镇饮料；用热水淋浴，但不要达到烫伤的程度）、听觉（如在房间里听高分贝的音乐）和味觉（如吃酸黄瓜或辣酱）。

小测试

让成员将讲义翻到背面，然后提问他们助记词 ACCEPTS 的含义。例如，"好，谁能告诉我 A 代表什么？""第一个 C 指代什么？"等。确保每个人至少能准确复述一两个字母的含义，并在一定程度上能正确地回忆。告诉他们，以后说不定什么时候就会用到这项技能，可能是在深夜里，可能是上学时的某一天，也可能是在大西洋中央（打个比方），那时他们未必能随时查阅技能讲义。他们需要将这些技能牢记于心。

布置家庭作业

布置"痛苦忍受讲义 4：练习——用'智慧心念接受'转移注意"作为作业。请每位成员承诺在本周内面对轻微痛苦时使用两种转移注意技能，并将所选技能写在讲义上。

教授危机生存技能时会遇到的挑战

在布置家庭作业时，带领者可以预见可能出现的一些挑战。需注意，这些挑战不仅会在"用'智慧心念接受'转移注意"技能的使用过程中遇到，也会在其他危机生存技能的使用过程中遇到。可能有成员表示"痛苦忍受技能对我没用"，或"当朋友们都抛弃我时，听音乐根本无济于事"。带领者可以这样回应："请尝试练习尽可能多样化的技能来找到真正有效的方法。"

部分成员可能在技能团体中或下周回顾作业时提出："痛苦忍受并不能让我感觉好些"或

"效果持续时间不长"。带领者可以这样解释："这些技能的设计初衷并不是一定要让你感觉变好或解决问题,而是避免让你陷入更糟糕的处境。如果你在极度痛苦时没有做出有害行为或风险行为,它就算是奏效了。"针对持续时间的问题,可以这样回应:"你可能需要同时使用几种痛苦忍受技能,才能忍受住最强烈的痛苦。"

第二次会谈
简短正念练习
回顾家庭作业
休息

在休息时间,带领者可以在桌子上摆放自我安抚时会用到的材料。

通过六种感官进行自我安抚

介绍自我安抚技能及其原理

自我安抚是危机期间的一种自我关怀方式。我们的五种感官(视觉、听觉、嗅觉、味觉和触觉)中的每一种都可以用来进行自我安抚。此外,你还可以利用运动(运动觉,即第六种感官)进行自我安抚。有些人在心烦时甚至很难想到要做任何"自我安抚"的事情。虽然你在一开始可能会觉得不自然,但如果给自己一个练习的机会,自我安抚技能会变得非常有用。

练习

请成员评估自身痛苦程度(0—100),随后邀请他们使用桌上的一种材料(如舒缓音乐光盘、花草茶、新鲜出炉的巧克力曲奇、芳香乳液、香薰蜡烛、夕阳和海滩等舒缓场景的大幅照片、毛绒玩具或舒适的围巾)进行某种形式的自我安抚。成员也可通过运动和伸展活动实现自我安抚。让全体成员用 5 分钟时间全然地融入这种体验，结束后再次评估痛苦程度并分享观察结果。

> **带领者笔记**
>
> 部分成员可能认为所选的自我安抚活动在当下对他们的效果有限。带领者可将这种反应正常化，并说明重要的是通过尝试不同的安抚材料来找到对自己最有效的方式。有时需要综合运用调动多种感官的活动才能实现预期的痛苦缓解。同时，若过度使用某些自我安抚活动，可能会引发消极情绪或发展成适应不良的行为（如过量食用冰激凌、过度运动或饮用过多咖啡）。
>
> 需提醒成员：转移注意与自我安抚技能的主要目的并非让他们感觉变好，而在于防止情绪恶化以及避免采用适应不良的应对策略。成员应将这些活动视作一条"情绪止血带"——当感受到高强度痛苦时，止血带虽不能帮助你感觉变好或解决根源问题，但能保住你的性命。

回顾"痛苦忍受讲义 5：危机生存技能——通过六种感官进行自我安抚"

记住这些技能的一个好方法就是想象如何安抚六种不同的感官来加深印象。用视觉、听觉、嗅觉、味觉、触觉以及我们可能不常想到的运动觉来进行自我安抚。

讨论六种感官中的每一种，请所有成员举例说明他们使用过或认为可以用来安抚情绪的方法。带领者可以分享自己最喜欢的策略作为破冰之举和示范。还可以要求成员思考哪些自我安抚练习是可以立即使用的（例如，如果一个人喜欢沙滩，但他现在在学校，那么也许可以看看手机里的沙滩照片）。

改 善 当 下

使用"改善（IMPROVE）当下"技能（痛苦忍受讲义 7：危机生存技能——改善当下）的一个好处是不需要像许多转移注意技能和自我安抚技能一样准备任何道具。一些改善当下策略涉及改变你对自身或情境的思考方式（例如，从绝望到自我鼓励或寻找意义），另一些策略涉及改变身体对事件的反应方式（例如，从紧张到放松），还有一些策略涉及以一种有效的方式集中注意力（例如，意象、祈愿、一次只做一件事或度假）。

> **带领者笔记**
> 邀请成员大声朗读改善当下技能，并识别哪些技能是他们曾经使用过的，或认为可能有效的。

意象（Imagery）

使用意象是指在脑海中想象一个令人放松、感到安慰或增强自信的场景。它可以用来转移注意，安抚自己，建立自信和勇气，也可以通过视觉化想象增强目标的激励性与可行性（例如，就像跑步者想象成功冲过终点线一样）。

意义（Meaning）

但尝试从痛苦中寻找意义或目的可能会有帮助，尽管并非总能找到。并非在每个问题中都能找到一线希望，这也不是要轻视痛苦的处境。然而，就像照顾患病的长辈有时能让彼此疏远的兄弟姐妹重新团聚，聚焦于重建的关系便是一种创造意义的方式。经历过困境或情绪痛苦的青少年或年轻人有时会选择从事心理健康领域的工作，运用自身的理解帮助他人，从而使他们的痛苦变得有意义。寻找意义所涉及的情况也可能很简单：比如考试没考好，然后去参加老师的课后辅导，并意识到这次没考好却换来了一位有爱心的老师的 1 小时辅导。关键在于，我们有时必须主动创造意义——正如俗话说的"把柠檬榨成柠檬汁"。我们可以从错误中学习，在遭遇损失或痛苦时找到值得建立联结的人，并将伤痛转化为善行。

祈愿（Prayer）

你们中有人曾用祈愿来应对苦恼吗？如果有，你觉得它有用吗？成员可以求助于自己的智慧心念，或者对他们感到迷茫的情境进行冥想。应该祈愿获得力量和接受痛苦，而不是祈求危机被消除。

放松（Relaxation）

放松的目的是改变压力下的身体反应。人们常会无意识地紧绷身体，仿佛这样就能改变处境。实际上，通过整体放松的体态来展现身体对现状的接受，有助于促进心理层面的接受。你们平时用什么方式放松？（*举例说明。*）

一次只做一件事（One thing in the moment）

这项技能要求只专注于当下的体验。我们常因沉浸于过往的痛苦、担忧未来的痛苦或无法投入当下可能的积极体验而承受额外的痛苦。若始终与过去、未来或当下的负性体验纠缠，就可能错失当下中性的乃至愉悦的体验。例如，乘坐火车时反复回想早晨发生的争吵，或因邻座的吵闹而恼火，而不是专心欣赏窗外的美景。

度假（Vacation）

我们有时需要从生活压力中暂时抽离。这里所指的"度假"并不一定是要飞往加勒比地区的海岛，而是只需为自己留出几小时甚至几分钟。暂时停止处理当前事务，照顾好自己或允许他人来照顾你；点一杯拿铁；阅读1小时闲书；关闭所有电子设备；到户外散步或去健身房锻炼。

例如，当我挚爱的祖母再也无法独自生活时，我飞往佛罗里达协助她搬入一家养老院。那几天，我感到压力很大并且有些情绪化，我选择暂时抽离。我开车到附近海滩，停好车，脱掉鞋子，在阳光下沿海岸线漫步。半小时后，我回来了，心情平静下来了，有精力继续应对手头艰巨的任务了。

自我鼓励（Encouragement）

你是否经常对自己进行苛刻的批评？你是否对自己说过这样的话："我从来没做对过任何事""我这次考试会不及格""我太胖了"。自我鼓励技能要求你像对待自己在意的人那样对待自己，或者像你希望别人如何对你说话那样对自己说话。你曾说过哪些支持别人的话？在你经历困境的时候，支持你的人对你说过什么？

> **带领者笔记**
>
> 成员可能提出的鼓励性话语包括："你有很多擅长的事情""只要足够努力，你就能通过考试"，或"你本来就很美"。带领者可示范鼓励性表述，例如，"这确实很难，但我相信你能做到"，以及"只要把任务分解，一步一步地来，我就能渡过难关"。引导成员举出更多例子，并鼓励他们将这些鼓励的话语应用于自身。

布置家庭作业

布置"痛苦忍受讲义 6：练习 —— 自我安抚技能"作为作业。请每位成员承诺在本周内面对轻微痛苦时使用两种自我安抚技能，并将所选技能写在讲义上。

布置"痛苦忍受讲义 8：练习 —— 改善当下"作为作业。请每位成员承诺在本周内面对轻微痛苦时使用两种改善当下技能，并将所选技能写在讲义上。

第三次会谈

简短正念练习

回顾家庭作业

休息

利 弊 分 析

为什么要进行利弊分析？

利弊分析技能可以帮助个体认识到，比起冲动行事或逃避现实，基于所学技能应对痛苦与冲动会带来更积极的结果。每当我们要做一些不太乐意做的事情时，比如去看医生，或者早起去上学或上班，我们基本上都会用到这种技能。因此，利弊分析是改变情绪依赖性行为的关键技能。

如何进行利弊分析

你们以前列过利弊分析表吗？也许是关于你是否应该去赴某次约，或者参加某次聚会？那么，我们要教你如何以一种有点不同的方式做这件事，这种方式可以帮助你们应对痛苦。

练习

在白板上写下一个让你感到困扰的适应不良的行为，例如，因与拒绝沟通的朋友争吵而引发酗酒。你也可以从团体中选取一个相关的例子，但不要太具有情绪诱发性。绘制利弊分栏表，在中间画一条竖线将其分为两列，在线的两侧分别写"利"和"弊"。在团体中讨论，请成员说出该冲动行为的好处和坏处。接下来，在两列的下方各画一条横线，然后询问非冲动行为的好处和坏处。见图7.1中的示例。

	利	弊
老方法：冲动行事（酗酒）	• 转移注意（短期） • 痛苦消失（短期） • 微醺状态／感觉较好（短期） • 有事可做，包括更多的社交（短期） • 有趣（短期） • 感到有勇气／力量（短期）	• 更强烈地感受到痛苦 • 不舒服（短期） • 感到更加内疚／羞愧（短期／长期） • 可能导致其他风险行为（短期／长期） • 带着头疼回归现实（短期／长期） • 错过练习新技能的机会（短期／长期）
新方法：痛苦忍受（不喝酒，选择一项技能行为）	• 减少犯错和伤害自己或他人的可能性（短期／长期） • 更有可能解决问题（短期／长期） • 通过使用技能，感觉自己更有主见、更有力量、更有掌控感，并能增强自尊（短期／长期） • 养成痛苦忍受的习惯，学会运用所学技能加以应对，让生活更游刃有余（长期）	• 无法摆脱这种感觉，也无法迅速缓解痛苦（短期／长期） • 需要付出更多努力，因此难度更大（短期）

图 7.1　酗酒的利弊分析

通过对比采取问题行为与不采取问题行为的利弊，可以为你提供更多信息。可以考虑以下几点。

- **考虑问题行为对你的功能。** 分析按冲动行为行事的好处和不按冲动行为行事的坏处可以让你知道这种行为对你有什么功能！这一点很重要，因为这样你就可以想出更符合所学技能的方式来达到同样的目的。例如，如果吼叫在争吵中能让你达到目标（吼叫的好处），而不吼叫会让你感到软弱（不吼叫的坏处），那么可以想想既能达到目标又不会让你感到软弱的更有效的方法。例如，人际效能模块中的 DEAR MAN 技能可能会让你有效且有尊严地达到目标。
- **考虑该行为的所有隐患。** 分析按行为行事的坏处和不按该行为行事的好处突出了该行为的天然后果。换句话说，继续依赖这种行为是有隐患的。
- **评估每种利弊是否会产生长期影响或短期影响，或者二者兼有。** 例如，辱骂朋友可能会在短期内帮你发泄紧张情绪，同时也会对你们的关系产生潜在的短期和长期负面影响。现在让我们重新回顾各种利弊，这次重点关注它们属于短期影响还是长期影响。（带领者可在每种利弊旁标注"短期"或"长期"，见图 7.1 中的示例。建议使用不同颜色的记号笔以示区分。）例如，通过吼叫达成目的的好处往往是短期的，而吼叫的坏处之一是破坏关系，这可能产生长期影响。
- **识别模式。** 通常，适应不良的行为带来的短期好处多于长期好处，而克制这类行为（使用辩证行为治疗技能）则能带来更多长期好处。当所有利弊均被标注了短期或长期影响时，往往会呈现一种模式。你在自己的生活中是否观察到了这种模式？冲动行事的利与不冲动行事的弊（该行为对你产生的作用）多为短期好处；然而，不采取冲动行为的利与采取冲动行为的弊往往能带来更多长期好处以及一部分短期好处。
- **考虑利弊，选择忍受痛苦，为长远打算，构建美满的人生。** 如果你想构建美满的人生，就有充分的理由努力停止那些让你陷入困境的应对策略，并用有效的应对策略取而代之。一般来说，运用所学技能忍受痛苦的利大于弊。

> **练习**

请每位成员用 5 分钟时间思考最近发生的一件令人痛苦的事情，在这件事情中，他采取了适应不良的行为，或者有采取适应不良的行为的冲动。请成员在"痛苦忍受讲义 9：危机生存技能——利弊分析"的开头写下他们的例子，并填写图中的四格，评估每种利弊是否会产生短期和／或长期影响。根据时间安排，邀请 1~2 位成员在白板上分享他们的例子，并与团体成员讨论。

何时使用利弊分析

提前（单独或与个体治疗师一起）填写一份关于典型目标行为或成瘾行为的利弊分析讲义（痛苦忍受讲义 9：危机生存技能——利弊分析）。然后，在感到痛苦时，可以用它来回顾冲动行事或不冲动行事的利弊。这种方式可以提醒你长期目标以及在短期内忍受痛苦的好处。即使当时没有带着讲义，在脑海中快速回顾利弊也能帮助你选择有效的方式来应对冲动，而不是依赖有害的行为。

提前填写这份作业单，它可帮助你明确目标行为的功能，并指导你寻找替代行为（例如，若饮酒能让你放松，可以用改善当下技能中的其他活动代替饮酒，以达到放松的目的）。换言之，当你面临陷入某种问题行为的风险时，这一技能可作为"提前应对练习"的一部分。

用改变身体的化学反应技能管理极端情绪

为什么要练习改变身体的化学反应技能？

极端的情绪唤起可能使人无法使用大多数技能。你们是否遇到过这样的情况：情绪崩溃到无论尝试什么方法都无效，思绪混乱，甚至完全记不起学过的技能？（*通常，大多数人都会使劲点头表示认同。*）此时，你已陷入情绪痛苦的"红色危险区"，甚至可能开始恐慌。对于这种因情绪过度唤起而无法实践技能的状态，我们称之为"战斗或逃跑"反应。这种情况可能发生在诸如此类的情境中，比如朋友们在你生日时集体爽约还在网上发布了相关的动态，或者你在必须及格的重要考试中没能及格。无论具体事件如何，你的情绪都会高度唤起，陷入由情绪心念主导的红色危险区。

我们常听到这样的话："我当时情绪太崩溃，以致无法使用技能。"我们在这里要教你们的，是如何在情绪最痛苦的时候（比如，如果100分代表最痛苦，那么在超过75分的时候）也能有效地使用技能。毕竟，大多数人接受治疗的目标并非只是学会应对轻微的烦躁！改变身体的化学反应技能是为那些情绪极度痛苦、情绪失调到连已掌握的技能都难以记起（更别提运用）的时刻设计的。当你身处危机中，不知所措，被困在情绪心念中无法脱身，且其他危机生存技能失效时，就是使用改变身体的化学反应技能的时候了。它们能迅速降低你的情绪强度。但需注意，这些技能的效果通常仅持续5~20分钟，因此它们并非长期解决方案！它们能让你冷静下来，为你争取更多的时间，以便决定后续该使用哪些技能。

改变身体的化学反应技能可以在你极度痛苦时快速"调节"你身体的化学反应。有些人曾依赖适应不良的行为来缓解痛苦，也有人通过药物（急救药）减轻焦躁或焦虑。我们建议你尝试使用改变身体的化学反应技能将痛苦降至可控水平，以便思考其他可用的技能。

使用改变身体的化学反应技能的原因包括：

- 改变身体的化学反应技能通过调节身体的化学反应降低情绪唤起水平；
- 改变身体的化学反应技能可以在几秒到几分钟内快速发挥作用，降低情绪唤起；
- 改变身体的化学反应技能缓解痛苦情绪的效果与功能失调行为（如酗酒、暴食、自伤）相当，但不会产生短期或长期负面影响；
- 改变身体的化学反应技能的作用类似于速效药物，却无须承担药物的成本或副作用；
- 改变身体的化学反应技能易于使用，不需要过多思考；
- 部分改变身体的化学反应技能（如有节奏地呼吸、渐进式肌肉放松的部分步骤）可在公共场合使用而不被他人察觉。

改变身体的化学反应技能如何起效

对于愤怒、焦虑或恐惧等情绪，我们通常希望降低身体的唤起水平。改变身体的化学反应技能通过触发能平复唤起水平的身体系统来起效。

交感神经系统

当我们感到压力、威胁或不安时,身体的交感神经系统就会被激活。这就是我们之前提到过的身体的"战斗或逃跑"系统。当交感神经系统被激活时,我们的心率、血压和唾液分泌量增加,瞳孔放大,消化功能减弱。身体为行动做好了准备。

副交感神经系统

副交感神经系统帮助我们休息和放松。它与"战斗或逃跑"相反,可以调节我们的情绪。当副交感神经系统被激活时,我们的心率、血压和唾液分泌量下降,瞳孔收缩,消化功能增强。

改变身体的化学反应技能激活副交感神经系统

改变身体的化学反应技能可激活副交感神经系统达 5~20 分钟,从而快速降低情绪强度,使我们能思考后续可用的其他技能。当我们能够迅速降低情绪的强度时,冲动行事的可能性也会降低。身体的生理反应是情绪系统的重要组成部分;改变情绪系统的任一环节都会影响整个系统。

例如,假设你正在过马路,突然发现一辆疾驰的汽车朝你冲来。此时,你的身体会如何反应?(*邀请成员回答。*)你的交感神经系统会启动"战斗或逃跑"反应,促使你迅速避险——这在当下情境中是很有帮助的。再设想另一种情况:朋友发消息告诉你,另一位朋友说了你的坏话。此时,你的身体反应和冲动是什么?(*邀请成员回答。*)你可能感到受伤和愤怒,并冲动地想要打电话大声质问对方,发短信指责对方,或做出其他可能引发更多问题的事。此时正是通过改变身体的化学反应技能平复"战斗或逃跑"反应的好时机。

带领者笔记

如果成员抗议说他们不应该只是"忍气吞声",请指出使用改变身体的化学反应技能调节情绪并不意味着被动接受令人不快的言论。运用改变身体的化学反应技能只是为了帮助我们争取时间,并让头脑更加清醒——在这个状态下,我们可以选择技能行为而非冲动反应,例如运用有效的人际效能技能与朋友沟通,或使用危机生存技能帮助我们渡过难关,直到第二天与朋友见面并当面沟通。

请参与者查看"痛苦忍受讲义 11：危机生存技能 —— 用改变身体的化学反应技能管理极端情绪"。

有四种改变身体的化学反应技能，其助记词是 TIPP：

- 用冷水给面部降温；
- 高强度运动；
- 有节奏地呼吸；
- 渐进式肌肉放松。

温度（Temperature）：用冷水给面部降温

我们可以通过将面部置于冷水或低温环境中，来快速激活副交感神经系统并平静下来。当我们用冷水敷脸时，会触发"潜水反射"。这种反射是人类（及其他哺乳动物）的一种生理倾向，在无氧状态下浸入极冷的水中时，心率会减缓至静息心率以下。这种效果源于副交感神经系统的激活增强。

> **注意事项**：必须提醒团体成员，通过冷水诱发潜水反射可能导致心率快速下降。心脏疾病患者、因药物导致心率低于正常水平者，以及有其他健康问题或患有厌食症/暴食症的患者须在医生批准后才能使用此方法。寒冷过敏者在经医生许可前禁止参与冷水练习。建议所有成员在使用该方法前咨询医生的意见。青少年还应先征得家长的同意！

使用这种技能的一种方法是：弯下腰，屏住呼吸，将面部至太阳穴处浸在一盆非常冷的水中，保持 10~20 秒；如果憋气时间达不到，时间可以缩短。然后抬头，呼吸，重复这个过程，最多三次。浸泡时间越长，水温越低，效果越好。但是，水温不要太低，低于 10℃ 的水可能会在浸泡过程中导致面部疼痛。

你可以用其他方法代替这种浸泡法：坐在椅子上，把冰袋、凝胶眼罩、装有冰块和水的密封袋、冷敷袋或冷饮罐放在眼睛下方的颧骨上。如果冰袋或其他物品太冷，可以用布或纸巾包起来，将接触脸部的那一面弄湿。在这种方法中，脸部不用浸泡在水中，但屏住呼吸可能会更有效。对有些人来说，只需在水槽前弯腰将冷水泼在前额、眼睛和脸颊上就足以产生效果。

浸冷水或用冷敷袋在以下几种情况下可能会有帮助：情绪高度唤起、恐慌和/或因压力过大而导致技能失效；因焦虑导致无法集中注意力完成任务；因反复思考或焦虑而失眠；分离症状，包括在治疗或技能训练会谈中出现分离症状；强烈的愤怒、其他强烈的情绪，或无法停止引起强烈情绪的思维反刍；有强烈的采取问题行为的冲动。

短暂效果

冷水产生的生理效果其实非常短暂。因此，一不小心就很容易再次陷入失控的情绪中。如果你继续把注意力集中在情绪诱发事件或冲动上，情绪很可能会再次被引爆。因此，一旦强烈唤起的情绪得到缓解，练习另一组技能（如自我安抚或转移注意）就变得很重要。如果你的情绪诱发事件为需要立即处理的事情，那么在强烈的情绪唤起减弱后，你可以专注于问题解决。

练习

在本次会谈中为每位成员准备装有冰块的塑料密封袋或凝胶眼罩。确认成员是否有健康问题，给每位可以参与练习的成员分发一个用湿巾包裹的冷敷袋。解释：

> "我们将练习使用冰袋。在接下来的 1 分钟里，想一想你憎恨或让你感到愤怒的人或事，注意你的情绪和任何想要依赖情绪采取行动的冲动。不要选择会让你情绪失调的人或事！1 分钟后，请把用湿巾包裹的冰袋放在脸上。你要确保冰袋至少触及你眼睛下方的颧骨。当你把冰袋敷在脸上时，注意身体或情绪的任何变化。将冰袋敷在脸上约 30 秒，如果可以，就敷更长时间。"

请成员观察他们在面部敷冰袋后的身体感觉、情绪和冲动方面的任何变化。或者，他们也可以在练习前后测量自己的脉搏。要明确强调，此项团体活动是自愿参与的，这也绝不是一场耐力比赛。

高强度运动（Intense exercise）

我们将在情绪调节技能模块中学到，情绪会组织身体采取行动。例如，愤怒让我们准备攻击，恐惧让我们准备逃跑等。当身体为行动做好准备并高度唤起时，我们很难不采取行动。因此，与其受情绪驱动行事，不如通过高强度有氧运动来重新调节身体，降低情绪强度，控制自己的行为。

10~15分钟以上的有氧运动可快速影响情绪，运动后，消极情绪减少，积极情绪增加。例如跑步、游泳、跳绳或高强度负重训练，都可以。如果你无法去健身房或没有特定的健身器材，你可以尝试原地跑步或绕着小区跑、做俯卧撑和仰卧起坐、跳绳、健步走，或者放点音乐在房间里跳舞。关键是需要达到足够的强度。

> **带领者笔记**
>
> 同时，提醒成员注意避免运动过度，运动强度必须控制在安全范围内。运动应保持较高的强度，但持续时间相对较短——以分钟而非小时计——且不应超过个人的体能水平。关于运动强度和持续时间，应如同冷水法一样，基于医学信息做出合理判断。

一旦运动停止，副交感神经系统就会被激活，并在大约20分钟内降低身体的唤起水平。你是否有过这样的经历：在剧烈运动后，比如赛跑、爬了很多层楼梯、追赶公交车，或者参加足球、网球或篮球等比赛后，身体会慢下来？那是什么感觉？那就是你的副交感神经系统被激活后的效果。

如果你正经历着强烈的情绪，需要迅速平复下来，那么这种感觉会不会对你有所帮助呢？在慢下来的这段时间里，你更有可能思考可以使用哪些其他技能来控制自己的行为。需要正念地参与练习，然后思考我们还可以使用哪些技能。如果一直专注于引发强烈情绪的诱发事件，就会让情绪再次爆发，也会更难平静下来。

有节奏地呼吸（Paced breathing）

有节奏地呼吸要求我们放慢呼吸速度，使呼气时间长于吸气时间。研究人员发现，放慢呼吸节奏可以通过激活副交感神经系统来快速缓解情绪失调。然后，我们可以更清晰地思考下一步该怎么做。这种策略可以随时随地使用，因为我们随时都能自主调节呼吸，而敷冰袋或高强度运动可能受条件限制。

有节奏地呼吸可以改变交感神经和副交感神经的活动。将呼吸减慢到大约每分钟 5~6 个呼吸周期（一个完整呼吸周期持续 10~12 秒），就可以通过激活副交感神经系统来有效地降低情绪唤起。

练习

在成员面前摆放一个有秒针的大时钟。通过以下步骤指导成员。

1. 将一只手放在腹部，注意在每次深呼吸时腹部的起伏。你需要做这样的腹式呼吸，而不是只做浅浅的胸式呼吸。
2. 数一数你在 1 分钟内的完整呼吸周期。一个完整的呼吸周期是指整个吸气和呼气的过程。我会计时 1 分钟。（青少年平均每分钟约有 12~16 次完整呼吸。）
3. （1 分钟后）现在，我们开始练习有节奏地呼吸。你可以用时钟或手表数呼吸的秒数，也可以在心里默数。放慢呼吸速度，使呼气时间长于吸气时间。试着吸气约 4 秒，呼气时间更长一些——约 6~8 秒，或者每个呼吸周期约 10~12 秒。这样练习 1 分钟。我们的心率在吸气时略有上升，在呼气时略有下降，因此可以延长呼气时间，以降低呼吸次数并激活副交感神经。

有些成员可能会说，呼气时间过长会让他们感到不舒服。带领者可以建议他们多加练习。即使有些成员仍然表示无法延长呼气时间，仍不妨碍他们通过练习慢节奏的深呼吸来达到放松效果：吸气约 5 秒，呼气约 5 秒，每个呼吸周期共 10 秒（Brown，2012）。邀请成员分享练习感受。

渐进式肌肉放松（Progressive muscle relaxation）

渐进式肌肉放松是另一种减缓身体活动并调节情绪的方式，这种放松技巧可在团体中通过完整的渐进式肌肉放松指导语进行教学，若带领者时间有限，也可仅示范少数肌群且不重复练习。需要为这项练习预留至少 15 分钟，若时间允许或居家练习，时长可延长至 30 分钟。可邀请成员录制练习指导语便于在家练习时播放。经过反复练习后，放松指导语可以简化，完成速

度也会加快（例如只需 5 分钟），因为只需开始练习程序便能触发放松状态，成员最终可能不需要肌肉紧绷步骤即可自主进入放松状态。需注意，居家练习时应选择安静且不受干扰的环境，建议成员在约 1 个月内每日练习渐进式肌肉放松，以充分发挥该技能的作用。

渐进式肌肉放松指导语

首先向成员说明他们将通过从头到脚系统地关注肌群来实现身体放松。成员需保持舒服的姿势（居家练习时可坐在舒适的椅子上或躺下），觉察肌肉感觉也需要练习正念地观察身体感觉。当带领者开始说指导语时，请成员闭上眼睛。

"现在注意你的额头和眼部区域，用力皱眉，紧闭双眼，让这些肌肉尽可能紧绷，保持这种紧张状态（约 10 秒），然后释放并尝试完全放松这些肌肉（约 10 秒），感受紧张感从这些肌肉中流出，注意肌肉在紧绷与放松状态下的差异。（随后，重复练习同一肌群。）

"接下来收紧脸颊、鼻子、嘴部和下颌肌肉——皱起鼻子，把上唇和脸颊往眼睛处提起，尽可能紧绷并保持 10 秒，然后释放并彻底放松这些肌肉 10 秒，觉察这些肌肉在紧绷与放松状态下的差异。（重复练习同一肌群。）"

带领者笔记

请按照以下方式持续进行，在切换至下一肌群前，重复当前肌群的每个步骤。请保持节奏，在每一步骤之间留有停顿，使成员能充分体会肌群解除紧绷状态后产生的放松感，随后按顺序推进至以下肌群：

- 颈部和肩膀（绷紧颈部，抬高肩膀）；
- 背部（拱背，两侧肩胛骨往中间夹紧）；
- 胸部（深吸一口气，然后屏住气，当感到屏气困难时，呼气）；
- 手臂（抬臂，握拳，弯曲双臂碰触肩膀）；
- 手（握紧拳头）；
- 腹部（绷紧腹部）；

- 臀部（绷紧臀部）；
- 大腿及腿部（双腿前伸，双脚向身体方向勾起，绷紧小腿，绷紧大腿）；
- 脚踝和脚（双腿前伸，脚趾向内蜷缩，脚跟向外蹬）；
- 现在请成员同时绷紧全身所有肌群，尽可能紧绷并保持 10 秒，然后放松，彻底放松所有肌群 10 秒，体会紧绷与放松状态之间的差异，再次重复全身紧绷与放松的过程；
- 最后，"扫描身体各肌群，觉察任何残留的紧张感并释放它们，现在让身体保持放松状态，将注意力集中在呼吸上，缓慢吸气，缓慢呼气，持续 1 分钟"。

请团体成员分享他们对渐进式肌肉放松的观察，比如他们的情绪唤起是下降了、保持不变，还是升高了。很多人会发现，即使在团体里只练习了 5~10 分钟，情绪唤起也会有所下降。

注意事项：部分成员可能会因未能达到预期的放松效果而出现"放松引发的恐慌"，为预防此类反应，需提醒成员练习绷紧并放松肌肉不一定会带来放松效果，本练习的要点在于觉察身体的紧张状态，在练习过程中可以随时自主停止，允许在练习中感到不自在的成员仅观察他人的示范和 / 或选择面向墙壁练习。

危机中的简版放松

处于危机中或在时间极为有限时，可采用只是绷紧并放松若干组他人不易察觉的肌群的方法，来快速缓解压力——例如腹部、臀部和胸部肌群。另一种简版放松练习是配对式肌肉放松法：绷紧全身所有肌肉后彻底放松，同时在心中默念"放松"一词。通过反复练习将"放松"一词与全身肌肉放松之间形成配对，最终目标是通过默念"放松"一词触发全身肌肉放松。

布置家庭作业

布置"痛苦忍受讲义 10：练习——利弊分析"作为作业。请成员承诺在本周内面对轻微痛苦时完成利弊分析练习。

布置"痛苦忍受讲义 12：练习——改变身体的化学反应技能"作为作业。请成员在本周内至少练习一次改变身体的化学反应技能，并填写本讲义。如果在团体内练习了调节温度，有节奏地呼吸和渐进式肌肉放松，带领者可要求成员在家庭作业中尝试高强度运动。

布置"痛苦忍受讲义13：针对家庭、学校或工作场合创建危机生存工具包"作为作业。要求成员整理一个在家中使用的个性化的危机生存工具包。该工具包应包括从用"智慧心念接受"转移注意、通过六种感官进行自我安抚，改善当下，利弊分析和改变身体的化学反应技能中精选的5~10件物品。工具包可以装在鞋盒、结实的皮箱或手提包中，它可能包含转移注意的游戏、最喜欢的舒缓音乐播放清单、身体乳液、宠物的照片、激励人心的诗歌、毛绒动物玩偶、健身课程时间表或花草茶。

关于改善当下技能，例如创造意义或自我鼓励，成员可将想对自己说的话写在卡片上，并将卡片装入工具包。成员还可将采取有害行为的利弊分析表装入工具包。要求成员下周携带工具包并进行"展示与分享"。其核心理念是：当成员情绪失调时，可立即使用工具包中的材料，不需要耗费精力思考当下如何忍受痛苦。

学校或工作场合的便携式危机生存工具包（可选）

在我们的治疗中，许多青少年都发现制作一个较小的、便携式的、专门在学校使用的危机生存工具包是很有帮助的（家长也可以制作一个用于工作场所的危机生存工具包）。对于那些进阶学习技能模块的孩子，或者那些在学校或工作场所中遇到很多困扰的孩子，我们建议他们考虑制作一个专门的工具包，其中包括适合在教室（或工作场所）使用的痛苦忍受技能，例如：可以拉伸的彩色橡皮筋；用于涂鸦的纸和笔；一小袋彩泥；解压球；趣味弹力泥；在教室或办公室里放一份能让你转移注意的视觉刺激清单；具有自我安抚作用的零食；一份朋友、老师、顾问或同事的名单，你可以在休息时联系他们。该便携式工具包也可在通勤途中、露营活动中或外出度假时使用。

第四次会谈

简短正念练习：浅笑

> **带领者笔记**
>
> 在本周的正念练习中，我们建议先讲授，再练习浅笑技能，由此引入接受现实技能的概念。

正如情绪会影响你的面部表情和体态，面部表情和体态同样也会影响你的情绪。采用更接纳的身体姿态有助于说服大脑接受痛苦的现实，而非与之对抗。将身体调整为接纳姿态的一种方式是通过面部表情，因为面部肌肉会与大脑的情绪中枢进行信息传递。如果你蜷缩身体，表情扭曲，大脑会将这解读为危险或痛苦；如果你舒适地端坐着，面部肌肉放松，大脑则传递出更强的躯体平静感与情绪满足感。当你面对着至少在短期内无法改变的痛苦现实时，可运用这项技能。

在今天的正念练习中，我们将练习"浅笑"技能。首先请大家将椅子转过去，背对彼此，以免分心，用5秒在心中用0—100评估此刻的痛苦程度。现在请放松从额头到下颌的面部肌肉，尤其注意嘴角部位，嘴角轻柔地微微上扬形成一个微笑，别人可能难以察觉，但你自己可以感知到。这就是浅笑。保持此表情，正念地静坐1分钟。

（*1分钟后*）现在，请再次默默地给自己的痛苦程度打分，分值为0—100。觉察练习前后的评分差异。

> **讨论要点**：邀请成员观察与讨论。浅笑技能常引发团体质疑，例如成员可能抗议："所以你是说我不开心时应该强颜欢笑？我爸也总这么说，这让我感到不被认可！"此时需先认可这种反应，继而澄清差异，带领者可以示范会加剧痛苦的夸张假笑与可缓解痛苦的、放松面部肌肉后的浅笑之间的区别。

回顾家庭作业

> **带领者笔记**
>
> 本次作业回顾的独特之处在于，除了布置的技能练习讲义外，还包含成员个人危机生存工具包的"展示与分享"环节。（若时间不足以同时回顾利弊分析表和改变身体的化学反应技能作业单，成员可简述工具包中已包含哪些技能，或可以纳入哪些技能。）通常，团体成员在分享工具包时会感到有趣，因为这能展现更个人化的一面，并从他人的创意中获得启发。为节省时间，带领者需指导成员挑选五件最喜爱的物品，依次简要地描述每件物品及其代表的技能。例如：某成员可能会展示一块薰衣草香皂，解释它代表通过嗅觉进行自我安抚的技能；展示一本钟爱的书，说明在用"智慧心念接受"转移注意技能中，这本书如何用于尝试激发不同的情绪以及替换其想法。需注意，单个物品可对应多项技能，例如，与宠物玩耍既可用于转移注意，也可用于自我安抚。

休息

接受现实技能

请参与者查看"痛苦忍受讲义14：接受现实——我们可做出的选择"。

全然接受

带领者应先分享一个难以全然接受的个人例子。例如：

"大约20年前，我的右膝肿得像葡萄柚一样大。医生让我做磁共振成像检查，结果显示半月板撕裂，韧带损伤，需要接受膝关节手术和康复治疗。我的大学室友曾做过类似的手术，我记得那有多么可怕。我开始试着接受诊断结果，开始为手术和可能长达9个月的康复治疗做心理准备。

"手术前几周，我的左膝竟然肿得和右膝一样大。这究竟是怎么回事？医生重新检查后安排了更多化验。这次他们说：'不是韧带撕裂——你得了银屑病关节炎。'什么？！原来，1/3的银屑病患者会并发关节炎。除了皮肤病变，关节也可能随时发炎。天哪！为什么是我？我才20多岁，走路却像个80岁的老人，这太不公平了！

"我先是感到愤怒，然后是抑郁。医生告诉我，这个问题无法通过手术来解决，于是给我开了理疗处方和消炎药。我遵医嘱了吗？没有！我拒绝接受现实，逃避复诊，放弃治疗，自怨自艾了几个月。我的病情恶化了，心理状态也恶化了。直到某一天，我突然醒悟：虽然我确实患有银屑病关节炎，但它并不一定会毁掉我的人生。如果我能全然接受这个事实，并主动配合治疗呢？如果我正视疾病，试着从内心深处彻底地接受它，然后自主自愿地遵从医嘱，会怎样呢？

"这一次，我认真服药，坚持理疗。然后你知道吗？渐渐地，我的病情开始好转。同样重要的是，我的情绪、人生观与生活质量都得到了改善。尽管这种慢性病至今仍会不时发作，但通过直面现实，我开始采取一些措施来应对躯体不适，不再与它对抗，因为这种对抗一直在延续我的痛苦。接受无法立刻改变的困境可以减少痛苦，帮助我们更有效地应对。"

可选的补充教学要点

考虑以下情况：你与家人发生了争执，用难听的话骂了对方。你因此感到担心。现在你会做什么？有五种可能的回答。（带领者可以把可能的回答写在白板上。）

1. 想办法解决这个问题。
2. 改变你对这个问题的看法。
3. 接受它。
4. 继续痛苦。
5. 让事情变得更糟。

■ **讨论要点**：邀请成员分享上述五种回答可能会导致什么。

如果你能改变痛苦的根源（解决问题或改变情境），那就去做吧！也许你可以修复矛盾。(但你的家人刚刚外出旅行，你不能马上解决问题。)

如果你能改变痛苦的情绪（改变你的看法），那试着去做吧！例如，你可以试着换个角度思考，告诉自己"不用担心，他会慢慢忘掉的"。（但你现在找不到改变看法的方法；因为你知道这对他的伤害有多深，所以这个方法无效。）你也可以尝试使用改善当下技能——例如，使用意象，想象自己弥补了过失并且有不错的结果；在痛苦中寻找意义；放松身体。如果这些方法仍然无法改变你的痛苦情绪，你可以尝试接受现状。

我们将继续讨论接受现实，因为除此之外还有什么选择呢？

当然，你可以选择继续痛苦——尖叫，哭泣，咒骂，向其他家庭成员抱怨那位家人如何对不起你，沉浸在愤怒与焦虑中，不断喊叫："这不公平！他总是怪我！"甚至，我们可能让事情变得更糟。（*请团体成员讨论如何使现状更糟。例如：砸东西、危险驾驶、冲动地发送短信辱骂家人，或者无法专注于任何其他事务。*）

那么回到接受现实的话题。这具体意味着什么？或许包括立即向家人发送道歉邮件，坦然承担后果，询问对方如何修复关系，承诺未来以更有效的方式表达感受，不再辱骂，并履行上述承诺。接受现实即意味着直面当下实际发生的事情，并厘清当前所需的应对策略。

> **讨论要点：** *可引导成员讨论那些难以接受（且无法立刻改变）的短期与长期问题。成员可参考以下示例或自选例子，对比分析在这些情境中不接受（包括让事情变得更糟）与接受现实的不同表现。需注意，无论是对于重大生活变故还是日常琐事，接受可能都是困难的。*

- 当你想安静地阅读时，地铁上有乘客大声喧哗。
- 作为跑步者／舞者，膝盖受伤。
- 未能选中心仪的老师的课程，不得不接受现任老师。
- 发现好友今晚聚会却未邀请自己，感到自己被抛弃。
- 打算观看录制好的珍藏电影，却发现它被意外删除。
- 因资金不足而无法与朋友一起旅行或购置同款服装。
- 好友即将搬走。
- 亲密关系破裂。

- 面对离婚、冲突或总是扫兴的家人等家庭问题。
- 你知道在即将到来的节日聚会中，将见到难相处的家人。
- 遗失手机。
- 在暑期兼职工作中被辞退。

为什么要接受现实？

当你试图回避一切令你不适的事物时，它们反而会回来困扰你。直面并接受痛苦能减少痛苦。并非所有痛苦情境都能立即得到处理，有时必须容忍和接受这些至少暂时无法改变的痛苦感受。

什么是全然接受？

有时，你根本无法改变或改善糟糕的状况。全然接受是一种接受你无法改变的事情的技能。接受能帮助你有效地应对情绪，继续前行，而不是在痛苦中煎熬。

> **讨论要点**：问，"你们中有多少人面临过难以接受却必须接受的事？花几分钟时间想想可能是什么事，例如，家庭成员（包括宠物）去世，自己或家人确诊心理障碍或重大躯体疾病，存在学习障碍，或是搬家与转学。请评估自己是否已经能接受该处境。如果已经接受，请比较在接受前后的心理差异。否认事实并不能改变事实。"
>
> 随后，如果成员愿意，可邀请每个人简要地举例分享。若无人响应，带领者可提供一个示例。如下示例供参考。
>
> "一位青少年的父母离婚了，但父亲无法接受。他搬入新房子，却说这不是一个'家'，因为虽然孩子们经常来看他，但不是全家人都在。由于无法接受离婚的现实，所以他只购置了基础家具，墙面也未挂任何装饰。最后，他意识到他是真的离婚了，这件事确实发生在他身上。他决定购置全套家具并在墙面挂画。这样他的房子就更有家的感觉了，他的孩子们到访时也更有家的感觉了。这消除了离婚的痛苦吗？没有，但这让他能够继续生活下去。这减少了他因生活在空荡荡的环境中而给自己带来的额外痛苦。不接受会让你陷入困境，无法前进，也无法做有效的事。"

转念

*请参与者查看"痛苦忍受讲义 15：接受现实——转念"。带领者可以邀请团体成员朗读讲义。解释：*接受是一种选择。转念是指做出接受某种情况的选择，有时是一次又一次的选择。接受是一个过程，而不是一次性的决定，当我们发现自己不能接受现实时，我们可能需要反复转动心念，走上接受之路。有两个因素会阻碍我们的接受，那就是我们的信念和情绪。

信念

例如，你相信，如果接受了痛苦的处境，你就会变得软弱，就会放弃（或屈服），认同现实，或者接受痛苦的生活。

情绪

你对导致痛苦事件的人或群体感到极烈愤怒，对失去亲人感到难以承受的悲伤，对自己的行为感到愧疚，对关于自己的某些事感到羞耻，对世界的不公感到愤怒。

记住，接受并不意味着认同！

> **讨论要点**：若有成员质疑，"你的意思是我应该只是去'接受'被虐待（或霸凌等）吗？"带领者可以这样回应：
>
> "接受不等同于认同。但看清现实能将你无法应对的痛苦——苦难——转化为可以应对的痛苦——也就是以一种温和的方式表达你的感受，寻求必要的社会支持或专业帮助，继续人生进程，而不是停滞不前。"

自主自愿

请参与者查看"痛苦忍受讲义 16：自主自愿"。

自主自愿就是完全按照情境的要求采取行动，这是一种有效的应对方式。执意而为则恰恰相反，它意味着不面对现实，不做需要做的事或情境要求做的事。例如：

"我女儿太累了，无法完成考试复习。于是她上床睡觉，把闹钟定在早上6:15，打算在那时完成复习。然而，她睡过了。她一觉醒来，马上就情绪失控，对我们大喊：'你们为什么不叫醒我？我不敢相信！现在不可能已经6:45了！'她开始哭闹，在各个房间之间漫无目的地蹲来蹲去，继续抗议，这一切都耗费了她更多的时间。这就是执意而为。自主自愿会是什么样子呢？

"我当时试着教导她，但并没有奏效。后来，我在她平静一些的时候跟她谈起她这样做是在自讨苦吃。她本可以做一些更有效的事情，包括：简短地表达她的沮丧，花3分钟洗个澡，然后迅速做好准备，这样她还能有时间复习，能准时上学。这种行为就体现了自主自愿。她的学习时间仍会比她计划的少，但她还是可以做一些准备，而不是什么都做不了。换句话说，自主自愿就是在特定情况下做需要做的事情。用自主自愿取代执意而为！"

讨论要点： *请成员参考"痛苦忍受讲义16：自主自愿"，分别描述一次自己执意而为和自主自愿的经历，需具体描述当时的想法、感受、行为及结果。根据团体的整体情绪状态调整活动形式，若氛围比较活跃，可安排成员安静、独立地在讲义上写下两种心态下的差异；若氛围比较沉闷，则建议分为三人一组，轮流分享例子并进行讨论。*

练习接受现实的方法

请参与者查看"痛苦忍受讲义17：练习接受现实的方式"。和团体成员一起朗读第一至六项，它们总结了到目前为止教授的要点。回答成员的提问。

布置家庭作业

布置"痛苦忍受讲义18：练习——接受现实"作为作业。请团体成员描述在1周内令他们感到痛苦，但又无法立即改变现状的情况。请成员运用讲义内容描述当时的情境，并说明当时是否尝试过全然接受。

第八章

走在中道上技能

会 谈 大 纲

第一次会谈

- 简短正念练习
- 回顾家庭作业
- 休息
- 介绍走在中道上技能及其原理
- 辩证法
- 布置家庭作业
- 会谈收尾

讲义和其他材料

- 走在中道上讲义1：什么是辩证？
- 走在中道上讲义2：如何辩证的指南
- 走在中道上讲义3：思维误区
- 走在中道上讲义4：辩证困境
- 走在中道上讲义5：辩证困境——你属于哪种情况？
- 走在中道上讲义6：什么是典型的青春期行为？什么值得担心？
- 走在中道上讲义7：练习——辩证地思考和行动
- 白板或其他大号书写板及记号笔

- 正念铃

第二次会谈

- 简短正念练习
- 回顾家庭作业
- 休息
- 认可
- 布置家庭作业
- 会谈收尾

讲义和其他材料

- 走在中道上讲义 8：认可
- 走在中道上讲义 9：如何认可他人？
- 走在中道上讲义 10：如何认可自己？
- 走在中道上讲义 11：练习——认可自己和他人
- 白板或其他大号书写板及记号笔
- 正念铃

第三次会谈

- 简短正念练习
- 回顾家庭作业
- 休息
- 改变行为
- 布置家庭作业
- 会谈收尾

讲义和其他材料

- 走在中道上讲义 12：改变行为
- 走在中道上讲义 13：增加行为的方法
- 走在中道上讲义 14：练习——正强化

- ▶ 白板或其他大号书写板及记号笔
- ▶ 正念铃

第四次会谈

- ▶ 简短正念练习
- ▶ 回顾家庭作业
- ▶ 休息
- ▶ 减少或停止行为的方法
- ▶ 布置家庭作业
- ▶ 会谈收尾

讲义和其他材料

- ▶ 走在中道上讲义15：减少或停止行为的方法
- ▶ 走在中道上讲义16：练习——消退和惩罚
- ▶ 白板或其他大号书写板及记号笔
- ▶ 正念铃

教学笔记

> 归根结底，所有生命都是相互关联的。我们都被困在一个无法逃脱的相互依存的网络中，被编织进同一件命运的外衣。
> ——马丁·路德·金（Martin Luther King, Jr.）

> 波浪不能独立存在，它永远是波涛汹涌的海平面的一部分。
> ——阿尔伯特·施魏策尔（Albert Schweitzer）

> 这听起来很简单，事实也确实如此，但并不容易。
> ——乔·卡巴金（Jon Kabat-Zinn）

关于本模块

我们专门为青少年和家庭开发了走在中道上技能模块（Miller，Rathus，& Linehan，2007；Rathus & Miller，2002；关于青少年和家长对该模块的可接受性的研究结果，见 Rathus，Campbell，& Miller，in press）。该模块针对这一人群中反复出现的多个问题，包括：情绪失调青少年的家庭中常见的两极分化、非辩证思维和行为模式；对认可的需求增加；将学习原则明确地应用于自身和他人。这些学习原则与主流的行为养育治疗方案有很大的重叠。本模块强调辩证的观点，即对立面可以同时成立，看待情境或解决问题有不止一种方法。这种视角使来访者能够在接受当下的自我、他人和处境的同时，努力改变痛苦或困难的想法、情绪或环境。

养育中的"走在中道上"描述与鲍姆林德（Baumrind，1991）的研究相呼应。鲍姆林德指出，权威型养育方式最有助于儿童的健康适应。该养育方式既包括坚定的纪律，有明确的规则和执行力，又采用灵活、民主的风格，允许在合理的范围内讨论和协商。大多数循证养育项目均遵循这一模式。本模块还帮助家庭熟悉青少年典型的发展行为，从而为养育困境找到一条中道。

在教授辩证困境时，一个常见的误区是花过多时间让家长讨论养育困境，导致青少年失去兴趣。请记住要不断询问青少年的看法，以及这些看法对他们的影响。我们采用的一种方法是让每个家庭基于每个辩证困境创作"家庭场景雕塑"。请青少年起身，和照护者面对墙壁站在一起，墙的一角代表困境的一端，另一角代表另一端。然后请每位照护者从自身视角把自己和青少年放到相应的定位上。这一练习会引发大量讨论。

本模块的关键部分是着重教授认可这一技能，并将认可与生物社会理论相关联，即在可能出现"不认可"的家庭环境中增加认可的反应。同时，本模块也教导青少年认可父母，并教授所有团体成员将认可作为一种改善沟通和减少关系冲突的普遍方法。本节部分内容源自莱恩汉（Linehan，1997）和弗鲁泽蒂（Fruzzetti，2006）。

请注意，辩证、认可和改变行为的内容可能超出了典型的技能训练团体所涵盖的范围。（另见关于自我认可的讲义——"走在中道上讲义 10：如何认可自己？"。该内容尚未用于研究，但对那些难以认可自己的青少年可能有帮助。）我们提供了大量示例和教学场景，以帮助团体带领者理解概念，并为需要更多练习的团体成员提供示例；其中许多示例是备选示例。与教授所有辩证行为治疗技能一样，请确保讲解简洁明了，示例多多益善，并采用成员自己的例子。团体中未涵盖的任何材料都可以用于家庭会谈或补充家长会谈。

第一次会谈

简短正念练习
回顾家庭作业
休息

介绍走在中道上技能及其原理

走在中道上模块的目标

在本模块中，我们将探讨青少年与家庭之间的冲突，以及家庭陷入两极对立、无法达成共识、情绪升级或回避互动的模式。随后，我们将教授通过走在中道上技能，在接受与改变之间找到平衡，从而化解冲突的方法。本模块包含以下三部分。

- 辩证法：通过走在中道上技能平衡接受与改变。
- 认可：聚焦于接受。
- 改变行为：聚焦于改变。

辩 证 法

介绍辩证法

请用一些词语描述自己。你认为自己是外向的还是害羞的？是有条理的还是杂乱无章的？你会选择代表极端的词吗？是否可能同时具备两种品质？技能训练的这一部分将教会我们思考多种观点都为真的可能性，即使它们看起来截然相反。

（接下来，带领者在白板上画出一条深深的沟壑，沟的一侧站着青少年，另一侧站着家长。

技能训练师接着进行如下提问。)

　　哪些问题会让青少年和家长陷入对立？你们什么时候发现自己处于彼此的对立面？会是因为门禁时间吗？还是因为成绩、上网时间、交友、约会、在身上穿环、吸烟、饮酒、驾车？你们是否发现自己被困住了，无法找到一条中间道路？在哪些问题上，你发现自己会从一种立场突然跳到另一种立场？例如，你是否曾经对自己（或孩子）过于宽容，然后转向另一个极端，变得过分严格？

　　我们可以通过辩证思维和行动来应对这些极端的立场。本模块中的技能可以帮助人们考虑不同的观点，并学会在行为上"走在中道上"。

　　问题在于，当处于情绪心念时，许多人会以非黑即白、全或无的方式行事。例如，一位青少年多次晚于门禁时间回家，于是父母宣布："你被禁足到本学期结束！"（*此时可邀请参与者分享其他极端行为反应的例子。*）

> **讨论要点：** 假设一位青少年想要将门禁时间延长至凌晨 2 点，而照护者鉴于最近对其行为的担忧，想缩短时间并坚持让他在晚上 10 点前回到家。这是一个两难的问题。从辩证角度看，若想找到一条中间道路，我们需要"尊重对方观点中合理的部分"。*询问家长：*"在孩子希望凌晨回家的诉求中，哪些部分是合理的？" *询问青少年：*"在照护者希望你晚上 10 点前回到家的担忧中，哪些部分是合理的？"

带领者笔记

　　从上面的"讨论要点"部分来看，团体中的照护者和青少年可能因为担心承认对方观点的合理性会削弱自身立场，而不愿主动回答这些问题。重要的是强调，"尊重真相"并由此认可能被认可的，其实是有助于协商的。从青少年的角度看，常见的"真相"包括：他们之所以想晚点回家，是为了玩得更开心，和朋友多待一会儿，也是为了感觉自己更自主、更成熟。对于照护者来说，常见的"真相"是：他们担心孩子是否安全，担心孩子会不会沾染毒品、发生性行为或酒后驾车，而且时间越晚，就越容易发生麻烦。一旦这些真相得以表达并得到认可，便可探讨如何兼顾双方立场，并找到中间道路。在这个案例中，简单地取晚上 10 点和凌晨 2 点的中间值，将半夜 12 点定为门禁时间就是中间道路吗？未必如此。在这个例子中，青少年可能会说："我知道我半夜三更在外面会让你担心，我保证每 30 分钟就给你打电话或发短信，告

> 诉你我在哪里，和谁在一起。如果我那样做了，我能在外面待到凌晨 1 点吗？"照护者可能会说："我知道你希望和朋友多玩一会儿，玩得更开心。同时，你和你的朋友最近发生的一些事情让我有些焦虑，所以希望你每 30 分钟给我发一次短信。我们将门禁时间暂定为晚上 11 点，如果进展顺利，未来可以逐步延长。"

什么是辩证？

请参与者查看"走在中道上讲义 1：什么是辩证？"。

当人们固守单一视角时，家庭冲突往往会加剧。当我们陷入自身观点时，应该如何挣脱困境呢？辩证的方法可以帮助我们挣脱困境。这种方法同时考虑了我们当前的观点和对立的观点，从而综合两种视角——改变由此发生。

辩证法教会我们许多重要的人生原则。例如：

1. *看一件事，总有不止一个角度；想解决一个问题，总有多种方法*。这里不存在绝对的真理（与我们在导入会谈中讨论的辩证行为治疗假设一致），真理是随着时间而发展变化的。（举例说明一些目前不再适用，但在孩子小时候、父母未离婚时或养育经验不足时曾经适用的规则或立场。）

2. *每个人都有独特的品质和不同的观点*。根据辩证法，我们相互关联并在互动中彼此影响。因此，一个人的极端立场可能将另一个人推向相反的极端。既然我们彼此关联，你希望别人如何对待你，就以同样的方式对待别人。记住，你的情绪和行为会影响他人，就像他人的情绪和行为会影响你一样（试着注意这些影响）。如果你以一种苛刻、批评或不认可的方式行事，很可能会得到同样的回应。差异不应成为冲突的根源，这一原则将人们在态度和行为上的差异正常化了。例如，家长坚持要求孩子放学后立即开始写作业，而孩子坚持先看电视放松一下。家长的视角是孩子总拖到晚饭后才写作业，导致需要熬夜才能完成作业，进而导致第二天过度疲劳且注意力涣散。青少年的视角是自己在学校上了一天学，已经很累了，需要休息一会儿再开始写作业。

3. *变化是唯一不变的*。当你感到绝望并认为一切永远不会改变时，请记住，辩证哲学认为改变一直在发生。因此，在任一时刻，事物都与前一秒或下一秒不同。关于人际关系，请允许你所关心的人随着时间的推移而成长和改变。当他人或人际关系以你不希望的方式变化时，练习全然接受。

4. **看似对立的两件事可能同时成立。**我们可以从对立的观点中检验真理，从而获得智慧。参考"走在中道上讲义1：什么是辩证？"中的例子，尽管这些观点相互对立，但都是正确的："我正在尽我所能，同时我需要做得更好，更努力，更有动力去改变""我很坚强，同时我很温柔"。

5. **冲突双方的实际情况都应得到尊重。**这并不意味着放弃或违背你的价值观，也不一定意味着在中间妥协。尊重实际情况意味着从言语和行为上去认可和接受真实情况，就像前述的门禁时间示例所示。（带领者可以再次引用青少年希望把门禁时间定在凌晨2点，而家长坚持定在晚上10点的例子；中道不一定是半夜12点。回顾"走在中道上讲义1：什么是辩证？"中所有的例子。）

辩证法为你铺设了通往中道的路，它帮助你：

- 拓展你的思维和思考生活境况的方式；
- 打破僵局，化解冲突；
- 更灵活，更平易近人；
- 避免假设和指责。

如何辩证地思考和行动

请参与者查看"走在中道上讲义2：如何辩证的指南"。
我们应该如何实践这些理念呢？

1. **转向"既……又……"思维方式。**摆脱非黑即白、全或无的思维模式。这意味着在想法和语言上都承认"这成立，同时那也成立"。避免使用"总是""从未""你真让我……"等极端的表述；相反，只进行描述。例如，说"有时我得到了公平对待，有时则不然"，而非"所有人都对我不公平"。

2. **练习考察事情的各个方面，并考虑所有观点。**通过询问"我遗漏了什么？"来找到每一个角度的真理的核心。在考虑他人观点时，保持开放并深入挖掘。例如，"为什么妈妈要我在晚上 10 点就回家？""为什么我的女儿要到凌晨 2 点才从外面回来？"

3. *记住：没有人掌握绝对的真理*。对其他观点保持开放的心态。
4. *用"我觉得……"*，而非"你就是……""你应该……""反正就是这样"之类的表述。例如，说"当我因为要听你的话而不能在外面多待一会儿时，我感到很生气"，而非"你从来不听我是怎么想的，你对我有偏见"。
5. *接受不同的意见可能都是合理的*，即使你不赞同其中的一些方面。可以说："我了解你的想法了，虽然我不赞同。"
6. *检查你对事情做出的假设*。不要假设自己知道其他人在想什么。可以说："你说……的时候，是什么意思？"
7. *不要指望别人知道你在想什么*。可以说："我想说的其实是……"

练习

邀请一位成员朗读"走在中道上讲义 2：如何辩证的指南"末尾的"实践"示例，并圈出体现辩证思维的表述。随后讨论成员的回答，检查他们对"既……又……"概念的理解。例如，一位母亲对青少年说："我既希望你在做决定时多依靠自己，少依赖我，又希望你在计划和朋友去城里之前，先和我商量。"我们来讨论一下，前面这种"既……又……"的说法为什么有道理，以及它可能如何促进改变。

团体成员可能需要更多辩证思维的示例，以下是一些参考。

- "我正在努力接受现状并改变它。"
- "你已经尽力了，同时你需要做得更好。"
- "老师真的很严格，也真的很友善。"
- "你的观点有道理；同时，我的观点也有道理。"
- "我很高兴看到你现在能冷静地说话，且举止得体，但你用平板电脑砸妹妹后，仍不能把它拿回去。"
- "我可以既擅长运动，又很有女性气质。"
- "我可以既理性又感性。"

我们如何走向极端

有时，我们会因强烈的情绪而在自身立场中从一个极端反应跳向另一个极端。例如，家长可能说："我对这些小事听之任之，不做任何反应，但情绪会越积越多，最后就爆发了。"

当某一立场失败时，我们可能转向另一个极端。例如，"我每天晚上都盯着她写作业，结果都会演变成亲子大战，最后我放弃了，现在完全不管了"。

有时，我们与家人各自固守极端立场。非辩证陈述的例子如下所示。

- "都是我父母的错（或孩子的错、配偶的错）！"
- "我要么无视孩子凌乱的房间，要么冲进去扔掉所有东西。"
- "我们家要么争吵不休，要么用冷战回避冲突。"
- "我要么狂吃糖果，要么彻底断食。"

> **讨论要点：** 使用以下示例讨论多视角的合理性。极端的立场往往是有问题的，关键在于承认这一点并找到中道。不存在唯一正确的答案。重点是提出一个能认可双方观点合理性的回应。问，"针对这些情境，走在中道上的解决方案可能是什么？"

- *情境1*。青少年请求父亲允许她的所有朋友在周五晚上来家里聚会。父亲表示拒绝："我不想让这群孩子来，他们太吵了，会把家里搞得一塌糊涂。"青少年反驳："但你说过，不希望我们晚上在公园闲逛，那里很危险。我们只想一起玩，又不想偷偷溜进酒吧之类的地方。我们也不想在大街上惹麻烦。何况我朋友的父母不许我们去他们家。"

    哪一方是对的？你会如何处理？父亲和女儿能否同时"正确"？他们能做什么？

    （青少年同意仅邀请两位朋友，并承诺在聚会结束后打扫房间，或父亲同意资助她们去打保龄球或看电影的费用，都能让他们既不用在街头游荡，也不在家聚会。）

- *情境2*。青少年多次向父亲抱怨两人相处的时间太少，希望父亲多花些时间陪伴他。某一周，父亲为正在学驾驶的儿子购买了一辆二手车，并花了一整天亲手为车清洁、打蜡和抛光，满心期待给儿子一个惊喜。当父亲展示车子并解释自己的用心时，儿子却伤心地说："我多希望和你一起做这些！这才是完美的父子活动！我说过我们从来都没有一起做过什么，你根本不懂我！"父亲感到困惑又愤怒，无法理解儿子为何忽视他的用心。

哪一方是对的？双方是否各有合理之处？你会怎么处理这件事？

（父亲可以认可儿子失落的感受，承诺增加陪伴；儿子则可以表达受伤的情绪，同时感激地承认这是父亲表达关爱的方式，即使这不是自己理想中的亲子互动。）

- *情境 3*。母亲同意女儿因与朋友观看晚上 9 点的电影而晚归，条件是在散场后打电话告知回家时间。女儿确实在电影结束时打了电话，母亲却非常焦虑和愤怒。原来，这部电影长达 3 小时 15 分钟，而母女俩事先都不知道这一点。母亲一直在等晚上 11 点的电话。女儿为自己遵守约定却仍遭斥责而感到愤怒。女儿觉得自己已经完全按照承诺做到了，因此对母亲的态度感到愤怒。（女儿履行了约定，但母亲仍然感到生气和担忧。）

思维误区

我们之所以容易情绪激动或陷入极端对立，原因之一在于我们可能会误解情境。我们称这些为"思维误区"。这些思维误区包括非黑即白思维、妄下结论、贴标签和"应该／必须"陈述。这些思维误区经常把我们推向极端思维和情绪心念。（*查看"走在中道上讲义 3：思维误区"，并让参与者分享自己现在或过去经历过的每个思维误区的例子。*）

青少年与家庭的辩证困境

请参与者查看"走在中道上讲义 4：辩证困境"。

正如前文所述，有时你们发现自己坚持某种思维方式或行为模式，但突然之间，某件事情让你大受震撼，然后你就走向了另一个极端。例如，父母对孩子放任自流，任他晚归、不认真写作业或对父母不尊重，直到某一天，父母大发雷霆："够了！今年剩下的时间不许出门，不许看电视！"这种做法有效吗？通常能有效改变青少年的行为吗？

根据我们的经验及研究文献，答案是"不能"。正如你们可能亲身体会过的，青少年不会回应，而你们最终又会回到老路上。青少年在试图管理自身情绪和行为时，也可能在两种极端间摇摆——例如，你是否感叹过："我每次和朋友出去都花太多钱了，今年再也不出门了！"

父母和孩子也会陷入对立的极端立场。例如，父母说："早点回家！"青少年说："我偏要晚归！"本模块的目标之一是帮助你们在自身和关系中找到中间道路以实现目标。若你固守某一极端，很可能无法坚持立场。即使勉强坚持，长期来看往往也无效。

当两极对立出现时，我们称之为辩证困境，因为它们会让人陷入两难境地，不知该如何前行和摆脱困境。这些困境可以发生在一个人身上，也可以发生在两个人之间。家庭中常见的辩证困境包括以下三种。

1. 过度宽松与过度严格。
2. 轻视问题行为与对典型的青少年行为过分担心。
3. 强迫独立与培养依赖。

> **带领者笔记**
>
> 请注意，"走在中道上讲义4：辩证困境"对每一个困境的表述已从原始版本转化为适用于技能训练的版本，原始版本分别是：过度放任与权威控制、将病理行为正常化与将正常行为病理化，以及强迫自主与培养依赖（Rathus & Miller, 2000）。请根据如下所述介绍每个困境的定义，并说明目标是觉察这些情况在何时出现，并努力寻找综合的解决方案。

过度宽松与过度严格

"过度宽松"指对青少年（或青少年对自身）过度纵容，缺乏要求、限制或后果，也可指监管不足——你常常不清楚青少年的行踪、同龄伙伴或活动。另一个极端，"过度严格"，则指强加过多要求与限制，或过度监控且缺乏灵活性。

- 15岁的女孩坚持在身上多处穿环、熬夜和朋友视频聊天，并留宿在男朋友家。父母强硬规定：18岁之前不能交男朋友或穿环，而且每晚10点前必须上床睡觉。
- 一位成绩优秀、追求完美的十几岁男孩因各种原因连续数周逃避做作业。成绩退步后，他立即取消了所有社交和休闲计划，全身心地投入学习。

讨论要点：上述两个示例中的任一极端立场可能会引发什么问题？（*若有团体成员支持上述案例中的某个极端反应，可进一步追问*）长期坚持极端立场有哪些潜在后果？

其他过度宽松和过度严格的示例。

第八章 走在中道上技能　　209

- **"过度宽松"的家长的示例**。没有固定用餐时间；对学业或行为无要求；孩子的东西堆得满屋都是；孩子们没有责任感；孩子们深夜外出，父母没有设门禁时间，也不知他们的去向；极少监督或零监督。
- **"过度宽松"的青少年的示例**。没有就寝时间，每晚发短信，直到凌晨；想吃什么就吃什么；一拿到钱就立刻花光；拖延作业至最后一刻，或根本不做。["过度宽松"的后果包括可能导致青少年不负责任，生活混乱（加剧情绪脆弱性），陷入麻烦或采取风险行为，危及安全。]
- **"过度严格"的父母的示例**。频繁或永久禁止青少年看电视、上网、打电话或社交（过度使用惩罚），对青少年的学业、运动或其他表现设定完美主义的标准，青少年没有隐私，监视青少年的短信和邮件、翻查其抽屉和书包。
- **"过度严格"的青少年的示例**。过度学习，即不兼顾学业与娱乐或自我照顾（如睡眠和运动）；节食到营养不良的程度；对学业、运动、外貌或其他活动设定完美主义标准。["过度严格"的问题在于，这些规则难以执行或维持，使青少年的士气受挫。过度严格可能扼杀动力，加重抑郁，引发怨恨。无论如何，这可能会导致青少年暗中做出被禁的行为，但也会导致他们更善于隐藏这些行为，或在极端间摇摆（如熬夜赶作业后整个周末都在睡觉，或在节食后暴食）。]

练习：这种困境适用于你吗？

请参与者查看"走在中道上讲义 5：辩证困境——你属于哪种情况？"，解释每位成员需确定自己在"过度宽松与过度严格"的困境连续体中所处的位置，以及他们的家庭成员所处的位置："在跷跷板上画一个 X，代表你现在所处的位置。家庭成员所处的位置用 Y 表示。如果有第二位家庭成员，请用 Z 表示其位置。"

待成员完成填写后，邀请每个家庭逐一展示每位家庭成员（包括自己）在辩证困境连续体上的位置。解释房间的两个角落代表困境的两极，墙的中间代表讲义中的中道支点。请家庭成员根据自身的理解在连续体上定位自己和其他成员。

> **带领者笔记**
>
> 家庭成员常问:"如果我们不认同孩子对我们的定位怎么办?"答案是,若存在显著的分歧,可在后续的家庭会谈中讨论。若父母双方处于对立的两极,他们应该考虑采取哪些步骤找到有效的共同养育的中道。尽管在团体会谈中无法让每个家庭详细讨论每个困境,但关键目标是提高人们对极端立场的认识。

- **过度宽松和过度严格之间的中道**。以下辩证综合的建议或许能帮助你:有清晰的规则并始终如一地执行,与此同时,愿意在一些事情上进行协商。这种坚定而灵活的风格达到了一种平衡——青少年感到他们在生活中有一定的发言权(而非完全掌控发言权或完全没有发言权),既不惧怕父母,也不无视父母。青少年可将此中道应用于自身,既专注于目标,又保持足够的灵活性以享受生活。

  例如,回想那位坚持要在身上穿孔、在男朋友家留宿,并与朋友聊天至午夜的 15 岁女孩。家长愿意在某些问题上进行协商,同时坚守其他原则。例如:不可以在男朋友家留宿,但她可以在白天与男朋友相处;此外,若她能完成作业并遵守周末的门禁时间规定,则可获得熬夜至晚上 11 点并与朋友在线聊天的特权。然而,对这位家长而言,除了在每只耳朵上打一个耳洞以外,在其他身体部位穿孔这件事仍是没有协商余地的。

- **监督不足(过度宽松)和监督过度(过度严格)之间的中道**。在青少年时期,随着孩子开始争取更多独立性,管教无疑更具挑战性。实际上,研究显示,惩罚对青少年的影响微乎其微。《纽约时报》(*New York Times*)数年前的一篇文章指出:"多项关于青少年饮酒、药物使用和早期性行为的研究表明,良好行为的最佳预测因素不是惩罚,而是家长的监督与参与。让青少年远离麻烦的最佳方法是:知晓他们的行踪,了解他们的同龄伙伴,定期与他们共度时光"(Parker-Pope,2010,p. H5)。

  因此,请监督你家的青少年,参与他们的校园生活,了解他们的朋友,并多花时间陪伴他们。但不要擅自翻查他们的私人物品,阅读他们的日记,或偷看他们的电子邮件和短信。青少年理应享有一定的隐私,这对他们的年龄而言是正常的。另外,如果你担心孩子可能存在药物滥用、遭遇霸凌的风险,或正在进行某种类型的危险行为/交流,那么严密监控(如掌握其所有行踪,查看社交网站的帖子和照片)是必不可少的。当他们的行为和功能在一段稳定期内有所改善时,可允许他们逐步重新获得隐私权。

讨论要点： 你发现青少年谎报行踪——她说她要去朋友家学习，实则计划参加聚会。以下哪种方案更符合中道？

　　1. 放任自流，让她去参加聚会。毕竟，孩子就是孩子。
　　2. 安装监控软件，查看她的所有电子邮件、上网记录和短信。
　　3. 禁止她参加此次聚会。解释你对她撒谎的担心和撒谎如何影响你对她的信任，要求她更有责任感。要让她明白，如果继续撒谎，她的自由会受到更多限制。

供讨论的可选示例

邀请青少年和家长举出其他示例。如果有需要，可以使用以下附加示例进行讨论。带领者可以朗读这些示例，然后询问成员：该立场的潜在问题是什么？中道会是什么样子？

- *家长*。一名 16 岁的女孩违反家长的规定，参加午夜聚会，家长表示：“我们怎么阻止她？总不能强行限制她的人身自由。”父亲事后与她"谈心"并"理解"她的行为——她当时很抑郁，认为在家闷着会更糟。尽管她违反了规定，但父亲未施加任何后果，并担心"如果限制她或没收手机，她会再次产生自杀的念头，因为手机是她的生命线"。
- *青少年之间*。一名 17 岁的男孩请求："因为我最近情绪很糟糕，能否破例让女朋友今晚在我的房间过夜？就这一次。"
- *青少年自身*。一位青少年想，"上次我以为不复习也能通过科学考试，结果没及格！所以这次我打算把整个周末都用来复习，绝不休息。"

轻视问题行为与对典型的青少年行为过分担心

轻视问题行为指的是忽视适应不良或有害行为的严重性。对典型的青少年行为过分担心是指对属于发展常态的行为反应过激。

轻视问题行为

例如，在很长一段时间里，一位用心良好的照护者长期无视青少年不及格的成绩单、与不良少年厮混的情况，以及在家庭中的易怒表现。父母选择信任孩子，相信这个阶段会过去，直到青少年因打架被停学并试图自杀。而后，他们转向另一个极端，像老鹰一样严密监控着他，就连轻微的情绪波动或隐私请求都被他们视为危险信号。

例如，一名青少年淡化了她每天花 8 小时上网，频繁见陌生网友并透露隐私信息，以及瞒着父母偷偷去参加聚会的事实，说："我的同龄人都这么做。"一天晚上，她一次吞服了 5 片处方药，醉酒回家并昏厥了。她却对治疗师说："没什么大不了的，我只是有点累了。"

■ **讨论要点**：*问，"这两个示例都有什么问题？"*

对典型的青少年行为过分担心

示例（家长）：一名十几岁的青少年每天给三四个朋友发短信，每隔几周就想在朋友家过夜，并且喜欢每晚独处一两小时。家长试图制止这些行为，说："你太关注朋友了，你应该多陪陪家人。"

示例（青少年自身）：一名青少年告诉她的治疗师，"我知道应该早起复习，准备期末考试，但我在假期只想睡懒觉，因为这是我唯一能睡懒觉的时间；我也想出去见朋友，这至少要花上几小时。我觉得我一定有问题，因为我不够上进。也许我不适合成为一名医生。"

■ **讨论要点**：*问，"这两个示例都有什么问题？"*

什么是典型的青春期行为？什么值得担心？

请参与者查看"走在中道上讲义 6：什么是典型的青春期行为？什么值得担心？"。

带领者笔记

"走在中道上讲义 6：什么是典型的青春期行为？什么值得担心？"列出了一些青春期典型行为的示例，以及应该引起警惕的危险信号。带领者可以在团体中分发和讨论该讲义，也可以留到家庭会谈或家长会谈中使用该讲义。这里并没有列出所有可能引起关注的行为，文化差异可能导致对"典型行为"的界定不同。

青少年个体的脆弱性也需纳入考量。例如，一位青少年可以边听音乐边写作业，而另一位青少年可能会因此分心。当家长不确定某行为是否越界时，应咨询专业人士或客观的亲友。

最后，我们承认家庭价值观会影响决策。请避免陷入"何为正常，何为异常"的争论，进而偏离主题；该讲义旨在作为一个指南，帮助家庭理解某些行为反映了正常的青少年发展，无须恐慌，而其他行为可能需要临床关注。需要注意的是，即使某种行为在青少年中很常见，也并不代表它是健康的。

讨论要点：以"走在中道上讲义 5：辩证困境——你属于哪种情况？"为起点，邀请团体成员举例讨论什么样的青少年行为是典型的或不典型的。例如，青少年接听 2 分钟电话，父母立即质问"是谁打来的？为什么总打电话？"，结果青少年恼怒地离开。尽管具体情境与语气会影响我们对情况的判断，但青少年希望拥有隐私并在不被盘问的情况下通话 2 分钟是正常的。

练习：这种困境适用于你吗？

指导每个人再看一遍"走在中道上讲义 5：辩证困境——你属于哪种情况？"，团体成员需确定他们在这一连续体中的位置。

"在跷跷板上画一个 X，代表你现在所处的位置，第一位家庭成员所处的位置用 Y 表示，第二位家庭成员用 Z 表示。"

邀请每位家庭成员依次上前。一名家庭成员根据自身理解在连续体上定位自己和其他家庭成员（如前所述，用房间角落代表两极，墙的中间代表中道支点）。

- **轻视问题行为与对典型的青少年行为过分担心的中道。** 以下辩证综合的建议或许能帮助你：中道包括识别某种行为何时"越界"，成为令人担忧的问题，并尝试为此寻求帮助，与此同时，也要识别哪些行为属于青少年典型发展过程的一部分。

示例（家长）：一名成绩优异的大学预科生的成绩开始出现 B 和 C 等级，学习时间也减少了。母亲指责他："不及格，你将来只能当超市理货员。"青少年怒吼："我没事！别管我！我不需要帮助！"此案例中的双方都变得极端化。中道可能是：家长识别行为恶化模式，真诚询问并主动干预。母亲因为分数而贬低儿子，对他正常的愤怒和自主要求反应过度，这只会加剧冲

突,并转移关注的焦点。

示例(青少年自身):前述示例中的青少年服药、酗酒并昏厥,却对治疗师轻描淡写地说这没什么大不了的。她的中道可能是对治疗师说:"我喜欢上网,甚至遇到了一些理解我的网友,我也喜欢偶尔在聚会上喝点酒。但最近,我觉得一切都失控到了极点,可能在真正糟糕的事情发生前,我需要你帮助我管理上网、药物和饮酒的问题。"这样的表述让我们看到了行为中正常的一面,但也认识到有些方面可能越界并会成为问题。

强迫独立与培养依赖

第三个辩证困境叫作"强迫独立与培养依赖。"强迫独立是指过早地切断情感纽带。培养依赖指的是限制走向独立。有些人将过度控制孩子的家长称为"直升机式父母"——他们盘旋在孩子周围,在青少年有机会自行解决问题前就主动插手。这种养育方式助长了青少年对照护者的过度依赖。

示例(家长):一位17岁女孩的父母多年来一直替她处理所有问题(如学业、同伴关系和课外活动中的问题)的后果。当女儿怀孕并坚持要生下孩子时,他们转向了另一极端,要求她立即搬出家门并自力更生。

示例(青少年):这位怀孕的17岁女孩在与父母争吵后就收拾行李准备离开,她大喊:"行——我不需要你们!我自己处理!"

示例(父母之间):一名高中生想申请一所离家很远的大学。一位家长说"不行",因为担心她会离家太远,不能经常回家,出现问题时也不能得到他们的帮助。另一位家长说:"让她走吧!她必须学会成为一名独立的年轻女性,走自己的路。"是否有一方绝对正确?如果父母双方不考虑对方观点的合理性,他们可能会相互对立。

■ **讨论要点**:*问*,"过早要求独立有什么问题?"

强迫独立的例子
家长不提供学业或社交上的帮助,不做沟通,不花时间或精力,说:"你得靠自己——搬出去,自己想办法。"

青少年宣称自己要离开,或者自行处理所有问题。

在这两种情况下，青少年都很可能会失败；即使问题可以解决，但这种方式过分简化了困难，也会让问题变得更复杂。

■ **讨论要点**：*问，"培养依赖有什么问题？"*

培养依赖的例子

细致入微的管理，替你的孩子完成一切事务，过度参与其活动、阻碍其自主性的发展——所有这些都助长了过度依赖。比如，未经允许就整理青少年的房间，致电老师要求改成绩，在孩子与朋友相处时总是在场，或致电孩子的朋友试图调解争吵。

青少年也可能反复要求父母协助他处理基本的生活责任；做决定或解决问题；或几乎只寻求父母的陪伴（如看电影、听音乐会等休闲活动），而不交朋友。这类青少年将无法学会承担责任、解决问题的技能或自力更生，也难以在高中、大学及以后获取广泛的社交支持。在高中、大学及以后需要更高独立性时，他们可能会表现得更糟。父母也可能感到精疲力竭。

练习：这种困境适用于你吗？

指导团体成员再看一遍"走在中道上讲义 5：辩证困境——你属于哪种情况？"，并确定他们在这个困境的两极之间的位置。

"在横线上画一个 X 来代表你所处的位置，画一个 Y 来代表你的家庭成员所处的位置。现在，谁能告诉我，你发现自己处在哪一端？"

再次邀请家庭成员依次上前。然后，一位家庭成员根据自身理解在连续体上定位自己和其他家庭成员。

强迫独立和培养依赖之间的中道

这个辩证困境的中道是"在放手的同时支持"。以下辩证综合的建议或许能帮助你：给予青少年指导、支持和规则，帮助他们学会对自己的生活负责；允许对他人的适度依赖。与此同时，逐渐给他们更多的自由和独立的空间。

你可以监督你的孩子，提供指导并教他们如何应对困难，同时鼓励并允许他们迈向独立。青少年是否应追求完全独立自主？不。记住，即使是世界级运动员，也需要教练！因此，独立成长的一部分是学习何时需要寻求帮助。

示例（家长）：对怀孕的 17 岁女孩的父母而言，理想的中道应是更早地让她对自己的行为负责。现在她怀孕了，他们可以开始逐步减少替她解决问题和做决定的举动，鼓励她为自己承担更多的责任。同时，他们可以在重大问题上指导她，帮助她变得更加独立，同时在情感上支持她。

示例（父母之间）：关于大学的选择，父母可采用的一条中道是：允许女儿在全国范围内申请学校，并学习熟练使用即时通信软件、云视频会议软件等远程沟通工具。另一条中道是：可以不去千里之外的学校，如果经济上可行，允许青少年从车程只有几小时的学校中选择。这样既尊重了孩子离家生活的愿望，允许她自由选择学校，又方便相聚。

讨论要点：*邀请团体成员举例讨论这一困境。还可以使用以下附加的示例。带领者在每个示例后提问：中道可能是什么样的？*

- **家长**。一名 18 岁的大学新生成绩得了一个 F，他的母亲想打电话给学校，试图"解决"这个问题——根据他患有轻度多动症的情况，可以把 F 改成 C。就算糟糕的成绩从长远来看可能不利于他，但这么做合理吗？家长的努力会有害吗？（让团体成员发表评论。也许这是有害的，因为这会告诉青少年，他们的行为没有严重的后果，家长会搞定一切。他可能不会有更努力学习的动力。）中道是什么？
- **青少年-家长**。一个成绩得了 C 和 F 的青少年觉得她的父母在细致入微地管理她的学校作业和成绩，并说："别烦我！我来处理！"父母说："我们怎么能袖手旁观呢？"中道的办法是减少干涉性的帮助。问问我们如何能帮助她，而不是告诉她该做什么，并试图解决一切。不要一开始就去找老师，因为那会让她尴尬。助其自助，例如，指导她学习技巧，鼓励她去学校寻求额外的帮助，找一位家教，共同规划时间表，等等。
- **家长**。一个 18 岁的年轻人在市里报了一个班，需要坐火车去上课。她害怕坐火车，所以妈妈在头 3 个月一直陪着她——也就是说，管得太紧了。最后，妈妈说："我受够了，你应该能做到。你得靠你自己。"于是她过早地把她的女儿推向独立。你觉得女儿对于母亲这样突然不再提供支持会是什么反应？对母亲来说，中道是什么？

对于母亲来说，中道是指导女儿查询列车信息，指导她登录网站，一步步找到相关信息。母亲可以在第一周陪她坐火车。在第二周，母亲可以全程陪同，但坐在不同的车厢里。再之后，女儿可以独自乘车但母亲在终点站等候。如此这般，女儿便能逐步走向独立。

- *青少年自身*。一位总是照看弟弟妹妹的青少年发现她自己也需要帮助，但她不会去问别人，因为她认为自己是"坚强的人"。中道是让她意识到："我可以照顾他人，并在需要时寻求帮助。"

讨论要点： *问，"一位青少年沮丧地回到家，告诉父母，她受到了老师的不公平对待。"以下哪个家长的回答是在走中道？*

- 告诉青少年"成熟点"并接受生活的不公平（推开）。
- 立即约见老师来解决问题（抓得太紧了）。
- 与青少年谈论她可以如何运用所学技能与老师沟通问题。

带领者笔记

在你与家人的互动中，可能会出现其他（非）辩证的行为模式，比如过度溺爱与剥夺/吝啬，过度干涉与过度疏远，等等。如果你在与来访者的讨论中注意到这种模式，你同样可以指出极端的立场，并引导团体成员帮助这位成员进行综合。

布置家庭作业

布置"走在中道上讲义 7：练习——辩证地思考和行动"作为作业。请团体成员用这份作业单记录一个非辩证地思考或行动的个人例子（陷入辩证困境的某一极端），以及一个辩证地思考或行动的例子。

第二次会谈

简短正念练习
回顾家庭作业
休息

认　　可

介绍认可技能及其基本原理

正如我们所看到的，辩证法教导我们，多种视角可以同时成立。认可技能是处理不同视角的一种方法。我们可以接受或理解他人看待事物的方式，即使我们并不认同。关键在于尊重他人观点中合理的部分。为什么？认可降低了互动中的情绪强度，增加了对话延续下去的可能性。当情绪强度降低时，人们在交流中可以更准确、更有效地表达自己的情绪，认可也会变得更容易，从而形成一个积极的循环（见 Fruzzetti，2006）。这也能加深彼此之间的关系。

带领者笔记

分享一个自己感到不被认可或者不认可他人的个人故事，但不要直接使用"不认可"等术语。重点描述后果。或者使用下面这个案例来描述不认可。

"约翰尼正坐在教室里，试图集中注意力听课，他不小心把笔记本碰掉了，发出了很响的声音。旁边的同学窃笑。老师斥责道：'又是你，约翰尼，扰乱课堂秩序，想引起别人的注意。我真的烦透了这种行为。'约翰尼感到非常尴尬、难过和愤怒，因为他一直在努力集中注意力。后来，他回到家，向母亲讲述了这件事，母亲回应道：'你为什么总是这样？照这样下去你永远也考不上大学。你最好振作起来！'"

■ **讨论要点**：询问团体成员，他们认为约翰尼在听到母亲的回应后会有什么感受。为何老

师和母亲的反应如此伤人？他们的回应中遗漏了什么？

什么是认可？

请参与者查看"走在中道上讲义 8：认可"，邀请一名团体成员朗读认可的定义。

"认可的过程向另一个人传达了信息：他的感受、想法和行为是有意义的，并且在特定情况下是可以理解的。"通过认可，我们就能确保不轻视他人的感受，或使其感受看起来愚蠢、无关紧要或夸张。相反，我们希望传达的是，我们能理解一个人的情绪或经历——"当然！换作谁都会这样的！"。

相反，不认可通过语言或行为传达出的信息是：他人在某种情境下的感受、想法和行为是毫无意义的，是有"操纵性"的，是"愚蠢"或"过度反应"的，或不值得你花费时间、感兴趣或尊重。

为什么要认可？

邀请一位成员朗读这一部分："认可能改善关系！认可能缓和冲突和激烈的情绪。"

认可的过程表明：

- 我们正在倾听；
- 我们理解对方；
- 我们不评判对方；
- 我们重视这种关系；
- 我们可以表达不赞同，但不会引发巨大的冲突。

此外，认可会使沟通对象更冷静，更少生气，更容易接受你要说的话。

讨论要点： *问，*"你们能回忆一次不被认可的经历，并且与另一次你感觉获得了理解的时刻进行对比吗？你有什么不同的感受？这会如何影响你们的行为？"

练习：非言语的不认可

将团体成员分成两人一组进行这项练习，或整个团体一起进行练习，如下所示。邀请一名成员在团体中谈论某件事，剩下的团体成员专注地倾听。然后，根据带领者的提示，团体成员表现得完全不感兴趣。之后询问叙述者对这次经历的观察。通常的结果是，当被倾听时，人们的表达条理清晰；当被忽视或拒绝时，人们变得语无伦次。

认可什么？

邀请一位成员朗读"走在中道上讲义8：认可"的内容："我们可以认可自己和他人的感受、想法及行为。"带领者或团体成员可以举例说明，或使用前面约翰尼的例子进行讨论。

> **讨论要点**：问，"当约翰尼的笔记本掉到地上时，约翰尼的老师说些什么或做些什么，能够传达出认可？"一个合理的反应是，老师可以简单地忽略笔记本掉落在地上的事，因为那无关紧要，也不是约翰尼故意的。
>
> 问，"母亲什么样的回应能够传达出认可？"如果团体成员很难回答这一点，就举个例子，比如，"约翰尼，你一定很苦恼和难过，尤其是你明明很努力地专心听课和遵守纪律了"。如果青少年认为这听起来太"做作"，就鼓励他们用自己的语言表达希望从父母那里得到的认可。

认可不等于赞同

记住，认可不等于赞同。认可不一定意味着你喜欢或赞同对方的言行或感受，而只是表明你理解他为什么会有这样的感受。治疗师可以认可青少年来访者想和朋友一起喝酒的愿望："我理解你和朋友一起喝酒时感觉很好。但坦白地说，鉴于你最近情绪低落和难以专注于学业的情况，我认为你现在去喝酒不是一个好主意。"

认可合理的而非不合理的部分

你可以认可情绪，而不认可行为。例如，一名青少年因为考得不好而感到难过，不过父母知道她没怎么复习。家长可以认可她难过的感受，但不应该认可她不复习的行为。

如何认可？

请参与者查看"走在中道上讲义 9：如何认可他人？"。

要强调的是，这些内容并不是按照重要性或者实施顺序排列的。相反，当人们熟悉各种形式的认可后，可根据情境灵活选择。邀请一位成员朗读"走在中道上讲义 9：如何认可他人？"中的第一点。

1. *积极倾听，进行眼神交流并保持专注*。读完这一点后，带领者可以暂停并保持片刻的沉默，这将导致成员期待地看着带领者。此时带领者可以说："这就是认可的第一步。你们正在这么做。我看得出你们此刻很专注。"需要注意的是文化差异，因为在某些文化（如某些拉丁文化和亚洲文化）中，保持目光接触可能被认为是不尊重他人，因此是不认可的。邀请一位成员朗读接下来的内容。

2. *注意你的言语和非言语反应，以避免表达不认可*（例如，翻白眼，咂嘴，走开，重重叹息，把重要的事情不当回事，或者说"不要难过了，你傻不傻""随便""我不在乎你说什么"）。在成员朗读这一点时，带领者可以示范叹气和翻白眼，然后问朗读者当时的感受是怎样的。告诉大家："这里的要点是，如果你试图认可他人，请小心避免通过言语和非言语行为传达不认可。"

3. *观察对方现在的感受*。找一个词来描述这种感受。例如，你可以说："我看得出你很失望。"

4. *不评判地回应这种感受*。这样做是为了表明你能理解对方的感受。例如，"你感到生气是有道理的"，或者"我明白这段时间对你来说很难。"对于自我认可，你可以说"我现在有权利感到悲伤"。

5. *有容忍度！* 考虑到对方（或你自己）的过往经历和当前情况，寻找想法、感受和行为的合理之处，即使你不赞同这些行为或情绪。例如，一名青少年表示不愿意参与治疗，因为既往的治疗都没有帮助。基于过去的经验，一种认可的回应是："考虑到你的经历，我能理解你为什么会对此感到绝望。"另一种基于当前情况的认可回应是："我可以理解你对于是否加入辩证行为治疗有点犹豫，因为我们要求你每周参加 2 小时的团体技能训练会谈并完成会谈外的练习。这是需要慎重考虑的重大承诺。"（*带领者应尽可能使用团体内产生的相关例子。*）

这种类型的认可是辩证行为治疗的核心。基于当前情况的认可意味着理解对方的行为是有意义的，因为这是对当前情况的合理的或常见的反应。

举例：莎伦在团体中有些害羞。她与母亲参加了辩证行为治疗多家庭技能训练团体。当她偶尔在团体中发言时，对面的女孩投来愤怒和威胁的眼神。在回家的路上，莎伦对母亲说："那孩子对我很凶！下次我不想坐她对面。"基于事实的认可回应是："确实，我也不想坐她对面。在你说话的时候，她狠狠地瞪了你一眼。"而另一种同样真实但不认可的回应是："我知道你害羞，在陌生团体中发言不容易。"以过往的品质或特征来解释有现实依据的行为是一种不认可的表达。

6. 用一种让对方感到你在乎他的方式来回应（言语或非言语方式都可以）。有时候，表达认可不一定要用语言。例如，如果有人在哭，可以递上纸巾或拥抱对方。想象一下，消防员赶到火灾现场，发现有人挂在窗外大喊："着火了，救救我！"消防员如果说"我看得出你非常痛苦"，这是没用的。认可的反应是爬上梯子去救人。所以，如果对方说"我渴了"，递上一杯水就表达了认可。如果朋友或家人说"我遇到了一个严重的问题"，倾听本身就是足够的认可。询问"我怎样才能更好地为你提供帮助呢？你是想让我帮忙解决这个问题，还是只想让我听你说说？"，也是值得尝试的。

不赞同时，如何认可？

许多人对这一点感到困惑。例如，大多数家长纠结于当孩子要求晚一点回家，但自己又不同意时，该如何表示认可。最终，家长只是简单粗暴地说："不行！"

> **讨论要点**：*问，"有没有一种方法可以在不赞同孩子的情况下，认可孩子晚回家的愿望？"如果团体成员无法举出例子，那么带领者可以提供示例，比如，"我知道你想和朋友多待一会儿，但除非你成绩回升，否则我们还是要保持原来的门禁时间"。青少年也可以认可照护者，说："我知道你不同意，因为我最近没有按照约定好好写作业，但我真的很失望。"*

不理解对方时，如何认可？

一些团体成员可能会提出，当他们不理解对方的观点，即对方的感受或行为对他们来说毫无道理时，他们不知道该如何认可对方。例如，某些家长可能无法理解青少年适应不良的行为或极端强烈的情绪。带领者可以借此机会向这样的家长示范如何进行认可，说："我可以理解这对你来说可能很难理解。"随后进行解释："青少年正处于强烈的痛苦中，除了不恰当的行为外，她看不到解决问题的其他方法。在那一刻，这样的行为似乎是合乎逻辑的。"

如果家长仍然无法"理解"青少年的行为，带领者可以建议家长认可青少年的情绪体验："虽然你不理解你的孩子为什么选择这种适应不良的行为作为解决方案，但你能不能首先对她说'我可以看出你真的很痛苦'？"此时，家长认可的是情绪而非行为冲动。这至关重要，因为青少年会感到父母至少理解其体验的一方面。

替代策略是直接说："我知道你希望我能理解这件事，相信我，我也确实想理解，但我暂时还做不到。我们继续谈谈吧，我会尽力理解的。"

同样地，青少年有时认为自己不可能理解父母的感受或决定。尝试让青少年在团体中进行角色扮演，以温和的语气提问："妈妈，我真的很想理解你为什么不让我开车送朋友去聚会，可我还是不明白。你能再解释一遍你的考虑吗？"

这种沟通方式以不评判的态度表明，家长或青少年是对这次谈话的问题缺乏理解，而不是质疑对方的情绪或行为的合理性。这也传达了对对方困境的深切关注。

认可自己

请参与者查看"走在中道上讲义 10：如何认可自己？"。

许多情绪失调的青少年倾向于对自己不认可。他们会对自己的经历进行评判。自我不认可的想法和陈述可能是"我不该为此感到难过""我竟然这么生气，太蠢了"，或"这事不应该这么难"。有时，自我不认可源于对不认可的环境的学习模仿，有时则源于抑郁视角下的自我审视。

学会如何认可自己是非常重要的。自我认可包括不评判地观察、描述并接受自身情绪，承认自己的感受、想法和行为是准确的，并且在特定的情况下是合理的。自我认可也与他人的认可相关。家长可帮助青少年认可自己，尤其是当青少年不断寻求安慰时。

为什么要认可自己？

认可自己有助于我们降低情绪和身体的唤起水平（平静下来），降低对情绪心念的易感性，从而帮助我们进入智慧心念，并提升处理信息的能力，进而增强我们选择有效应对方式的能力。

让我们回到约翰尼的例子上。在老师指责他故意扰乱课堂纪律后，约翰尼感到很生气，但随即怀疑自己是不是真的有"努力专注和遵守纪律"。当他泪水盈眶时，他心想"这又不是什么大事，我没必要这么难过"，这种自我不认可加剧了他的消极情绪，并让他在剩余的课堂时间都难以集中注意力。

> **讨论要点**：问，"约翰尼可以说什么来认可自己？"如果需要，带领者可以进行示范，"约翰尼可以对自己说：'我知道我不是故意的。我知道我在努力集中注意力，也尽力了。但是老师没有看到——难怪我感到这么难过！我会继续专心上课，课后再和老师解释。'"

可以通过以下练习让团体成员演练认可自己和他人。

练习：认可自己

邀请团体成员基于过去一天的经历，快速分享一个自我认可的例子。

练习：认可他人

团体带领者走到团体成员身边，依次对每位团体成员说一句话，请每位成员做出一种认可的回应。另一种方式是让照护者认可青少年，让青少年认可照护者，或者让青少年相互认可。

下列陈述可用于本次练习；带领者或团体成员可以根据需要做出对他人的认可。带领者可以大声说出这些陈述，或者将它们写在纸条上，让团体成员从碗里挑选一张并大声朗读。请注意，带领者必须倾听成员尝试的认可回应，并提供即时指导和调整（见第三章），从而在团体中"引出"认可技能。务必在反馈后让成员再次尝试，否则他们可能会认为自己已经理解了认可，当实际上，他们并未真正掌握这项对家庭至关重要的辩证行为治疗核心技能。

让青少年认可照护者的下列陈述。

- "我担心在你参加聚会后，朋友会开车送你回家，因为我知道，在这种聚会上，大家通常会喝很多酒。"
- "你放的音乐太吵了！我在工作，完全没法集中注意力！"
- "我真的很生气！"
- "我现在不能送你去，因为我要辅导你弟弟做作业。"

让照护者认可青少年的下列陈述。
- "我用所有的零花钱给朋友买了生日礼物，现在我没钱了（开始哭）。"
- "我今天心情很差，因为我和朋友吵架了。"
- "我的门禁时间是所有朋友中最早的——这真的很丢人！"
- "这是假期！我真的不想做作业！"
- "我想念夏令营的朋友了（哭）。"

让青少年认可同龄伙伴的下列陈述。
- "我不能和你一起出去了，因为我落下了太多功课，不复习的话，我会不及格的。"
- "在聚会上，大家对我很刻薄，我感觉糟透了。"
- "我真的很生气，因为我的父母没有送我回营地。"
- "我今晚不想参加聚会，上周末就因为这个惹上了麻烦。"

让大家认可下列陈述。
- "我们永远也到不了了，路上太堵了。"
- "我讨厌狗——它们太可怕了。"
- "我把饮料洒在键盘上了！"
- "我真的压力很大——朋友们要过来，但家里现在还乱七八糟的。"

练习：其他认可

另一个练习可以要求团体对下述情境做出认可和不认可的回应。团体带领者也可以通过角色扮演来示范对技能的应用。协同带领者可以扮演脚本中的两个角色。

情境：一名青少年加入了足球队，她的父母提醒她要坚持并努力训练。在训练的第二周，她因为训练而错过了一场聚会。她开始抱怨："这不公平！为什么我要去训练？教练让我们跑那么多圈，回家太晚了，没有时间做作业，我太累了！"

团体提问：哪些属于不认可的回应？

示例："你早就知道会这样——我们告诉过你！""你承诺过的——你必须去！""好吧，你可以退出——但以后别想再参加任何运动队了！"

继续提问：这种回应可能会导致什么结果？什么是认可的回应？能不能既认可又辩证？这里有一种示例："这听起来真的很难，你压力很大。但同时，你承诺过要坚持，我们希望你能信守承诺。"

带领者进行不认可的角色扮演。

青少年：我不管！我恨足球！

家　　长：我们帮你报名，花钱给你买装备，带你去试训，你就这样？

青少年：反正我不去。

家　　长：你不觉得你有点小题大做了吗？

青少年：我讨厌你们！（*哭着跑出房间*。）

带领者进行认可的角色扮演。

青少年：我好难过！塔莉娅的聚会是在周四，但因为足球训练，我去不了了！我所有的朋友都会去！

家　　长：哇，这真的太棘手了！

青少年：是的，我甚至不喜欢训练！教练让我们跑那么多圈，我都没有时间做作业，我很晚才能到家——真的太累了！我什么事都做不了！

家　　长：哦——这听起来确实太难了。你压力很大，是吗？

青少年：压力太大了！

家　　长：我知道。即使你很想加入球队，但真正面对艰苦训练时，还是觉得很难。

青少年：（*平静下来*）嗯，我想我还是很高兴自己加入了。其实能加入这个球队让我很自豪。只是真的很难。

家　　长：真的很难。这真的是你对自己做过的最大的承诺了。

青少年：嗯，队友们也在经历这些，成为球队的一分子是一件很酷的事情。

家　　长：是啊，听起来确实很酷。我们会想办法帮你度过这一时期的。需要做些调整，学习如何管理时间，并学会做出牺牲，但我们会找到解决方法的。

青少年：是的，我知道我们会解决的。谢谢妈妈。（*开始准备训练。*）

讨论要点： *问，"两种角色扮演有何不同？你认为结果为什么不同？在第一种情况下，当青少年没有被认可时，她的情绪发生了什么变化？当她被认可时，又发生了什么变化？"* 在第一次角色扮演中，她的情绪和立场不断升级；在第二次角色扮演中，她平静了下来，似乎进入了智慧心念。注意，即使青少年最终仍想退出球队，也不会像第一次角色扮演那样，因为与父母的冲突而做出冲动的决定。

教授认可技能时会遇到的挑战

在教授认可技能中遇到的一些挑战，与教授 *GIVE 技能*（见第十章）时类似。当成员在团体角色扮演中练习认可技能时，或在下次技能训练会谈中报告认可技能的家庭作业时，要注意这些陷阱。指出对认可的误用并予以纠正。

- *家长会问，"认可是否会削弱我的立场或变相纵容问题？"* 认可既不会削弱家长的立场，也不表示赞同。在上述足球队的例子中，当家长认可青少年的情绪时，实际上是强化了家长的立场，因为青少年能够冷静下来，以不同视角看待当前的情况，而家长在表达理解孩子情绪反应的同时仍坚持原有立场。

- *成员通常会将认可与安慰、恭维或赞美混淆。*例如，青少年说："我肯定考砸了——题目太难了！"安慰的回答可能是"不会的，但就算考砸，这次考试也只占总成绩的10%"。赞美的回答可能是"你那么聪明，肯定考得很好！"。安慰或赞美有时可能是支持性的，但有时候，它们也可能会让人觉得自己不被认可，反而导致沟通升级。相反，认可的回应是"如果你觉得考砸了，一定很难过"。

- *人们经常试图通过谈论自己的经历来表示理解。*例如，有人说："我今天过得糟透了！我想好好写作业，就问旁边的人作业是什么，结果老师把我骂了一顿！"听者回应："我也有过类似经历，比如老板上个月为表格的事对我大吼大叫！"尽管出于好意，但将焦点转移到自身会忽视讲述者的体验。更糟的情况是，青少年说："英语考试得了C，好难过。"家长回应道："你难过？我们才难过！"这种回应会直接让青少年停止交流。更为认可的回应是："我知道你确实很难受！发生什么了？"

- **试图教授逻辑思维，而不是认可情绪**。例如，青少年哭着说："我很难过，好怀念在佛罗里达的假期！"家长回应说："这太荒谬了！我们在那里玩了整整1周——我们下次不应该带你去，因为那只会让你度假后还不高兴。"这句话很可能会导致情绪爆发。青少年表达感受而遭到惩罚，这会阻止青少年以后的沟通。家长错失了通过交流积极的假期体验而与青少年巩固联结的机会。认可的回应是："刚结束美好假期回家确实不容易适应，我理解你怀念那里。"

- **关注沟通中传达的问题，而不是情绪**。有人说："杰克还在生气，因为我搭朋友的车，把他丢在那里，我非常内疚和难过。"听者回应："下次记得给他发短信就行了。"

布置家庭作业

布置"走在中道上讲义11：练习——认可自己和他人"作为作业。

要求成员针对自己和他人分别列出一个不认可陈述与两个认可陈述。在有效地认可自己和认可他人前，必须先觉察到自身不认可的思维或言语。因此，我们希望成员自我监督，并记录任何可能出现的不认可陈述，然后承诺本周在某个情境中使用认可陈述（无论是与他人互动，还是独处），并将技能使用情况记录在讲义上。

第三次会谈

简短正念练习
回顾家庭作业
休息

改 变 行 为

介绍行为改变技能及其基本原理

当你对家人感到沮丧时，你会选择喋喋不休、不停地唠叨抱怨、批评指责、情绪过于激动，或者大喊大叫吗？这种方式有效吗？能否让对方按你期望的方式行动？说教、过于情绪化或大吼大叫通常是无效的，因为它们往往无法教授新的行为，反而给家人示范了失控的状态，且常导致情绪和冲突升级。在本次会谈中，我们将学习更有效的行为改变策略。

邀请一位成员朗读"走在中道上讲义 12：改变行为"中关于行为改变技能的定义："行为改变技能可用于增加我们想要的行为，减少我们不想要的（对自己或他人的）行为。"温和地要求参与者再大声朗读一遍内容，"以便每个人都能听到"。重读一遍后，给朗读者一块糖果，并说："声音很响亮，奖励一下。"

假设朗读者喜欢糖果，我刚才所做的就是正强化（奖励）大声朗读的行为。这是改变他人行为最有效的方法之一。

你想改变哪些行为？

> **讨论要点：** *询问团体成员是否希望改变自己或他人的某些行为。如果是，是哪些？举出两三个简单的示例，尤其关注成员自己想改变的行为。例如，让他人少一点唠叨、多倾听、勤打扫房间、给予更多的特权，或者更主动地完成作业。自我改变可能包括增加锻炼、少吃东西、少发脾气、多倾听、增加休闲活动（如听音乐或运动），或者减少拖延。*

确保你想要改变的行为是具体且可测量的。例如，与其说"我想变得更快乐"，不如想想哪些具体的活动、事件或环境会让你快乐，并陈述你希望增加的行为——例如，多打篮球、多弹钢琴或多见朋友等。

通过学习行为改变技能，你将：

- 学习如何使用正强化来增加你想要的行为；

- 了解塑造——强化迈向改变的小步骤；
- 学习在什么时候通过忽略某些行为来减少这些行为；
- 学习通过有效地利用后果来减少行为。

积极的养育策略

家长要让青少年多表现出期望的行为，最好的办法就是关注他们的积极行为并给予正向反馈。此外，还可以与你的孩子共度愉快的、休闲的时光，并积极倾听他们说的话。这些积极的养育策略比依赖负面反馈或惩罚更有效。（提醒已经完成过"情绪调节技能"模块的成员，回想一下"情绪调节讲义 10：愉快活动清单"。）

> **讨论要点**：问，"青少年和家长们，你们想不想一起度过更多积极美好的时光，听到更多积极的反馈？你们之间的互动是不是变得越来越消极了呢？"多数成员会表示同意，当他们被转介来进行辩证行为治疗时，他们的家庭互动已变得消极。向他们说明以下技能会有帮助。

增加行为的方法：强化

请参与者查看"走在中道上讲义 13：增加行为的方法"。

增加行为的有效方法是提供强化。强化物是可以导致某种行为增加的任何结果。强化物通常是人们喜欢或重视的东西——比如我之前给的糖果。强化物的出现代表其他人（或你自己）达到了你的期望。

- *立即强化*。时机至关重要。强化物须紧跟着期望的行为。若间隔时间过长，强化物与行为的关联会被削弱。例如，假设你正在练习网球的反手技术，教练观察了你的 30 次挥拍。你是希望教练在你动作正确时立刻说"这次很完美！"，还是等结束后再说"第十四次挥拍不错"？
- *强化物必须具有激励性*。强化物必须是对方（或你自己）愿意努力争取的事物。对于大多数人来说，一盘新鲜的西兰花通常是不够的。激励性强化物的例子包括在一家特别的餐厅享用一顿美餐，或者在完成一个重要项目后下载一些新的乐曲。
- **两种类型的强化形式**。有两种强化类型，均可以增加行为频率。正强化通过增加奖励性结果（给予奖励）来起作用，负强化通过撤销厌恶刺激（让人解脱）来起作用。

正强化

正强化通过增加奖励来增加行为。狗按指令坐下后若得到了一块饼干，未来就更可能服从指令；当孩子说"请"或"谢谢"时得到了表扬，未来她就更可能使用礼貌用语。强化物可以激励行为，可用来增加我们希望的行为。需询问家庭成员哪些事物对他们具有激励作用。

如何实施正强化

正强化应该：（1）简短、真实；（2）立即反馈，避免延迟；（3）不与批评相结合。别忘了在他人表现良好时给予强化！我们常在他人出现问题行为时才予以关注，而忽略了他们做得好的时候。

> **讨论要点：** 问，"不同人对强化物的偏好可能不同，甚至同一个人在不同时间的偏好也不同。有多少人觉得咖啡是强化物？对于在座的咖啡爱好者来说，你是否发现咖啡在一天中的每一小时都有同样的强化作用？刚喝了两杯后的强化作用如何呢？睡前呢？"进行快速讨论，认识到不是每个人都一直喜欢咖啡，就连咖啡爱好者被咖啡吸引的程度也是因时而异的。"确保你所选择的强化物确实能激励你试图强化的人！"

正强化物示例

以下是一些可用于强化他人的思路（Barkley, Edwards, & Robins, 1999）。尽管以下示例聚焦于青少年和家长，但这些强化物几乎适用于所有人。

对青少年的强化物包括：

- 特权（例如，用电子产品1小时，购买运动装备，使用汽车，或者与朋友外出）；
- 表扬（例如，"我喜欢你帮助妹妹复习数学的样子""我为你如此努力练习钢琴而骄傲""谢谢你的帮助！"）；
- 金钱（例如，为额外的家务支付小额报酬，或资助青少年购买小额的心仪物品）；

- 时间和关注（例如，协助青少年完成项目，玩他们喜欢的游戏，购物，或者单纯地陪伴和倾听）。

对家长的强化物包括：

- 表扬（例如，"妈妈，你没有崩溃抓狂，太好了"）；
- 致谢（例如，"谢谢你来接我"）；
- 时间和关注；
- 协助做家务（例如，洗碗或帮忙打扫厨房）；
- 情感表达。

练习

走到团体成员的身边，请每位成员说出一种对自己有激励作用的正强化物。可能包括：表扬、关注、金钱、情感、看电视、休息时间、新衣服、化妆品、配饰、运动装备、特定的食物或咖啡，或者达成目标本身（如取得好成绩或整洁的房间）。

需要强化的行为

- *需要强化的青少年行为的示例*。冷静地表达愤怒（不尖叫或摔东西），与父母共度时光，守时，主动向父母求助而非拖延至问题恶化，努力学习，主动分担家务，发短信告知父母行踪，遵守门禁时间或其他规则。
- *需要强化的家长行为的示例*。请注意，强化不仅仅是家长对青少年的强化！用语言冷静地表达愤怒（不尖叫或摔东西），花时间陪你，帮助你解决问题，倾听并认可你，送你去目的地，准时接你，购买你需要的东西，参与你的生活，保持情绪稳定，不过度焦虑，或者给予你更多的自由／信任。

何时停止正强化

只强化你希望增加的行为。有时需停止正强化，尤其当某种行为升级为适应不良的行为时。例如，当某人的自伤行为升级时，重要的是采取监控措施、高度重视伤害程度和风险。应采取必要的措施，例如，锁住利器或药片，或者寻求医疗救助。但不要给予比平时更多的温暖和关注，以及特殊的甜点或礼物——这些可能在无意中强化自伤行为。

> **讨论要点：** *问，"对于你希望增加的行为，其正强化物可能是什么？什么让你有可能再这么做？"*
>
> *引导团体成员选择简单且现实、安全且适龄的强化物。例如，青少年不应选择汽车、大额金钱、饮酒或整夜外出作为强化物。此外，寻找金钱之外有意义的强化物，如与父母共处的时间。讨论"饱足"的概念：过度使用同一强化物后，该强化物可能失效，甚至引发厌恶。例如：饱餐一顿后，食物就不再是强化物了；过度表扬也可能适得其反。某种东西只有在适量的情况下才会成为强化物。表扬也是如此。请青少年举例说明。*

负强化

负强化也能增加行为，但机制不同。记住，最好的负强化方法是把它和"缓解（relief）"这个词联系起来。负强化可通过撤销令人厌恶或不愉快的刺激来增加行为出现的频率。

- **负强化的示例**。服用阿司匹林可以缓解头痛，打扫房间可以让母亲不再唠叨，自伤可以减少消极情绪，给孩子买他想要的玩具可以让他停止发脾气。如果做这些事情能起到缓解作用，就会增加一些行为——服用药物、打扫、自伤或妥协。
- **有害的负强化物**。如你所见，自伤等有害的应对策略可能会通过负强化维持。人们经常使用危险的行为来缓解情绪或身体上的痛苦。这通常是因为这些危险行为见效快、容易实施，或者这个人没有找到其他同样有效的办法（例如，吸烟、酗酒、在社交媒体上发布不当内容、过度消费、逃学或者自伤）。

> **讨论要点：** *问，"大家能想到哪些基于所学技能的应对策略，是人们可以用来或已经用来缓解疼痛（负强化）的？"让团体回应。例子包括痛苦忍受技能、正念技能，或者情绪*

■ 调节技能中的短期愉快活动。

> **讨论要点**：*带领者可以首先分享一个通过负强化来缓解自身烦恼／不适／痛苦的案例，如背疼时通过按摩来缓解疼痛。疼痛的减轻增加了未来寻求按摩的可能性。请成员列出希望缓解的不适，如家长过度唠叨，并思考哪些新行为可促成缓解。例如，如果打扫房间能减少家长的唠叨，青少年未来就更可能保持房间整洁。从团体成员那里引出一两个案例。*

● *强化物可能有益，也可能有害*。人们可能会以具有适应性的或适应不良的方式使用正强化和负强化。例如，某人可以通过下载新的乐曲或喝醉的方式进行自我正强化。或者，某人可以通过泡澡或暴饮暴食的负强化方式缓解情感痛苦。

塑造

当目标行为耗时、复杂或需要多个步骤才能完成时（如完成研究论文、改变某个习惯），仅在最后一刻进行正强化的效果有限。人很难做出巨大的改变，而且无法一蹴而就，如果我们期望自己或他人马上成功，只会导致自己陷入失望与失败的可能性。此时需使用塑造技术。

塑造指通过逐步强化小目标来接近大目标或期望的行为。通常使用正强化，也就是奖励，来塑造行为。例如，在完成论文大纲、引言等每个小步骤时给予强化，而非等到完成整篇论文后才奖励。朝着目标迈出的每一小步都需要被强化，以增加继续朝着目标努力的可能性。

> **讨论要点**：*问，"家长们，你们有没有因为孩子拖到最后一刻才写作业而生过气？孩子们，你们有没有为此自责过？可以怎样使用塑造呢？"成员可能举例："第一步，不妨不在截止日期的前一周坐下来构思论文的提纲。一旦完成，就可以去看电视了。"第二步，写完引言后给予一个小强化，依此类推。*

练习（可选）

将成员按家庭分组。要求每组选定一名家庭成员的一个目标（如让青少年提高学业成绩，或让家长增加锻炼量），并确保该目标可分解为更小的步骤。建议他们不要选择家庭成员都可能拒绝讨论的敏感话题。他们需确定实现目标的若干小步骤，并集思广益，为每个步骤设计对该成员具有激励作用的强化物。如果青少年能明确目标并说明需要家长如何支持，将尤其有效，例如，"如果你们能强化我进行学习的尝试，而不是总说'这还不够'，会对我有帮助"。这个练习也可用于家长的目标。目标是让所有人都看到：行为的改变可以一步一步地实现，并且强化能推动整体进展。

适合通过塑造来改变的多步骤的行为包括更早入睡、增加锻炼、改善工作或学习习惯、培养更健康的饮食习惯，或增加与他人的社交互动。

自我强化

对自己使用强化非常重要！不要忘记在完成项目、努力实现目标等过程中奖励自己所取得的进步。你可以通过以下方式强化自己：允许自己休息，与朋友共度时光，跑步，吃一块糖果，或观看一集电视节目。

布置家庭作业

布置"走在中道上讲义14：练习——正强化"作为作业。

1. 每个人写下一位家庭成员的积极行为，下周可以在团体中分享。这项练习将帮助你识别可以通过表扬或关注来强化的行为。试着每天对彼此说至少一件积极的事情。
2. 此外，确定你希望自己增加的某一具体行为，以及你希望他人增加的某一具体行为。然后提前规划你将用于自身和对方的特定强化方式。

第四次会谈

简短正念练习

回顾家庭作业

休息

减少或停止行为的方法

请参与者查看"走在中道上讲义 15：减少或停止行为的方法"。

我们接下来要讨论的技能可用于减少或停止不希望出现在你自己或他人身上的行为。这些技能包括消退和惩罚。

消退

我们经常在他人做我们不喜欢的事情时给予关注。例如，当孩子行为不当时，我们会放下报纸或挂断电话去关注他们——这是消极的关注，但任何形式的关注实际上都可能起到强化作用。我们并非有意为之，但当我们给予关注时，可能会在无意中助长这种行为。

我们可以通过停止给予强化物来减少某种行为。这种策略被称为消退。因此，如果你一直通过关注来强化不良行为，那么你需要停止关注并忽略这种行为。然而，要让消退起作用，还有三个重要因素。

强化一种替代行为以及熬过行为爆发

首先，为了使一种行为消退，需明确一个更可取的替代行为并强化该替代行为。

其次，你需要预料到并熬过行为爆发。当你停止强化某种行为时，该行为最初会升级——这就是行为爆发。它会先恶化，然后逐渐消失。例如，如果孩子因为想要买糖果而在超市里发脾气，家长很可能会妥协，从而让孩子停止哭闹。但这种妥协实际上强化了发脾气的行为，下次购物时，发脾气的行为更可能再次发生。然而，如果家长通过不买糖果来停止强化，孩子的哭闹就可能会升级（这让所有人都不开心）。这就是行为爆发，它在随后的购物过程中还会继续发生。但如果家长坚持不妥协，那么随着时间的推移，发脾气的行为可能就会消退或消失。家长可以对孩子说："如果这次去超市时你能做到不发脾气，那么在离开前，我们就去外面坐玩具火车！"这是对替代行为（不发脾气）的强化，并且更可能使要消退的行为彻底消失。

警惕间歇性强化

比如，家长在三次购物中都坚持不买糖果，但第四次妥协并买了糖，这就是所谓的间歇性强化。家长可能会想："就这一次而已。"然而，此时问题会变得更麻烦，因为被间歇性强化的行为是最难消退或改变的。

有效地使用消退技能

停止强化并不意味着生气或采取粗暴的态度。应该保持中立，看似不受该行为影响。当出现更令人满意的行为时，立即温暖地回应并给予强化！

在对方做应做的事情时给予关注，在对方未做到时收回关注。这就是对年幼孩子使用"暂停法（time out）"的原理——你移除了强化其行为的活动和关注。人们可以通过忽略哭闹、冲突升级、无礼、打断、抗议和窃笑来使用消退技能。

- 面对行为爆发时不要放弃——你必须坚持到底。
- 不妨提前告知对方，你正在开始消退该行为，以免此举显得武断或有惩罚性。例如，"当你这样对我说话时，我不会回应你。"
- 别忘了强化替代的适应性行为。我们不能忽略这些行为，否则它们也可能消退！
- 尽量不要忽视微小但有效的求助，或对关注的请求。如果被忽视，这些行为往往会升级并变得无效！

惩罚

惩罚是通过增加负面刺激或移除正面刺激来减少某种行为结果。

> **注意**：许多家长对情绪失调和冲动的青少年过度使用惩罚，或者使用方式不当。惩罚会带来风险，可能产生负面影响：
> - 可能过度使用。
> - 可能导致行为被隐藏而非停止。
> - 会打击孩子的士气，增加绝望、沮丧和愤怒的感受。
> - 无法教授新的行为。
> - 没有激励作用。

- 可能会导致自我惩罚。

  把你的精力放在如何避免惩罚上。谨慎使用惩罚。

有效地使用惩罚

以下是关于有效地使用惩罚的重要原则。

- *强化期望的行为，以预防不期望的行为*。你可以通过增加积极的养育策略来避免需要使用惩罚（如共度积极美好的时光，参与孩子的生活，使用强化、塑造和消退）。例如，表扬青少年早起的行为并逐步强化，此举通常比惩罚赖床行为更有效。
- *明确沟通规则和期望*。确保你给出了清晰的规则和期望。这种明确性可以避免出现需要实施惩罚的情况，因为青少年可以主动争取自由和特权。同时，学会说"不"也很重要。我们注意到，一些家长害怕让孩子不开心，或担心坚持家长的权威以及偶尔说"不"会导致孩子不喜欢自己。但说"不"并坚持到底有助于明确规则，可以减少行为问题和需要实施惩罚的情况。这也有助于孩子学会忍受痛苦。
- *将惩罚与对期望的行为进行强化相结合*。惩罚有时是必要的，但若能同时强化替代行为，效果会更好。相比之下，即使你不强化另一种行为，消退也能减少某种行为。

讨论要点：请青少年和家长举例说明哪些行为需要"惩罚"，哪些适合采用消退。例如，家长可能认为撒谎或违反门禁时间规定是必须惩罚的，但可以忽略兄弟姐妹做作业时的小打小闹。

- *提前准备好可能的惩罚清单*。为避免冲动惩罚（出于情绪心念）或因想不到后果而放弃必要的惩罚，建议提前制定一份按严重程度排序的惩罚清单。这样就可以根据过错的程度选择相应的措施。

带领者笔记

许多家长表示，他们不知道如何对青少年实施惩罚。他们认为孩子年龄较大，已不适合使用对幼儿有效的"暂停法"，而且，青少年的身体已经发育成熟，也变得独立了，所以家长说自己无法从身体上阻止他们做某些事情（如离家）。一些家长提到，当他们试图强制执行没收电脑或手机等惩罚时，孩子会以激烈的手段（如肢体冲突）来保护他们的财产。因此，提前准备一套可实施的惩罚措施并告知"不接受惩罚将导致更严重后果"是有用的。（注意平衡惩罚和强化措施，比如，"如果你连续 4 天按时睡觉，第五天就可以晚睡 30 分钟"。）

针对青少年的惩罚示例包括（引自 Phelan, 1998）：拿走物品（如，手机、用车权或扣零花钱）；限制活动时间（如，上网和玩游戏的时间）；取消特权（如购物，放宽门禁时间）；减少家人或朋友的关注；禁足（时间宜短，通常半天至 2 天，最长不超过 2 周）。或者，家长可以要求青少年做他们讨厌的事，比如额外的家务或教育活动（例如，写一页短文来阐述过错的危害）。

- ***"罪"罚相当，并坚持到底***。惩罚应具体、适度、有时限，做到"'罪'罚相当"。换句话说，惩罚应该与"罪行"的严重程度相匹配，在理想情况下，也应与"罪行"相关。例如，如果青少年比规定的门禁时间晚回家 1 小时，后果可能是下次门禁时间提前 1 小时，而不是让他整个夏天都去修剪草坪。这一惩罚似乎过重且与过错无关。一定要坚持到底，否则孩子会认为惩罚只是空话。宁可选择轻微但能执行的惩罚，也不要制定严厉却无法落实的惩罚措施。

  通常，取消特权比增加厌恶的任务更可取。许多家长会用吼叫、贬低（如"你真自私！""你真懒！"）、批评（如"你从不考虑别人！"）或责备（如"都是你害了妹妹！"）来"惩罚"孩子。这些言语会伤害亲子关系，加剧愤怒或悲伤等消极情绪，且无法激励或教授新的行为，因此应该避免。问问自己：这些后果和你的反应是否源于"智慧心念"？

- ***立即采取惩罚措施***。不要延迟惩罚。

- ***允许自然后果发生***。不期望的行为有时会伴随自然的惩罚性后果。例如，青少年复习不够导致考试不及格，在面试前不吃饭导致头晕，赖床错过校车不得不步行上学。此时，最有效的做法是让自然后果发生，而非额外施加惩罚。过度控制的家长（辩证困境的一个极端）可能会干涉自然后果，或因惩罚过重而打击孩子的信心。

布置家庭作业

布置"走在中道上讲义 16：练习——消退和惩罚"作为作业。

选择你可以忽略的恼人行为，练习将这些行为列入消退计划。结果如何？各位家长，请提前构思几种适度的惩罚措施，以便在发生冲突时快速应用。

第九章

情绪调节技能

会 谈 大 纲

第一次会谈

- ▶ 简短正念练习
- ▶ 回顾家庭作业
- ▶ 休息
- ▶ 介绍情绪调节技能及其原理
- ▶ 情绪调节技能训练的目标
- ▶ 情绪的功能：情绪有什么好处？
- ▶ 情绪模型
- ▶ 布置家庭作业
- ▶ 会谈收尾

讲义和其他材料

- ▶ 情绪调节讲义1：主宰你的情绪——为什么要这么做？
- ▶ 情绪调节讲义2：情绪调节技能训练的目标
- ▶ 情绪调节讲义3：简明情绪清单
- ▶ 情绪调节讲义4：情绪有什么好处？
- ▶ 情绪调节讲义5：情绪模型

- 情绪调节讲义 6：情绪技能模型
- 情绪调节讲义 7：练习——觉察和描述情绪
- 白板或其他大号书写板及记号笔
- 正念铃

第二次会谈

- 简短正念练习
- 回顾家庭作业
- 休息
- 介绍 ABC PLEASE 技能及其基本原理
- 积累积极情绪体验——短期
- 积累积极情绪体验——长期
- 布置家庭作业
- 教授积累积极情绪时会遇到的挑战
- 会谈收尾

讲义和其他材料

- 情绪调节讲义 8：ABC PLEASE 技能概述
- 情绪调节讲义 9：积累积极情绪体验——短期
- 情绪调节讲义 10：愉快活动清单
- 情绪调节讲义 11：家庭愉快活动清单
- 情绪调节讲义 12：积累积极情绪体验——长期
- 情绪调节讲义 13：智慧心念价值观和优先项清单
- 情绪调节讲义 14：练习——如何短期和长期地积累积极情绪体验
- 白板或其他大号书写板及记号笔
- 正念铃

第三次会谈

- 简短正念练习

- ▶ 回顾家庭作业
- ▶ 休息
- ▶ 建立掌控感、提前应对和 PLEASE 技能
- ▶ 布置家庭作业
- ▶ 会谈收尾

讲义和其他材料

- ▶ 情绪调节讲义 15：建立掌控感和提前应对
- ▶ 情绪调节讲义 16：PLEASE 技能
- ▶ 情绪调节讲义 16a：食物与你的情绪
- ▶ 情绪调节讲义 16b：最好的休息方法——12 条改善睡眠的建议
- ▶ 情绪调节讲义 17：练习——建立掌控感、提前应对和 PLEASE 技能
- ▶ 白板或其他大号书写板及记号笔
- ▶ 正念铃

第四次会谈

- ▶ 简短正念练习
- ▶ 回顾家庭作业
- ▶ 休息
- ▶ 核对事实和问题解决
- ▶ 相反的行为
- ▶ 布置家庭作业

讲义和其他材料

- ▶ 情绪调节讲义 18：冲浪技能——对当下情绪的正念
- ▶ 情绪调节讲义 19：核对事实和问题解决
- ▶ 情绪调节讲义 20：做相反的行为来改变情绪
- ▶ 情绪调节讲义 21：练习——相反的行为
- ▶ 相反的行为角色扮演情境的提示卡
- ▶ 白板或其他大号书写板及记号笔

▶ 正念铃

教学笔记

我完全没有写作的兴致；但我会一直写，直到我兴致盎然。

——简·奥斯汀（Jane Austen）

你无法阻挡海浪，但你可以学会冲浪。

——乔·卡巴金（Jon Kabat-Zinn）

关于本模块

本模块中的情绪调节技能是针对辩证行为治疗生物社会理论中描述的情绪失调的生物脆弱性而设计的。该理论认为，长期存在显著情绪调节问题的人具有先天的情绪敏感性、高反应性和缓慢恢复到基线情绪的特征，并且缺乏调节情绪的能力。当这种情绪脆弱性遇到普遍不认可的环境时，情绪的强度和环境会随着时间的推移而相互作用，加剧彼此的影响。走在中道上技能模块和人际效能技能模块都通过教授认可、强化和其他技能来解决环境方面的问题。本模块的情绪调节技能主要针对该理论所指的个体差异和气质因素。因此，这些技能可以教会参与者如何降低情绪脆弱性和反应性，并更快地从极端情绪状态中恢复。这些技能包括识别和理解情绪、降低对情绪心念的易感性、产生更多积极情绪、预防消极情绪，以及降低已经"爆发"的消极情绪的强度。许多技能源于公认的、有循证依据的行为干预措施，例如针对抑郁症的行为激活治疗（短期愉快活动和建立掌控感），以及针对焦虑和其他痛苦的、令人想要逃避的情绪的暴露治疗（相反的行为）。

我们经常从新加入辩证行为治疗技能训练的成员那里听到的一句话是："我太难过了，什么技能都用不了。"带领者可以提醒成员，这一治疗并不是为那些只有一点点不开心的人开发的，而是为真正痛苦的人（有长期的强烈情绪困扰的人）而开发的。因此，当你非常难过的时候，恰好可以去尝试一种或几种技能。首先，要尝试对当下情绪和冲动的正念，全然地体验这种情绪，不做其他任何事情（不采取适应不良的行为），哪怕只尝试一小会儿。然后，成员可以选择相反的行为技能，投入一项活动或情境，即便他们不想这样做。必须反复练习这组技能，直到打破行为被情绪主宰的恶性循环，因为若任由行为被情绪主宰，只会使问题变得更糟。

我们添加了两份补充讲义，这些讲义对青少年及其家庭非常有用。如果有时间，可以在团体中，或者根据需要在个体治疗中回顾这些补充材料。这两份补充材料是"情绪调节讲义16a：食物与你的情绪"和"情绪调节讲义16b：最好的休息方法——12条改善睡眠的建议"。根据我们观察到的青少年在食物选择和睡眠方面的常见困难，我们编写了这些补充讲义，以补充PLEASE技能。这两份讲义尚未被纳入研究范围。

> **带领者笔记**
>
> 鉴于本模块的内容较多，可考虑将"导入与正念"模块缩短为1周，而不是原定的2周，为情绪调节技能模块腾出1周的时间。这样就有5周而不是4周的时间可用于情绪调节技能模块。

第一次会谈

简短正念练习
回顾家庭作业
休息

介绍情绪调节技能及其原理

我们希望你成为自己情绪的主人，成为自己的城堡中的国王，掌控自己的情绪。因此，今天我们将教你如何不让情绪控制自己，不再成为情绪的受害者。有些时候，当你感到沮丧、担忧或愤怒时，是不是感觉自己其实被情绪控制了？

作为辩证行为治疗的来访者,你具有基于生物学的情绪脆弱性。情绪调节技能将帮助你降低情绪脆弱性,更好地掌控自己的情绪,并学会像体验海浪一样体验情绪而不被淹没。

为什么要掌控情绪?

请参与者查看"情绪调节讲义1:主宰你的情绪——为什么要这么做?"。
掌控自己的情绪之所以很重要,有如下几点原因。

1. 情绪失调的青少年通常有强烈的情绪,如愤怒、挫败感、抑郁或焦虑。(*询问团体成员是否同意这一说法。*)
2. 难以控制这些强烈情绪往往会导致冲动或问题行为。(*带领者邀请成员举一些例子,可能包括饮酒、滥用药物、危险的性行为、危险的网络行为、愤怒爆发、逃学、回避社交或责任、自杀行为和饮食失调行为。*)你们同意这一说法吗?
3. 问题行为,如打架、滥用药物、暴饮暴食、自伤、大喊大叫或在别人和你说话时走开,通常是用于应对强烈痛苦情绪的行为解决方法。本模块将教你更有效的解决方法。接下来,我们会逐一介绍具体方法。

情绪调节技能训练的目标

请参与者查看"情绪调节讲义2:情绪调节技能训练的目标"。

理解你所体验到的情绪

你将了解为什么情绪这么重要,也将了解如何通过使用正念(观察和描述)技能来识别情绪。只有清楚自己感受到了什么情绪,你才能改变它。

你将学习如何评估你的情绪反应是否有效。这意味着你需要问自己,你的情绪在当下这一刻对你有益还是无益。

如果情绪对你有益，就让自己体验它。比如，夜晚降临，你走在一条黑暗的小巷里，你感到紧张。那么你可以利用这种情绪来保持高度警惕；小心且快速地穿过小巷，或者转身走另一条路。再比如，你对一位很喜欢的老师做出了不尊重的行为，并因此感到羞愧，那么你可以利用这种情绪来为自己的行为道歉，并向老师保证你不会再重复这种行为。然后，放下这种情绪，继续生活。

如果情绪对你无益，就找出你需要使用哪种技能来改变它。例如，你因为太担心考试而无法集中注意力，对兄弟姐妹发脾气、尖叫、看电视，却不去学习。也许你还因愤怒做出了伤害自己或他人的事，例如捶墙或者对父母骂脏话。也许你感到非常悲伤和沮丧，以致没去上学，而是整天躺在床上，课程越落越多，感觉越来越糟糕。

降低情绪脆弱性

你们将学习如何从一开始就阻止不想要的情绪产生。如果确实产生了这样的情绪，就希望它们不会像现在这样强烈，也不会持续那么久。换句话说，你将学习如何降低对情绪心念的易感性。如果你不那么容易感到烦躁，该有多好？

你将学习如何增加积极情绪。有没有人知道如何增加积极情绪？如果你想更快乐、更投入地生活、更有掌控感，你会怎么做？敬请关注，我们将在本模块中教你们这些技能。

降低不想要情绪的出现频率

通过理解情绪的作用，学习降低情绪脆弱性和增加积极情绪，并练习在情绪发生时减少痛苦情绪的方法，你们将降低不想要的情绪出现的频率。

减轻情绪痛苦

你将学习如何在不想要的情绪开始时让它停止，或减轻它带来的痛苦。你该如何减轻羞耻感、焦虑、内疚、愤怒和悲伤呢？首先，你们将学习如何不评判地观察和描述痛苦情绪，接受它们，也可以通过正念技能放下它们。然后，你们将学习如何通过"相反的行为"这一技能来改变情绪,即采取与你当前情绪相反的行为。我们将在本模块的最后教你们这一点。

简明情绪清单

请参与者查看"情绪调节讲义 3:简明情绪清单"。

练习

请参与者花 2 分钟查看下一份讲义上的简明情绪清单,并勾选自己在过去 1 周中体验过的每一种情绪。然后问:"你们当中有多少人体验过不止一种情绪?(等待举手。)有多少人勾选了 2~4 种情绪?(再次等待。)有多少人勾选了 5~7 种? 8~12 种呢?超过 12 种呢?"(大多数人倾向于表示体验到了大量情绪。询问团体成员关于他们特定情绪性质的观察。)需要指出的要点包括:

- 人们的情绪多种多样;
- 情绪经常变化;
- 没有人永远只有一种情绪!

> **讨论要点:** 问,"大家是否留意到了积极的情绪?当你有积极情绪时,会发生什么?当你有担忧的想法时,会发生什么?当你专注于消极情绪时,会发生什么?"

- *识别和标记情绪很重要。* 能够标记(注意到并用语言描述)情绪本身就有助于调节情绪。对于那些通过正念意识到的无法改变的部分,你可以通过学习接下来要教授的其他情绪调节技能来改变。

情绪的功能:情绪有什么好处?

请参与者查看"情绪调节讲义 4:情绪有什么好处?"。

情绪为我们提供信息

情绪可以发出信号，让我们意识到某些事情正在发生（例如，当我独自站在一条黑漆漆的小巷里时，我会感到紧张不安）。有时，情绪会通过"第六感"或直觉来传达信息。

但情绪感受并不是事实。当我们认定情绪感受就是对外界的客观认知时，就会出现问题。比如，"我爱他，所以他必须对我好"，或者"我害怕，一定是受到了威胁"。我的恐惧并不能证明威胁一定存在；它只是一个信号，表明可能存在威胁，也可能不存在。在做出决定之前，核对事实很重要。在由智慧心念做出决定时，我们希望将情绪纳入决策过程，但要避免仅凭情绪心念做出决定。

情绪帮助我们与他人沟通，并影响他人

面部表情和身体姿势可以透露很多关于你的感受的信息。无论你是否有意透露，你的情绪都将通过言语和／或面部表情及肢体语言影响他人对你的反应。它们让人们知道该在何时退后、何时靠近、何时逃跑、何时提供帮助，等等。例如，当你表现出一脸悲伤时，他人看到后会关心你是否还好，并想帮助你。

练习

带领者可以表现得愁眉苦脸，低头趴在桌子上，一言不发。然后提问："大家认为我现在的感受如何？你对我这样的表现有什么想说的或想做的？"

> **讨论要点**：和团体成员讨论如何就他人的情绪表达进行沟通，或他们如何被他人的情绪表达所影响。

情绪能够激励我们，并让我们时刻准备行动

在生物学上，特定的情绪与特定的行为冲动是"固定搭配"。例如，当你突然听到喇叭声时

（非常响亮的一声"哔——"，许多参与者会从座位上跳起来并感到吓了一跳；指出这一点），你对这种声音的反应就是重点。如果你在穿过繁忙的十字路口时正和朋友聊天，突然听到喇叭声，你不可能停下来问朋友，"你觉得我们应该快点走吗？"，而是会自动地快速向前走或者往后退。身体自动的、预设的反应会占据主导。

情绪在关键时刻为我们节省了行动时间。我们会不假思索地做出一些事情。例如，一个十几岁的女孩和她 6 岁的妹妹在操场上玩耍。当她抬起头时，她看到妹妹的斗篷被游乐场的设备卡住了，离地 2 米多，双脚悬空，看上去呼吸困难、惊慌失措。女孩没有想"我该怎么办？我是否应该问你还好吗？要不要给朋友打个电话？"，而是毫不犹豫地飞奔过去，把妹妹解救下来，确保她呼吸顺畅。然后她脱下妹妹的斗篷。姐妹俩都坐了下来。冷静了片刻后，妹妹又回去玩滑梯了。

现在，你准备好学习新技能来掌控你的情绪了吗？让我们从学习情绪模型开始吧。

情 绪 模 型

在让团体学习"情绪调节讲义 5：情绪模型"之前，带领者先讲述一个引人入胜的情绪故事，同时由另一位带领者在白板上画出模型中的组成部分（如果没有铺垫，一上来就直接看讲义，可能会让成员感到不知所措）。协同带领者画出所有的单向箭头和双向箭头，如讲义所示。在讲述故事的过程中，带领者会分享自己在每个情绪阶段的体验，同时也会启发团体成员思考他们自己遇到这样的情境时可能会产生哪些想法、感受、行为冲动、行动或言语等，从而吸引团体成员参与进来。可以探讨的情绪故事的组成部分包括：

- 促发事件 1；
- 之前的脆弱因素，这些因素可能使情绪反应更强烈；
- 对事件的想法；
- 内部身体反应；
- 行为冲动；
- 面部表情、肢体语言、言语和行动；

- 情绪名称；
- 后果（包括次级情绪）；
- 促发事件2。

依此类推，再次回到这些组成部分。例如：

"在我女儿还小的时候，有一回她在体育用品店里走丢了。我以为她就在下一个过道里，所以就在附近转了一圈。但没看到她，我就开始呼唤她的名字。所以促发事件是没有立即在店里找到我的女儿。（协同带领者在白板左侧"促发事件1"的框中写下：女儿在体育用品店走丢了。）

"需要注意的是，你经历的事件可以是内部的，比如一个想法、一段记忆或一种身体感觉，也可以是外部的，比如我没有找到女儿，某人说了一句话，或者考试成绩不理想。注意，促发事件是引发连锁反应的核心部分。例如，如果一个人通过为下次期末考试做准备而成功地分散了对上一次考试成绩不佳的注意力，那么各种与情绪相关的组成部分和由此产生的消极情绪都将会减少。

"脆弱因素加剧了我的情绪反应，包括疲劳和饥饿。（协同带领者在白板左上角写下：疲劳、饥饿。然后用实线箭头指向"促发事件1"的框。）

"当她没有回应我的呼唤时，我的第一个想法或解释是：'她走丢了！'（协同带领者在"促发事件1"的框下方写下：她走丢了！）你们认为我可能还有哪些其他解释或想法？"

带领者从团体成员那里收集了一些回答，协同带领者将它们写在"促发事件1"的框下方。这些回答可能包括："她走丢了""有人拐走了她""我是一个糟糕的家长"。现在，协同带领者从"促发事件1"的框向下画一个虚线箭头"指向"想法框，展示促发事件和想法之间的联系。请注意，这是一个虚线箭头，因为事件有时会直接导致情绪反应，而不需要经过大脑思考；带领者稍后可以指出这一点。

"现在，我的体内发生了一系列变化，比如大脑内的变化、身体变化、我感受到或体验的事情以及行为冲动。这些都是我的内部反应。肾上腺素让我心跳加速，脸颊发烫，喉咙像被肿块堵住了一样。我有一种冲动，想跑遍整间体育用品店，大喊她的名字，高声咒骂，并使劲摇晃保安，大喊'你看到我女儿了吗？！'。"

协同带领者在"促发事件1"的框右侧画一个更大的框并在框的顶部写下"内部"两个字。协同带领者从"促发事件1"的框画一个实线箭头指向这个框，并从"想法"框画一个虚线箭头指向这个框，表明促发事件直接导致这些内部变化，同时想法也可以导致这些内部变化。在"内部"框内靠上的位置，协同带领者写下"身体变化/你体验到的"。

"这些身体变化包括神经化学变化、肌肉变化、神经信号带来的感觉、血管/压力变化、心脏状况，以及整个面部和躯体的温度变化。"

现在填写上半部分：肾上腺素激增，脸颊发烫，喉咙里像有肿块。
在下方约2/3处，写下"行为冲动"。在这个词下方写下"跑遍整间体育用品店，喊叫，咒骂，摇晃保安"。现在问团体成员：

"如果你们经历了我所经历的事情，你们会有什么感觉？记住，旁观者是看不到这些的，这只是你身体内部的感觉。"

请摘录一些描述，并将它们写在适当的地方。成员可能会说心跳加速、肌肉紧张和出汗之类的体验。在"行为冲动"下，他们可能会有向他人求助，或跑到外面找遍停车场的冲动。

"除了我身体内部发生的变化以外，还有一些外在的事情也在发生，也就是如果有人在观察我或者对我进行录像，他们可以观察和描述出来的事情，包括我的面部表情和肢体语言、姿势、手势，以及我实际说的话和做的事。"

协同带领者在"内部"框右侧画另一个大小和形状相同的框，并在框的顶部写下"外部"两个字。在框内靠上的位置，他写下"面部和肢体（表情、肢体语言、姿势）"。在下方约

3/4处，他写下："行动（你所说的和做的）"。现在填写上面"面部和肢体"的部分。

"你会看到我睁大眼睛并四处张望，眉头紧锁，咬紧牙关，握紧拳头。我实际说的话和做的事是：我跑遍所有过道，迅速转头扫视不同的方向，并反复大喊我女儿的名字，声音越来越大。"

在"你所说的和做的"下方，协同带领者写下：跑遍整间体育用品店，喊她的名字。现在问团体成员：

"对于你们每个人来说，在这种情况下，你们的面部和肢体会是什么样子的？"

写下他们的一些回答，可能包括张大嘴巴、身体僵直。

"在这种情况下，你们可能会说什么和做什么，让观察者可以清楚地看到？"

再听取两三条回答，并将它们写在适当的位置。成员可能会提供诸如向他人求助或拿出手机疯狂打电话等反应。现在，协同带领者从"内部"框画一条实线箭头指向"外部"框，并从"外部"框画第二条实线箭头指向"内部"框。此外，协同带领者从"内部"框画一个箭头指向"想法"框，使连接这两个框的虚线箭头成为双向的。教学要点包括以下方面。

- *行为冲动和行动不是一回事*。请注意，我的行为冲动和我的实际行动并不完全相同。（带领者指向两个框的底部，并指出左侧"内部"框中的行为冲动与右侧"外部"框中的行动之间的差异。）我们中的许多人都有强烈的情绪，这些情绪会产生强烈的行为冲动，比如尖叫、咒骂、扔东西或逃跑等。有冲动并不是问题，而依照冲动行事才是问题。我们想要切断体验到冲动和依照冲动行事之间的联系。（在白板上画一条线连接行为冲动和行动，然后画一条线切断它。）关键是通过正念观察冲动而不必根据它行事。注意，虽然我确实跑遍了整间体育用品店并大喊，但我没有咒骂或在门口抓着保安不放！
- *情绪的这些成分可以双向作用*。注意双向箭头。我们往往认为内部感觉和行为冲动（指向

"内部"框）决定了我们说什么和做什么（指向"外部"框）。也许确实是这样的。但同样重要的是，我们的面部表情和肢体语言，以及我们说的话和做的事不仅会影响体内的生化反应，也会影响我们的体验和冲动！例如，你是否注意到，如果你以放松的姿势坐着，平静而柔和地说话，你就很难生起气来？我们将在本模块的后面更多地讨论这一点，特别是和相反的行为技能有关的内容。

同样，不仅是想法会影响我们的感受和行为，我们的感受和行为也会反过来影响想法。例如，如果我们心跳加速，四处奔跑，大喊大叫，我们可能会忍不住想"这太可怕了——我受不了了！"。

- **有时，外部的、可观察到的行动会先发生！** 例如，如果一辆车朝我们飞速驶来（事件），我们会迅速闪开。通常，在我们逃到安全地带后才会意识到自己的想法或内部体验。然后，我们会感到心脏怦怦直跳，并想"刚刚差点没命了！"。那么，你认为我此时此刻可能感受到了什么情绪？

协同带领者将成员的回答写在一个新的框中，位于"内部"框与"外部"框的中间，标上"情绪名称"。情绪可能包括恐惧、惊慌、担心、后悔和内疚等。将"情绪名称"框放在中间，表示所有这些内部和外部的事件构成了情绪。协同带领者还可以画一个大的框，将"内部"和"外部"框都包含在内，表明我们的内部体验/冲动和外部行为/行动共同构成了情绪。

"所以我很紧张，心跳加速，不停地寻找，奔跑，大喊大叫，惊慌失措。大家认为直接的后果是什么？你们认为在第一种或第一组情绪的基础上，我还会有其他次级情绪反应吗？有时，一种情绪反应会引发其他情绪，例如，对悲伤感到羞耻，或对受伤感到愤怒。"

团体的反馈可能包括：仍然惊慌失措，为失去女儿的踪迹感到羞愧并大吵大闹，喘不过气来，出汗，发抖。协同带领者在白板下方中央画一个新的框，标上"后果"，并写下其中的两三个后果。请注意，其他后果可能包括做出冲动的、有害的行为。协同带领者从现在被围起来的"内部"框和"外部"框下方画出实线箭头，指向这个新的框，表示被激发的情绪及其内部和外部成分会导致后果发生。

"我最终在体育用品店的另一头找到了女儿,她正若无其事地抚摸着皮制垒球手套。这就是下一个促发事件。"

协同带领者在白板左下角,即"促发事件1"的框和"想法"框的下方画了一个新的框,标记为"促发事件2",并在框内写下:发现女儿在玩垒球手套。协同带领者从"后果"框向左画一个实线箭头指向促发事件2,表明情绪体验及其后果可以放大我们对下一个促发事件的反应。协同带领者还从"促发事件2"的框向右画一个实线箭头指向"内部"框,表明这个新的促发事件将导致更多的内部反应、外部反应及新促发的情绪,等等。协同带领者再从"促发事件2"的框向上画另一个虚线箭头指向"想法"框,表明促发事件2也可能导致更多想法,进而影响情绪体验。

"现在,我的想法可能是'谢天谢地,她安全了!'或者'她怎么可以自己走开,然后完全听不到我在喊她?!'。我的内部反应可能是抖得更厉害,脸部温度下降,血压下降,肌肉放松,眼泪涌出,以及有拥抱和责备女儿的冲动。我的外部行为可能是叹气、摇头、拥抱她,并问'你怎么跑到这里来了?我担心死了!'。我的情绪可能是如释重负,也许夹杂着快乐、沮丧和因为没看住她而生自己的气。"

教学要点包括如下几点。

- **后果**。一旦我们被某种情绪唤起,就容易触发其他情绪。此时,我们对促发事件更加敏感,并可能产生额外的强烈反应。其中包括次级情绪——由先前的情绪引发的情绪,例如因悲伤而感到羞耻,或因受伤而感到愤怒。这种对额外促发事件的敏感性解释了为什么强烈的情绪和冲动行为有时会持续存在并自我强化。我对后续事件的反应可能会更强烈,因为我已经因为第一个事件处于高情绪反应性水平了。对于情绪高敏感和高反应性的人来说,他们需要很长时间才能恢复到基线状态(见第五章中的生物社会理论),许多日常事件都会给人这种感觉,因为我们可能已经受到了某些脆弱因素的影响,而且可能在为之前某个触发因素带来的强烈情绪所困扰。
- **情绪的复杂性**。情绪有许多组成部分!当别人告诉我们"别想这么多了,有什么大不了的？"时，他们可能没有意识到我们正在经历这么多事情——想法、身体反应、冲动、面部表情和肢体语言、我们说的话和做的事（*带领者一边说，一边指向白板上已填满的情绪模型*）。我们不能像关灯一样简单地"关闭"情绪。

在通过一个引人入胜的故事引导团体完成上述练习后，让成员查看"情绪调节讲义5：情绪模型"，现在成员将更容易理解讲义的内容。如果时间允许，请团体成员再举一个例子，并再次简要回顾模型的各个部分。以下故事在阐明模型的同时，可激发团体成员的强烈情绪并推动他们参与讨论。

- 刚学会走路的一对双胞胎女儿向相反的方向跑去。
- 在聚会上，你打扮得很漂亮，却不小心把新手机掉进了游泳池。
- 你的朋友在最后一刻取消了你期待已久的计划。
- 你看到有人在窃窃私语，并确信他们是在说你。
- 在为一场足球比赛做裁判时，你看到两名球员在场地尽头相撞。场边的父母疯狂地挥手让你过去。当你到达时，你发现儿子的手臂明显骨折了。
- 你被困在隧道中停驶的地铁中，手机没有信号，而朋友在体育馆外拿着音乐会门票等你，演出还有半小时就开始了。
- 赶校车时，你的书包拉链没拉好，书包里的东西散落一地。你蹲在路中间开始捡东西，而校车在等你，车上的每个人似乎都在看着你偷笑。
- 你的父母告诉你，你不能去你受邀参加的音乐会或聚会。

干预情绪模型的多个环节

好消息是，这个模型的多个环节都为我们提供了干预情绪体验和行动的可能性。这个模型就像一个电路；如果我们在某个环节切断电路，就可以改变情绪或其强度。本模块和其他模块中的辩证行为治疗技能可以帮助我们切断这个电路。

请参与者查看"情绪调节讲义6：情绪技能模型"，该讲义强化了上述观点，即青少年和家长可以使用各种辩证行为治疗技能来管理情绪调节的各个组成部分。

情绪调节讲义 6 列出了本模块中可以用来应对情绪敏感性、高反应性和难以恢复平静的技能。我们可以使用 ABC PLEASE 技能来减少脆弱因素。通过问题解决，我们至少可以减少一部分促发事件，并通过核对事实来改变想法和情绪。我们可以注意到自己的内在反应和冲动，但不采取行动（对当下情绪的正念），并运用痛苦忍受技能中的危机生存技能（第七章），避免冲动变成行动，从而使问题更加严重。我们可以使用相反的行为策略来减少或改变我们的情绪及其相关行动。在确定情绪名称时，我们可以使用"情绪调节讲义 3：简明情绪清单"来描述情绪。我们可以使用痛苦忍受技能来减少对促发事件的反应（例如，通过转移注意将我们的注意力放在其他事情上，等等）。请注意，虽然讲义上没有提及，但我们也可以使用人际效能技能（第十章）或走在中道上技能（第八章）来减少冲突和极端行为，从而预防促发事件的发生。

布置家庭作业

布置"情绪调节讲义 7：练习——觉察和描述情绪"作为作业。请团体成员使用本周亲身经历的真实案例，在讲义的情绪模型中填写相关内容。他们应在模型的每个组成部分填写自己的促发事件、想法、身体感觉、行为冲动、行动和后果等。

第二次会谈

简短正念练习
回顾家庭作业
休息

带领者笔记

在白板上画一台倾斜的天平，在较低的一侧写上"消极情绪"，在较高的一侧写上"积极情绪"。画这幅画的目的在于，接下来要和成员着重讨论他们生活中的"消极情绪"为何会多于"积极情绪"。

介绍 ABC PLEASE 技能及其基本原理

如果你们每个人衡量一下自己现在的生活，我猜测天平会是这样的——消极情绪多于积极情绪。从本次会谈开始，我们将学习如何通过主动积累积极情绪体验和建立掌控感，来增加天平中"积极情绪"一侧的重量；同时，通过降低对情绪心念的易感性来减轻天平中"消极情绪"一侧的重量。你可以通过以下助记词来记住我们将要学习的技能：ABC PLEASE。（*请参与者查看"情绪调节讲义 8：ABC PLEASE 技能概述"。*）

> **讨论要点：** *请成员举例说明他们生活中的消极因素，如抑郁、经济问题、学业困难、人际关系问题和睡眠问题等。然后请他们列出目前生活中的积极因素，例如与兄弟姐妹或配偶的良好关系、工作带来的满足感、经常踢足球或锻炼、喜欢的钢琴课，以及观看喜爱的电视节目等。指出消极因素似乎多于积极因素，并询问他们是否愿意重新调整天平使积极因素的占比更大。即使积极和消极因素的数量相当，带领者也可以强调，我们仍然希望让天平明显向积极因素一侧倾斜。增加积极情绪体验不仅有助于建立有意义的、充实的人生，还能缓冲消极状态或事件带来的影响。*

积累积极情绪体验——短期

我们如何才能在生活中获得更多的积极情绪体验？（*邀请一位成员朗读"情绪调节讲义 9：积累积极情绪体验——短期"第一个框中的内容。*）

为什么要这么做？

安排愉快的活动并积极行动起来是有研究支持的治疗方法。研究表明，无论是否进行其他的治疗，仅仅通过增加愉快活动，就可以有效地缓解一部分人的抑郁情绪。

此外，增加愉快活动还可以降低情绪脆弱性。试想一下，某一周，你过得特别开心，发生了许多有趣的事情，但这时，你遇到了一点小挫折。对比另一周，你心情很低落，压力巨大，这时又出了一点小状况。在开心的 1 周和艰难的 1 周里，你面对同样的挫折时，反应会有什么不同呢？

关键在于执行

增加愉快活动看似简单，然而当你感到抑郁、愤怒、焦虑或情绪失调时，实际上很难让自己去做那些本应令人感到愉快的事情。抑郁情绪带来的自然倾向是躺在床上，不想做任何事。该技能真正的关键在于，即使没有心情，仍然要让自己去做那些可能令人愉快的事情。

如何执行？

设定日程

试着把它当作"就医预约"来对待。例如，下午 1 点，你有一节钢琴课的预约；下午 2 点，你定好要给朋友打电话；下午 4 点，你安排了跑步训练。这些活动应该被写入你的日程表或手机应用程序，并设定闹钟提醒自己去做。在完成一些活动之后，你的积极情绪就会逐渐增加。

对积极情绪体验保持觉察，减少对忧虑的关注

仅仅完成一项愉快活动是不够的，你必须在当下全身心投入并且聚精会神，否则你可能会错过真正的体验。（*带领者可以分享自己遇到的一个或多个未能专注于积极情绪体验，任由思绪飘移，甚至陷入忧虑的例子。*）这里有一个例子：

"有些周日的下午和傍晚，当我和家人一起进行愉快活动（如打牌、打乒乓球或观看体育比赛）时，我经常会开始思考下一周的工作内容。我会想到一些需要完成的事情，或即将发生的压力事件，比如要面试 15 位实习生……然后……（*夸张地演绎出情绪失调、认知失调以及生理失调*）。我在和家人一起打牌时有多专注呢？我已经不再专注于当前的体验，我无法真正享受这段时光。你觉得对于积极情绪体验缺乏觉察对我的情绪产生了什么影响？对我的人际关系有没有影响呢？"（*邀请参与者分享类似的经历。*）

还有一个例子：

"当我在一处美丽的海滩度假时，我听说回程那天的家乡天气会很糟糕，有大风预警。暴风雨就要来了。因此，尽管还有2天才启程回家，而且我现在仍然躺在美丽的沙滩上，但我发现自己在担心一家人的回程飞行会非常颠簸。我开始担心航班会延误或取消，犹豫着我们是否应该晚一天再回去。这可行吗（夸张地表演紧张、搓手等动作）？一连几小时，这些忧虑都干扰着我在假期中享受快乐的能力。"

讨论要点：邀请成员分享和讨论他们的哪些积极情绪体验可能被忧虑毁掉，或者因以下原因而遭到干扰：（1）活动什么时候结束；（2）自己是否值得拥有这样的积极情绪体验；（3）自己接下来还能期待多少。

愉快活动清单

请参与者查看"情绪调节讲义10：愉快活动清单"。

练习

请成员阅读这份讲义，并勾选出他们喜欢做的和目前正在进行的活动。他们可以在没做过但想尝试的活动旁打星号。请成员留意清单末尾的空白处，这些空白处是用来填写未列出的活动的。然后，可以选择高能量活动或低能量活动的形式来继续这一练习。

高能量活动

将团体成员分成两人一组，要求参与者与非家庭成员组成一组，借助讲义完成愉快活动采访。将以下三个采访问题写在白板上。

1. 你目前喜欢哪些活动？
2. 你曾做过哪些活动，并且是现在还想继续尝试的？
3. 你想尝试的一项新活动是什么？

配对的成员互相采访，并写下对方的答案。每次采访约 5 分钟，时间过半就宣布采访者和被采访者对换。采访结束后，邀请每组成员汇报他们各自采访时得到的一项答案。成员可以分享他们认为最有趣、最好玩、最具启发性的回答，或者只是他们认为很棒的一个主意。成员通常会觉得这项活动很好玩，既增进了对彼此的了解，又激发了参与活动的积极性。他们似乎很喜欢汇报自己同龄伙伴的活动，汇报时也不像汇报自己的事情时那么害羞。这是一个能让安静的、有社交焦虑和被羞耻感紧紧缠住的成员也参与进来的好方法。

低能量活动

在白板上写下这三个问题后，请来访者自己静静地查看清单并回答这些问题。然后请几位志愿者，针对每个问题报告一项内容。如果时间充裕，并且你想鼓励全体成员参与互动，可以请每组成员分别就这三个问题进行报告。

家庭愉快活动清单

> **带领者笔记**
>
> 尽管"情绪调节讲义 11：家庭愉快活动清单"迄今为止尚未被纳入研究范围，但我们在此将它作为愉快活动清单这一辩证行为治疗标准技能的变式，而非一项新技能。

当家庭寻求辩证行为治疗时，家庭内部通常已经经历了许多压力、冲突和艰难的时刻。你是否也有同感？（*允许大家通过举手或点头来示意。*）

我们的家庭互动往往会偏向消极——急着去看医生，填鸭式地赶去做运动和参加其他活动，为了学校作业或打扫卫生而唠叨个不停，因孩子的朋友、电子产品和外出等问题发生冲突，等等。整体的感觉可能是沮丧、紧张、焦虑、愤怒或疲惫不堪。对你来说，是否如此？

有时，我们不再为家庭成员之间的积极互动留出时间。如果我们只关注消极的、争吵的、艰难的时刻，家庭关系会发生怎样的变化？

"情绪调节讲义 11：家庭愉快活动清单"是另一种积累短期积极情绪体验的方法。这些活动是青少年和家长可以一起参与的。它们可以帮助家庭成员保持亲密，降低情绪脆弱性，并对消极的家庭互动起到缓冲作用。当然，我们仍然需要与家长和孩子一起努力提升人际效能技能，但花时间与家人一起度过积极的时光也是很有帮助的。(如果时间允许,或者家庭愉快活动是在场团体成员所急需的,可以进行下列练习之一。如果时间不够,带领者可以告知团体成员,他们之后也有机会练习,并布置作业。)

请参与者查看"情绪调节讲义 11:家庭愉快活动清单"。

练习

按家庭分组。让家庭成员一起浏览活动清单,并补充他们自己的活动。让他们讨论并勾选已经做过的活动,在曾经做过且可以重新做的活动旁画星号,圈出想要尝试的新活动。活动持续约 5 分钟。

高能量活动

然后,请每位家庭成员(或每个家庭的一名代表)谈谈他们在家庭愉快活动中学到了什么,以及他们将朝哪个方向努力。

低能量活动

请自愿发言的成员分享,而不是邀请全部团体成员依次发言。如果一位成员在活动中没有家庭成员在场,或者有成员在家庭互动时容易情绪失控,从而影响自己或整个团体的活动,则可以选择这种形式。

积累积极情绪体验——长期

请参与者查看"情绪调节讲义 12:积累积极情绪体验——长期"。

如果我们只关注短期的积极情绪和体验,会发生什么呢?如果我们只把时间花在看电影、与朋友闲逛、听自己喜欢的音乐或与家人玩桌面游戏上,我们就不会努力实现自己的长期目标或创造未来。如果想让积极的事件和情绪更频繁地发生,我们还需要构建一种值得过的人生,其中,积极的事件和情绪会发生——这就是长期目标。

在开始朝着长期目标迈进之前，我们需要确定这些目标是什么。如何开始构建一种值得过的人生呢？方法之一是明确自己的价值观和优先项。

智慧心念价值观和优先项清单

如果我们不是根据自己的价值观和优先项——我们在生活中认为最重要、最有意义的事情、原则或想法——来选择长期目标的，那么为之努力也不会有太大帮助。

让我们来看看"情绪调节讲义 13：智慧心念价值观和优先项清单"。这份讲义列出了许多人拥有的价值观和优先项。请花几分钟阅读这些内容，勾选出对你来说尤其重要的条目，如果你愿意，还可以写上你自己的价值观。有些人可能重视亲密的家庭关系，有些人可能重视努力工作、为人正直（如诚实）或为他人做贡献（如在社区做志愿者）。在阅读这份清单时，倾听"智慧心念"的声音，看看哪些真正与自己内心的价值观——而不是你父母或朋友的价值观——产生了共鸣。

> **讨论要点：** 问，"有多少人勾选了至少 1 个价值观？至少 3 个价值观？至少 5 个？有超过 7 个的吗？对于那些只勾选了一两个甚至没有勾选的人，这些都是重要的信息。你可能需要和你的个体治疗师一起确定什么对你来说最重要。如果你不确定自己最看重什么，就很难选择有意义的目标。对于那些勾选了多个价值观的人来说，这也是重要的信息。这意味着你已经有了选择一些重要的长期目标的路线图——这些目标可以为你的生活带来更多积极情绪，并帮助你构建想要的生活。"

朝着长期目标迈出一小步

让我们来看看价值观如何帮助你设定目标。（*请参与者再次查看情绪调节讲义 12，并举一个简短的例子，如下所示。*）我的一个价值观是健康很重要，而支持这一价值观的目标就是锻炼身体，使身体保持良好状态。这是一个长期目标，我无法马上实现。但我可以开始采取一些小步骤，朝着我的目标迈进。这三个小步骤可能是：（1）上网搜索附近的健身房；（2）参观一些健身房并询问费用；（3）购买运动鞋。我决定今晚回家后先完成第一步，应该只要花几分钟就能轻松搞定。

另一个例子是为社区做贡献，表达这一价值观的目标可能是在我的学校开展回收计划。也许你的价值观是拥有一份自己喜欢的好职业，那么你的目标可能是考上大学。如果你的价值观是在学校表现优异，那么你的目标可能是通过数学考试。但是，这些目标中的每一个都由很多小步骤组成——关键是要想清楚可行的第一步是什么，然后迈出这一小步。

练习

请每个人拿出笔和纸，或者分发这些材料。然后解释说，我们要开始确定长期目标和实现这些目标的步骤。接下来，带领他们依次完成以下步骤，每位团体成员都要执行。

1. 选择一个对你来说很重要的价值观。
2. 根据这个价值观选择并写下几个长期目标。
3. 选择其中的一个长期目标。
4. 通过头脑风暴想出一些可以为实现该目标而采取的分解步骤。
5. 确认并选择要迈出的"第一步"。如果这一步太大或太难，如何进一步分解这一步？

环顾四周，向成员提问："你们选择努力实现的目标是什么？第一步是什么？你是否需要进一步分解步骤，以便获得一个可行且不令人望而却步的第一步？"

> **带领者笔记**
>
> 如果成员遇到困难，你就可能需要帮助他们确定简单的第一步。例如，如果价值观是"接受教育"，那么对于一名学业有困难的十年级学生来说，长期目标可能是高中毕业并进入大学，但这个学生目前甚至都不去上学了。因此，最初的步骤可能是每天起床，去上第一堂课。然而，实际的第一步可能更小或更直接，例如，买个闹钟或设置一个手机闹钟，并且不按下贪睡按钮。

朝着目标前进的效果

朝着你的长期目标迈进会对你的情绪产生直接而即时的影响，即使这并不有趣，也不会让你立即感到满足。（当然，当你继续朝着目标迈进时，你就开始为生活创造条件，从长远来看，这会给你带来更积极的情绪。）在家庭作业中，我们会要求你确定一个目标，列出实现该目标的步骤，并确定第一步是什么。然后，我们会要求你在本周就迈出第一步！稍后，当我们谈到"建立掌控感"时会再次讨论这个概念。

关注人际关系

长远来看，我们的人际关系会影响我们对生活的满足感。

> **讨论要点**：问，"有多少人会因为人际关系紧张、疏离或破裂而感到不开心，甚至完全快乐不起来，感到非常痛苦？"要承认的是，当青少年情绪低落时，他们通常会远离社交活动。而且，有情绪问题的青少年的家长往往会回避社交，把主要精力放在孩子身上。对于青少年和照护者来说，不仅要关注亲子关系，还要重视与同龄伙伴及其他家庭成员建立新的关系和修复旧的关系。

练习

请团体成员花 2 分钟用心反思他们的各种人际关系。请他们按照 1—10 的等级来评估自己整体的关系质量，1 表示"与任何人都不亲近"，5 表示"总体还可以，但仍有改进空间"，10 表示"非常出色，不需要付出其他努力了"。然后请他们找出一段希望加强的关系，并告诉团体，自己可以做（或本周要做）哪件事情来改善这段关系。

避免回避，避免放弃

当我们回避和放弃某事时，我们会感到在情绪上更加脆弱。而当我们感到情绪更加脆弱和不安时，我们就更容易回避或放弃。这是一个恶性循环。例如，假设我经济拮据，那么在收到电费账单时，我不想去处理，于是把它扔进抽屉，不再去想这件事。当我收到下一张账单时，上面显示我已经欠费 2 个月了，而不只是要交 1 个月的费用。现在，我感到更加焦虑了，想把账单扔得更远。如果我继续这样回避下去，会发生什么呢？我会被断电的！

还有一个例子。假设你某天情绪低落，没去上课，因此落下了功课。当你回到学校时，老师给了你一大堆需要"补做"的作业。回到家，看到堆积如山的作业，你想说："管他呢，我不做了。"从根本上说，你放弃了。在短期内，你会感到些许轻松，因为你不用再盯着堆积如山的作业了，也不用体验洪水般袭来的焦虑和恐惧感。然而，当你放弃补作业时，你无可避免地会对自己产生更糟的感受，并且会在未来造成更大的问题。因此，为了增加积极情绪并降低对情绪心念的易感性，我们建议你尽力避免回避和放弃。

练习

请每位团体成员思考自己最近一直在回避或放弃的事情。请大家分享并讨论这件事对情绪的影响。询问成员本周能否承诺去面对其中一件事，如果不能，至少愿意与其治疗师 / 主治医生讨论这个问题。

布置家庭作业

布置"情绪调节讲义 14：练习——如何短期和长期地积累积极情绪体验"作为作业。

1. **短期**。要求团体成员承诺每天做一项愉快的活动，然后完成作业单上"短期"部分的作业。家庭成员可以从"情绪调节讲义 11：家庭愉快活动清单"中选择三项活动。如果家庭没有在会谈中制订共同参与的活动清单，或者当时没有就活动达成一致，他们可以回家再选择共同参与的活动。查看"情绪调节讲义 8：ABC PLEASE 技能概述"，提醒团体成员在进行这些愉快活动时，要将注意力集中在当下的活动上，当他们的思绪飘走时，要重新集中注意力，并全身心地投入到活动中。
2. **长期**。请团体成员承诺朝着本次会谈中确定的长期目标迈出第一步，或者确定新的价值观、目标和分解步骤，并迈出第一步。

在教授积累积极情绪时会遇到的挑战

在安排活动时，成员常说："我觉得我不会享受这些活动，因为我太抑郁了（或者是烦躁等其他情绪）。"带领者可以回应，这种感受是可以理解的。同时，他们可能会询问这是不是"情绪心念"在作祟，在预判它的感受。一旦人们全身心地投入到活动中，他们往往会发现自己感觉好多了，并从中获得了一些乐趣，即便不是十全十美的。请记住情绪模型中的双向箭头：不仅是情绪会影响行为，行为也会影响情绪！如果人们持续参与这些活动，他们就会发现天平开始朝着"积极"一侧倾斜。

许多人在面对长期目标的第一步时会感到不知所措，因此可能无法采取行动。带领者要示范并指导成员将目标拆解成小步骤，并确定第一步，无论它有多小。如果这仍然显得太难，就帮助他们将目标拆解成更小、更可管理的步骤。

第三次会谈

简短正念练习
回顾家庭作业
休息

建立掌控感、提前应对和 PLEASE 技能

介绍建立掌控感技能及其基本原理

我们现在开始学习 ABC PLEASE 技能中的"B"部分，它代表"建立掌控感（Building mastery）"，也就是提高你的效能感，让你更好地掌控自己的生活。有没有人完不成待办事项清单上的计划？试想，你完成了一件很小的事，这件事困扰了你好久，当你把它从清单上划掉时，感觉如何？当你花时间完成每一件小事时，你会感觉更有掌控感。它还能帮助你避免回避，就像我们上次讨论的那样。

除了完成待办清单上的小事，建立掌控感还意味着承认你现在生活中的真实情况，以及你想达成的目标。"过去几周我因为抑郁没有去学校，但我想通过考试，并升到十一年级。为了做到这一点，我需要找到一种方法逐步回到学校，这样我就能感觉到更有效能感，并且在生活中更有控制感。"这就是建立掌控感——具有效能感且更能掌控自己的生活。从事得心应手并为他人做出贡献的工作就是建立掌控感的一个例子。如果你以前没有开过车，去学习开车也有助于建立掌控感。提升一项有挑战性的技能，比如练习一首新的小提琴曲，也有助于建立掌控感。与曾经发生过争执的人重新建立关系，同样有助于建立掌控感。

> **讨论要点**：*问*，"建立掌控感的过程应该是有趣且愉快的吗？如果不是，那何必这么做呢？为什么不只专注于愉快活动？正如'只工作不玩耍，聪明的孩子会变傻'，只玩耍不工作，聪明的孩子也变傻。我们的意思是，总是玩电子游戏会让人感到空虚、与外界脱节和长期的不满足。虽然连续几天或一整周都在打游戏或看短视频可能很有趣，但过了一段时间后，你会感到无聊、低效能和对生活不满（不管你信不信）。因此，我们建议在愉快活动和建立掌控感的活动之间保持健康的平衡。有时候，它们可能是同一件事——比如练习钢琴和学一首新曲子，可能既可以带来快乐，又可以让自己增加掌控感。然而，在通常情况下，建立掌控感并不'有趣'，但它仍然有助于你增加积极情绪。"

如何建立掌控感

邀请一位成员朗读"情绪调节讲义15：建立掌控感和提前应对"。

1. 每天至少做一件让自己感到有能力且能掌控自己生活的事情。
2. 为成功做计划，而不是为失败做准备。做一些有挑战性但可以完成的事情。
3. 随着时间的推移，逐渐增加任务的难度。如果第一个任务太难，下次就稍微降低一点难度。（带领者在白板上画阶梯，强调逐步建立掌控感的过程。）

> **讨论要点**：请团体成员思考他们现在正在建立掌控感的一些例子。然后请他们想一想希望建立掌控感但还未能做到的例子。今天可以做一件什么小事来划掉某个待办事项呢？进

■ 行讨论。

介绍提前应对技能及其基本原理

ABC PLEASE 技能中的 "C" 指的是 "提前应对（Cope ahead）" 可能引发情绪波动的情况。这是一项非常宝贵的技能。如果你能够提前想象这个情境并决定使用哪些技能，你就更有可能有效地应对。以下是大家可能想要提前应对的情境例子。

- 你即将参加一场社交活动，其中会有一个之前与你闹掰的朋友在场，你担心这会毁了这一晚。
- 你要去一个需要喝酒的聚会，但你不想喝酒。
- 需要做课堂汇报。
- 你第二次去驾校上课，而你上周发现小组里的其他人都很刻薄。
- 参加一次校外旅行。
- 需要向老师请求延期。
- 需要参加家庭活动，而一个"麻烦"的亲戚会在场。
- 在精神科住院 2 周后，到返校的日子了，你想象每个人都会问你去哪儿了，并担心谣言四起。

如何提前应对

请参与者查看"情绪调节讲义 15：建立掌控感和提前应对"，用一个例子简要介绍四个步骤，例如使用上述情境之一或由团体成员提供例子。

1. *描述一个可能引发消极情绪的情境*。描述情境要具体，并指出最可能干扰你使用技能的情绪。例如，你对校外旅行感到焦虑，因为你可能会坐在过去对你不好的同学旁边。
2. *决定你在这个情境中想要使用哪些技能*。写下计划要具体。例如，"我首先深呼吸，注意自己的感受，尽量不评判，进入智慧心念。接下来，我会使用在痛苦忍受技能模块中学到的转移注意技能。

3. **尽可能生动地在脑海里想象这个情境。**想象自己正身处其中，而不是在旁观。想象自己坐在珍妮弗的旁边，她过去对你很刻薄。想象自己感到焦虑，进入智慧心念，然后选择一种转移注意技能。例如，"我会拿出手机，给一个不在车上的朋友发短信；然后我会打开一个应用程序，玩一会儿；接着，我会专注地听我喜欢的音乐。"
4. **在脑海里演练如何有效地应对。**在脑海里演练你能采取哪些具体行动来有效应对问题。演练你的行动、想法、你要说的话以及说这些话的方式。可以在脑海中练习应对这一情境，或者和治疗师一起练习。你甚至可以预想可能出现的问题并加以解决，即决定你接下来会怎么做！

练习

请团体成员花几分钟专注地思考即将发生且可能引发消极情绪的情境。每位参与者应根据"情绪调节讲义 15：建立掌控感和提前应对"的指导，应用提前应对的步骤来处理自己的例子。然后邀请团体中的一名成员分享完整的例子。邀请其他成员提供关于提前应对的建议；在需要时，带领者可以提供帮助。

介绍 PLEASE 技能及其基本原理

PLEASE 技能帮我们通过照顾身体来照顾心理。我们的睡眠状况、饮食习惯、是否饮酒或使用药物、是否锻炼、是否注意身体健康，都会影响我们的情绪感受、整体心理健康以及身体健康。生活方式的影响力非同寻常。这些因素会影响一个焦虑和抑郁的人是否会感受到更强烈的焦虑和抑郁；学校或工作中的人际冲突是会让人感到轻微的烦躁，还是会导致愤怒爆发并带来更大的负面后果；双相障碍患者是否会更快地经历另一次发作。

在身体健康方面，我们现在知道，心血管疾病、肥胖症、糖尿病和癌症在很大程度上取决于生活方式。即使是生活方式上的微小差异，也会对健康状况产生重大影响（Walsh，2011）。同样重要的是，这些生活方式的差异会影响你的情绪健康！因此，我们再怎么强调养成健康行为的重要性也不为过，这不仅是为了你的健康着想，还关乎你的情绪。认真阅读"情绪调节讲义 16：PLEASE 技能"中的五种行为，问问自己需要做出哪些改进。这些改进有助于降低你对情绪心念的易感性。可以逐步进行改变，从长远来看，它们有益于你的整体身心健康。

> **带领者笔记**
>
> 邀请一位成员朗读"情绪调节讲义 17：练习——建立掌控感、提前应对和 PLEASE 技能"中助记词 PLEASE 中的每个字母所代表的含义，然后按照下面的描述解释每一项。请参与者对自己在每种行为上的表现进行评分，带领者可以在白板上画出评分标尺。我们建议使用 –5—+5 的评分标准，如图 9.1 所示。

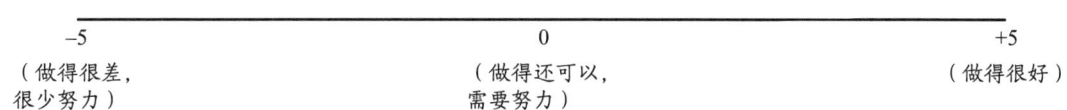

```
—————————————————————————————————————————
–5                    0                   +5
（做得很差，        （做得还可以，       （做得很好）
很少努力）           需要努力）
```

图 9.1 PLEASE 技能评分标尺

积极治疗躯体疾病（treat PhysicaL illness）

邀请一位参与者朗读"情绪调节讲义 16：PLEASE 技能"中的"照顾好身体，在不舒服时，及时就医，按医嘱服药。"（带领者可以使用个人的例子，例如以下内容。）

"我不确定你们每个人的情况，但我生病时通常不太开心。我常常很暴躁，难以集中注意力，也难以发现乐趣，只想尽快度过这一时刻，期待着我的病快点随时间的推移而自然消失。

"当我们不照顾自己身体时，无论是没有按时看医生，没按规定注射控制糖尿病的胰岛素，还是没按规定服用治疗抑郁症、焦虑症的药物，我们实际上都是在加剧情绪脆弱性，让自己处于生病的状态。大家是否意识到，忽视对疾病的治疗会让你们病得更久？为什么要这样做？为什么要保持病态，并且让消极情绪持续更久呢？

"相反，及时且全面地关注我们的身体健康，不仅可以帮助我们的情绪迅速恢复健康，还能改善我们的身体健康状况。"

均衡的饮食（balance Eating）

邀请一位参与者朗读："不要暴饮暴食或过度节食，远离那些会导致你过度情绪化的食品。"

饮食会直接影响情绪。咖啡因、火鸡、面食、糖果——每一种都会以不同的方式影响情绪。你有没有注意到，某些食物让你更有活力，更有精神；另一些则让你更加消沉和疲倦？你有没有留意过，若你拿着一袋薯片坐在电视机前，等节目结束时，薯片已经吃完了。你问自己："薯片都去哪儿了？它们的味道如何？"因为你可能根本没有留意。这就是所谓的无意识进食。当我们漫不经心地吃某些类型的食物以及某些分量的食物时（要么吃得太少，要么吃得太多），事后我们的身体和情绪都会感觉很糟糕。《正念饮食》（Eating Mindfully；Albers，2003）及《无意识进食》（Mindless Eating；Wansink，2006）是关于如何结束无意识进食，并与食物建立更平衡关系的图书。

讨论要点：问，"你一天吃几顿饭？你会在不吃早餐，仿佛'油箱里没油'的情况下开始一天的工作吗？早餐是一天中最重要的一餐。到了中午，你的情绪和注意力如何？如果几乎一天没吃饭，你会不会暴饮暴食？之后，你的情绪和能量水平会怎么样？均衡的饮食意味着要注意食物的种类和进餐频率，以及控制分量。"

讨论要点：许多青少年很少意识到，在睡前摄入大量含咖啡因饮料（如可乐）或吃巧克力甜点不仅会妨碍睡眠，还会摄入大量热量。提问并讨论："你知道饮食会如何影响睡眠和情绪吗？"

讨论要点：许多青少年每天的水果和蔬菜摄入量不足，且他们常吃快餐，吃饭时间不规律，过度依赖高脂肪食品、咸味包装食品和含糖零食。最近的研究指出，这些食物会对我们的饮食、精力、健康和情绪产生破坏性影响（见 Moss，2013；Pollan，2009），这些含有大量盐、糖和脂肪的美味加工食品甚至可能令人成瘾。问，"这种饮食方式如何影响你的情绪？"

练习（可选）

如果时间允许，可以让每位成员说出一种对自己的情绪产生某种负面影响的食物。对于需要进一步了解饮食与情绪状态之间关系的家庭，可以复习"情绪调节讲义 16a：食物与你的情绪"中的要点。

避免使用改变情绪的药物（Avoid mood-altering drugs）

邀请一位参与者朗读："不擅自用药。不酗酒。"

大多数人都能意识到药物和酒精会直接影响情绪。大多数人没有意识到的是，酒精其实是一种抑制剂（而不是抗抑郁药）。尽管酒精在一开始可能会带来轻松的感觉，可能让心情变得轻松，但它的效果是暂时的。如果一个人情绪低落，他能做的最糟糕的事情就是过量饮酒，因为这会进一步抑制精神、身体和神经系统，更糟糕的是，它会干扰睡眠。并不是说所有人都不应该喝酒，因为这是一种非辩证的说法。我们想说的是，如果你目前的情绪非常脆弱，而且希望尽可能减少脆弱感，那么在你的情绪好转之前，务必尽量避免擅自服药和饮酒（前提是你已经达到法定饮酒年龄）。对于团体中的家长而言，晚餐时喝一杯红酒或一瓶啤酒并不会造成上述不良影响。这是适度饮酒，不属于极端饮酒或有问题的饮酒行为。

包括大麻在内的其他毒品也会对情绪产生负面影响。研究发现，大麻不仅会对注意力、专注力、动机、精力和记忆力产生负面影响，还会加重一些人的焦虑和妄想症状。有些人会不经意地使用掺杂了各种物质（如致幻剂）的新型毒品，并出现精神错乱等症状。一项针对门诊青少年的研究发现，吸食大麻的青少年更有可能做出非自杀性自伤行为（Velting & Miller, 1999）。因此，如果你是一位正在想方设法降低对情绪心念的易感性的青少年或成人，那么避免使用非处方药物和酒精是非常重要的。

充足的睡眠（balance Sleep）

邀请一位参与者朗读："保证充足的睡眠时间。作息规律，养成良好的睡眠习惯。"

许多人都因为睡眠不足而处于慢性疲劳状态，包括许多青少年在内。很多研究发现，大多数青少年睡眠不足（少于8小时），因此存在一系列其他健康风险行为（McKnight-Eily et al., 2011）。"不仅仅是周日，每晚平均睡眠不到8小时的人请举手？（等大家回应。）有多少人睡8小时？7小时？6小时？有时甚至连6小时都不到？当你睡得很少或睡眠不规律时，你的情绪、专注力和行为会怎样？"

睡眠不足（以及过度睡眠）确实会影响情绪、在学校和工作中的表现以及健康。人们因睡眠不足而变得更加容易生病。睡眠问题可能会影响注意力和集中力，增加焦虑、抑郁、肥胖和意外事故（见 Thakkar, 2013）。

睡眠不足或就寝时间的明显改变可能会影响双相障碍的青少年是否再次出现躁狂或抑郁发作，以及是否可能更容易出现自杀行为。睡眠至关重要！

一些人睡不好可能是因为他们患有失眠症，这是一种未必与抑郁、焦虑等直接相关的睡眠障碍。有其他原因导致你睡不着吗？（*听取一些回应*。）其中一些问题可能需要与你的个体治疗师一起解决。

（*如果时间允许，带领者可以回顾"情绪调节讲义 16b：最好的休息方法——12 条改善睡眠的建议"；家庭成员也可以将讲义带回家，或与个体治疗师讨论。*）对于睡眠问题，你可以和父母一起复习睡眠卫生小贴士，并确保自己严格遵守（例如，Epstein & Mardon, 2006；Morin, 1993）。如果良好的睡眠卫生习惯尚未建立，则需要针对睡眠障碍进行短期的行为干预或药物治疗，或者两者结合。今天你需要了解的重点是：不要光是等着睡眠被调整好，今晚就开始这么做。

坚持运动（get Exercise）

邀请一位参与者朗读："每天做一些运动，包括走路。从简单容易的运动开始，动起来并坚持下去！"

运动是市面上最好的"抗抑郁药物"之一。研究发现，运动能显著改善情绪，减轻焦虑和压力，改善睡眠（例如 Otto & Smits, 2011）。在通常情况下，在做完适量运动后的 5 分钟内，你就会体验到它对改善情绪的效果。最好能提高你的心率，这可以通过快走来实现。如果你从未做过运动，试着逐步增加到每天运动 20 分钟。

大家平时都会做什么运动？你注意到当你没有进行日常锻炼，或一段时间没锻炼时，情绪有何变化吗？

■ **讨论要点：** *询问参与者对 PLEASE 技能中的每种行为的看法。*

布置家庭作业

布置"情绪调节讲义 17：练习——建立掌控感、提前应对和 PLEASE 技能"作为作业。 要求团体成员在接下来的 1 周内承诺以下事项。

1. 想出一种本周建立掌控感的方式。然后每天做至少一件事，让自己感觉有能力掌控自己的生活。
2. 制订一个提前应对未来的情绪情境的计划。
3. 本周练习两项 PLEASE 技能。

第四次会谈
简短正念练习

请参与者查看"情绪调节讲义 18：冲浪技能——对当下情绪的正念"。

通常，当我们陷入情绪时，常常会觉得这些情绪永远不会消失，自己似乎被困在其中了。这也是情绪变得令人难以忍受的原因之一，因此我们会试图避免产生这些情绪。但是，避免痛苦的情绪有用吗？答案是没有用，情绪只会重新涌现。今天的正念练习旨在帮助你意识到情绪会来来去去，你不是你的情绪，你不必对情绪做出反应，通过欢迎和全然接受这些情绪，我们可以更好地应对它们。

冲浪技能指导语

告诉团体成员，这是一个正念练习，他们应按照带领者的指导语进行练习。带领者应把握好节奏，每一条指导语之间间隔 20~30 秒，整个练习大约持续 5 分钟。依次读出如下指导语。

体验你的情绪，像海浪一样，来了又去。

退后一步，只是静静观察。

不要试图摆脱或推开情绪。

不要试图抓住它。

练习正念地感知情绪的身体感觉，注意你身体的哪个部位感受到了情绪的变化。

尽可能充分地体验这些身体感觉。

观察情绪消退需要多长时间。

记住：你不是情绪，不必按照情绪行事。

回忆曾经让你感觉不一样的时候。

练习去爱（或者至少接受）你的情绪。

不要评判情绪。

邀请它来家里吃饭（也就是说，邀请它，而不是推开它）。

尝试自主自愿地体验情绪。

完全接受情绪。

带领者现在可以询问参与者关于这次练习的观察。

回顾家庭作业
休息

核对事实和问题解决

> **带领者笔记**
>
> 　　有些来访者可能会感到困惑，可能需要更多的帮助来找出有效应对的技巧或方案。这些来访者可能会从"情绪调节讲义 19：核对事实和问题解决"中获益。首先，来访者要核对事实，看看问题是否如他们所想的那样。情绪有时会歪曲我们的思维，问题可能比我们想象的要小或与之不同。如果问题依然存在，来访者可以按照讲义上的步骤，通过头脑风暴提出解决方案，尝试一个方案，评估效果；如果第一个方案不起作用，再尝试其他方案。

> 来访者可以使用核对事实和问题解决技能来处理各种问题，而不仅限于提前应对。例如，一位青少年想要参加学校的话剧表演，但她担心自己不够好，并有逃避试镜的冲动。核对事实可能是此时需要运用的技能。同样，如果这位学生确实被选中参加话剧表演，那么问题解决可能是此时用得上的技能。她可能会意识到参加话剧表演将和校刊及田径队的活动发生严重的时间冲突，而且这三项活动都需要她投入大量时间，无法同时兼顾。因此，她需要运用一些有效的问题解决技能来调整时间安排，合理管理各项活动并承担责任。
>
> 核对事实和问题解决也适用于改变或减少痛苦的情绪。例如，如果一位青少年因担心朋友生她的气而感到难过，那么她可能在与朋友沟通后发现自己的担心并非事实。或者，如果朋友真的生气了，她可以使用问题解决技能来应对这一情况。

相反的行为

介绍相反的行为技能及其原理

今天我们将学习一项技能，叫作"相反的行为"。当你发现某种情绪对你没有帮助或者令你非常痛苦时，你可以使用这项技能来改变或平复这种情绪。你们中有多少人觉得，当你们经历强烈且痛苦的情绪时，不知道该做什么来使它平复？相反的行为技能可以帮助你降低不想要的情绪的强度。记得生物社会理论以及高情绪敏感性、高情绪反应性和缓慢回归基线的概念吗？与你当前情绪相反的行为可以帮助情绪恢复到基线水平。

每种情绪都有伴随的行为冲动，而这些冲动可以起到重要的作用。例如，恐惧促使我们逃跑并避开我们害怕的事物。当威胁真实存在并且让我们处于危险之中时，比如森林里有一只熊正在追我们，这种反应非常有用。然而，我们也可能在没有任何威胁或者威胁已经过去时感到害怕。当这种情况发生时，恐惧和回避的冲动就不再有用了。相反，恐惧可能无谓地限制了你的生活，因为你会回避那些引发恐惧的事物。

愤怒伴随的冲动是什么？（回答：*大喊、尖叫、攻击等*。）抑郁伴随的冲动是什么？（回答：*赖在床上、与世隔绝、消极处事*。）羞耻伴随的冲动是什么？（回答：*躲藏、回避*。）

何时使用相反的行为

相反的行为在两种情况下最有用。

1. 情绪与实际情况不符，也就是说，它是不合理的。例如，你对于在班级中讲话感到恐惧，但你的同学实际上并不会对你造成威胁。而且，你（和其他人）都必须完成口头报告才能通过这门课。
2. 你的情绪太强烈，持续的时间太长，行为上的情绪反应将不再有效（或已经不再有效），即使情绪是合理的。例如，你的老师错误地指责你扰乱了课堂纪律，这让你很生气（有正当理由），但如果你跟她顶嘴，只会使情况变得更糟。或者，你的猫去世4个月后，你仍然闷闷不乐，远离朋友，拒绝他们的邀请，因为你不想社交。在哀悼期想独处是完全可以理解的；然而，到了一定的时候，如果你自己也觉得悲伤过度了，或许就是时候试着调整一下情绪了。

什么是相反的行为?

相反的行为技能包括做出与情绪伴随的行为冲动相反的行为。还记得在情绪模型中提到的改变其中一环就能改变情绪吗？我们现在谈的是改变行动。因此，为了减少或改变恐惧，你要去接近你害怕的事物，而不是回避它。这并不容易，而且做一次也不够。需要反复尝试，但它确实是有效的。最一致的研究结果之一是，如果你反复面对你害怕的事物（例如，狗、飞机或蜘蛛），而没有发生任何坏事（例如，狗没有咬你），你的恐惧感就会降低。另一个意想不到的研究发现是，如果你情绪低落，你可以通过变得更活跃（例如，恢复锻炼，即使心情不好也去社交）来让自己变得不那么抑郁。关键是我们可以通过做与我们感觉相反的事情来改变我们的情绪。

每种情绪都有伴随的冲动，你自然会想顺从这个冲动，这也可能让你的情绪得到缓解。但问题是，这并不真正有效；事实上，它会让情绪持续存在。例如，如果你在之前的半年里都回避在课堂上发言，你会在某一天突然变得能在课堂上侃侃而谈吗？如果你因为情绪低落而在床上睡了一整天，到下午5点太阳快落山时才醒，你会突然感到快乐和充满活力吗？（*团体成员*

通常能够理解为什么根据情绪冲动行事只会让情绪更持久。）

让我们通过一些具体情绪来了解这些概念。（请参与者查看"情绪调节讲义20：做相反的行为来改变情绪"。）

与恐惧相反的行为

恐惧伴随的冲动是逃避。与之相反的行为是接近并不断尝试面对你害怕的事物。当你这么做时，你会感到害怕。不要试图抑制这些感觉；允许自己体验恐惧，但也不要抓住不放。让相反的行为本身来改变情绪。做一些让自己有控制感和掌控感的事情。

例如，我曾经害怕公开演讲——顺便提一下，这是世界上最常见的恐惧症。而现在，我可以站在三四百人面前演讲，不再感到焦虑了。这是怎么发生的？我一次又一次地给大家做讲座，全力参与其中。我得到的反馈通常是积极的，也没有人对我扔"臭鸡蛋"。

> **讨论要点：** 邀请团体成员列举他们害怕做的事情，并询问他们是会按照冲动行事，还是采取了相反的行为。强调当他们以相反的方式行动时，恐惧和焦虑会减轻。例如：
>
> "有时候，随着停留在情境中，恐惧会逐渐消退（例如，在与同龄伙伴进行10分钟对话时，一位有社交焦虑的青少年可能会发现焦虑在前2分钟过去之后减轻了）；或者在反复练习之后有所减轻（例如，在某一周第五次找不同的人问问题时，他发现这变得越来越容易了）。
>
> "但是，如果恐惧是合理的，不要采取相反的行为。当一辆车突然朝你冲过来时，赶紧跑。如果狗边咆哮，边露出了獠牙，就不要试图接近并抚摸它。"

与愤怒相反的行为

愤怒伴随的冲动是攻击。其目的是在我们失去重要的人、物、目标或权利时保护我们。与攻击冲动相反的行为是平和地避开，这不意味着夺门而出或闷闷不乐，而是安静地保持距离。你可以深呼吸，或者做一些让你平静的事情，直到我们进入智慧心念状态。然后，我们可以带着善意，而不是情绪、敌意或指责接近对方。为了帮助自己做到这一点，请设身处地为对方着想。与其责怪，不如试着理解和体谅对方。

例如，有一天晚上我回到家，我的配偶因为工作压力很大，几乎没有理睬我。我开始感到愤怒，因为我一直期待着回家和他聊一聊。我有一种攻击的冲动，想愤怒地说：（*用强烈指责的语气*）"嘿，怎么了？为什么忽视我？"这种反应很可能会导致什么结果？（*请团体成员提供反馈。*）

我很可能会得到愤怒的回应，这会让我更加生气，而且仍然得不到我想要的。我考虑到，如果我发起攻击，情况可能会变得更糟，于是我先冷静了几分钟，做了几次深呼吸，并试着设身处地地为他着想。我想起他正面临一项重要工作的截止日期，压力很大。于是我就以善意的方式靠近他，轻声问："要不要我给你煮一杯咖啡？你看起来工作压力很大。"他抬起头笑了笑，说："谢谢。抱歉，只是这个周五就是科研基金申请的截止日期，压力太大了！"我随即友好地回应他，和他聊了一下他的工作进展，感觉我的愤怒慢慢消退了。通过做出与冲动相反的行为，我平复了自己的情绪。

> **讨论要点**：请团体成员分享他们的愤怒经历，并询问他们是按冲动行事，还是采取了相反的行为。强调愤怒在他们做出与冲动相反的行为时会消退。注意，当愤怒合理时（例如，当你发现朋友散播关于你的虚假谣言时），你可能不想以善意的方式接近对方或只是默默地回避。然而，最有效的方式可能仍然是冷静地面对朋友，控制情绪，表达你的感受，而不是在公开场合爆发冲突。

与悲伤相反的行为

悲伤的冲动是退缩、变得内向或消极。其目的是帮助我们厘清重要的事情以及在经历丧失时该怎么做。对抗悲伤的行为是勇敢面对，别逃避，行动起来。不要等到你感觉好一些再行动。做那些让你感到有效和自信的事情。

你们当中有多少人在感到悲伤或沮丧时只想躺在床上或沙发上，边看电视，边发呆？这样做某种程度上确实让人感到舒适、温暖和安全。但在本质上，你在按照退缩和不行动的冲动行动。如果你情绪低落，这是最没有帮助的行为。如果不活动，你就会一直抑郁下去。悲伤的人很难让自己采取相反的行为，即表现得好像自己并不悲伤，并希望之后会感觉好一点。与之相反的行为意味着去上学、安排愉快的活动和社交计划，并相信如果你一直做这些事情——全身心地投入到这些事情中——你可能会在坚持一段时间后开始感觉不那么抑郁。你可能很难相信这样做会奏效，但有确凿的科学证据证明确实如此。青少年在行为上活跃起来后，实际上会感觉更好。站起来，走出去，动起来。

> **讨论要点**：*对于第二次参加本模块的团体成员，问，"你们当中有多少人难以采取相反的行为？你们尝试过什么方法，在哪里卡住了？你们中有人过早地放弃了与悲伤相反的行为这一技能吗？"*

与羞耻相反的行为

羞耻促使我们让自己躲藏起来、回避或退缩。当我们违反了自己的道德准则，知道别人会失望甚至拒绝我们时，我们会感到羞耻。但有时候，即使我们并没有违反自己的价值观或伤害任何人，且没犯任何错误，羞耻感也会出现。在这种情况下，羞耻可以促使我们隐藏自己，因为我们认为自己会被特定的社交环境拒绝——有时这确实是真的。例如，在参加银行面试时炫耀自己的文身不太可能让你得到这份工作。有时，我们不太可能被拒绝——例如，向你思想开放的好朋友坦白，自己没有足够的钱和对方的家人一起去度假。当我们有充分的理由感到羞耻时，我们应该坦白并弥补错误。当我们为自己感到羞耻，又不会因此被拒绝时，我们就应该公开真相或坦白自己的行为。

- *合理的羞耻感*。你们中有多少人难以为自己明知"做错"的事情道歉？例如，你一时冲动，对你关心的人说了伤人的话；你抄了作业并被发现了；你未经许可"借用"了朋友或兄弟姐妹的东西；你忘了朋友的生日而且没说任何补救的话；你十分生气，在公共场合朝家人大吼大叫；你因为成绩太差而没有通过考试，让自己和父母失望。你们有类似的经历吗？

    如果羞耻是有原因的，那么减少羞耻的一个关键步骤就是向别人真诚地道歉。只说"我错了"是不够的。不要只停留在口头道歉上，弥补自己的过失才叫修复。修复的方式可以包括帮助对方做饭、做额外的家务，或者其他任何能让对方看到你真的关心他的事情。若没有按时接妹妹放学，你可以辅导她做作业。接受你做错了的结果，并真诚地努力避免将来再犯。按照上述步骤做完之后，你就可以放下这件事了。

- *不合理的羞耻感*。你可能会在以下情况下感到羞耻，但实际上你并没有做错事，也没有让别人失望。例如，你拒绝了一个朋友的请求，因为你已经在超负荷地帮助他了，或者那个请求让你伤自尊；你为自己的外貌感到羞耻；你因为叔叔有精神分裂症而感到羞耻；你因为妈妈失业而感到羞耻；你住在城市的"贫民区"，或者为自己不像学校里受欢迎的孩子那样一身名牌而感到羞耻。

如果你感到羞耻，但没有做错事，也不会在这种情况下被拒绝，你该做什么？你应该昂起头，公开表达自己的立场。你不需要为自己没有做错的事情道歉，也不需要躲起来。如果不适当的羞耻感持续存在，你可以和个体治疗师探讨，找到其他平复这种情绪的方法。

与愧疚相反的行为

当我们感到愧疚时，我们通常会有过度承诺不会再犯错的冲动，或者走向另一个极端，否认所有责任。还有一种可能性，即我们通过采取有害的行为（例如，对受伤害的人大发雷霆或过度惩罚自己）来应对愧疚感。我们可能会躲藏起来、把头垂下来或者乞求原谅。

- *合理的愧疚感*。如果愧疚是合理的，因为我们的行为违反了自己的道德准则或伤害了重要他人，那么相反的行为是勇敢面对。这意味着接受你所做的事情，允许自己体验愧疚。你可以道歉并请求（但不要乞求）原谅，并接受结果。重要的是，你可以弥补过失，努力防止事情再次发生。采取行动抚平伤痕不仅能减少愧疚感，也有助于修复关系。
- *不合理的愧疚感*。如果我们没有做出违反道德或伤害他人的事情，我们可能仍然会感到愧疚。例如，你可能会因为父母离婚而感到愧疚；因为没有帮朋友作弊，导致她没通过考试，而感到愧疚；因为和一个对你很不好的伴侣分手而感到愧疚；因为自己成了队长而你的朋友没能入选而感到愧疚。如果愧疚没有正当理由或过度了，不要道歉，也不要做任何补救。如果愧疚是不合理的，可以调整你的身体姿势，站得高一点，显得无辜且骄傲，抬头挺胸，保持眼神交流，让声音平稳且清晰。

与嫉妒相反的行为

当我们认为一段有价值的关系受到了威胁，可能不得不与他人分享，或者可能会失去这段关系时，我们会感到嫉妒。嫉妒促使我们用言语指责或试图控制对方，也可能表现得疑心重重，窥探对方的行踪和活动，赶走威胁到自己的人。

嫉妒往往是没有理由的或者是无效的。即使关系处于危险之中，紧紧抓住和牢牢控制的行为通常也会适得其反，反而会把对方推得更远。与嫉妒相反的行为包括放弃控制他人的行为，停止窥探，放松你的面部表情、身体姿势和语气。

与爱相反的行为

爱可以是一种非常积极的情绪。然而，有些时候，爱并不是合理有效的。如果一段关系显然已经结束了，或者显然无法实现（例如，爱上了已经订婚的大学同学或你的数学老师），又或者你爱的人伤害了你，那么需要采取相反的行为来减少爱的感觉。

爱的冲动包括说"我爱你"，尽量找时间与对方相处，或了解他在做什么，做对方想要和需要的事情，以及表达爱意。

你可以通过停止表达爱来实现与爱相反的行为（当爱没有正当理由或无效时）：避免与对方接触并分散自己的注意；提醒自己为什么爱是不合理的，想想爱这个人的"坏处"。你也可以避免接触会让你想起那个人的东西（例如，停止查看他的照片，在社交媒体上取消好友关系，删除手机里的联系方式）。

如何进行相反的行为

将相反的行为作为情绪调节策略需要以下八个步骤。

1. 弄清自己正在感受的情绪是什么（使用正念、观察和描述技能）。
2. 识别该情绪伴随的行为冲动是什么？
3. 问自己：这个情绪与实际情况相符吗？
4. 如果相符，问自己：按照情绪冲动行事是否有效？
5. 问自己：我想改变这种情绪吗？
6. 如果想改变，就找出相反的行为。
7. 做相反的行为——坚持到底！
8. 继续做相反的行为，直到你注意到情绪足够平复。

"彻底"践行相反的行为

"彻底"践行相反的行为,就是不仅要采取行动,还要在言语和思想上与你想改变的情绪反着来。注意你的面部表情、语气和姿势,使它们与你想要改变的情绪相反。

你很容易误以为自己已经在使用相反的行为了,而实际上并没有。当你感到沮丧并且从床上爬起来,然后躺在沙发上看电视时,你并没有使用相反的行为。为什么呢?因为这样做并不彻底。在这个例子中,如何彻底做出相反的行为呢?

> **讨论要点:** *讨论,"如果你因为要去参加一个有很多新人的聚会而感到社交焦虑,以下哪种情况在使用相反的行为技能。*
>
> *"1. 去参加聚会,向主人问好,然后在房间角落找把椅子坐下,等别人主动与你打招呼。*
>
> *"2. 去参加聚会,向主人问好,找到食物和饮料,坐在厨房里安静地吃。*
>
> *"3. 去参加聚会,向主人问好,然后运用所学技能(面带微笑并坚定地握手)向路过时看向你的人进行自我介绍。如果你没有突然打断他们的谈话,可以问他们的名字并追问一个问题(例如,他们是怎么认识聚会主人的?)。"*

> **讨论要点:** *请参与者观察并描述他们对某些情绪问题的典型反应,如果他们彻底践行了相反的行为,他们的语调、姿势、眼神交流、态度和行为会有什么不同?*

不断重复相反的行为

人们对相反的行为技能的一个误解是,认为它应该迅速见效。尽管它有时确实见效很快,但通常需要长时间反复进行相反的行为,情绪才会开始平复。如果你在聚会上感到焦虑,可能需要进行几次介绍,并忍受30分钟左右的焦虑,你才会发现自己与新认识的人聊得很投机,焦虑也会随之减轻。

团体角色扮演活动

将团体成员分成四个小组,每组2~3人。给每个小组提供一个情境,描述与特定情绪相关

的简短背景。带领者可以提前在卡片上写好这些情境。以下是愤怒、恐惧、悲伤和羞耻的示例情境；如果有超过四个小组，可以创建更多情绪情境（例如，愧疚、嫉妒或爱）。

告知各小组，他们将有5分钟时间来计划：（1）如何演绎与情绪相关的冲动；（2）如何做出与该冲动相反的行为。每个小组将有2~3分钟展示他们的两部分角色扮演。展示后，其他小组的成员将猜测情绪和相反的行为是什么，并对参与者按情绪冲动行事和做出相反的行为时的情况进行评论。讨论做出相反的行为是否有效地减轻了情绪的强度？是否有其他好处？

在准备时间里，带领者应四处走动，检查每个小组的进展，并提供关于情绪冲动、相反的行为和角色扮演技能方面的指导。以下是冲动情境的一些示例。

- 愤怒时大喊大叫或夺门而出。
- 恐惧时僵住、颤抖或回避。
- 悲伤时表现出无精打采、语气平淡和不开心的表情。
- 感到羞耻时低头、缩肩或避免眼神接触。

如果团体成员在回忆与情绪冲动相反的行为时需要帮助，可以请他们查看讲义。根据我们的经验，成员很快就能掌握这些概念，并从中获得乐趣，充分投入到这项活动中。通常，第二次角色扮演（展示相反的行为）的效果会更好。

角色扮演的情境

以下是角色扮演的情境示例。每个示例都附有给带领者的说明，以确保团体成员正确地理解该情境，并表演出相反的行为。

1. 你回到家，看到父母都在忙，他们忽视了你，而你真的很想和他们讲讲你这一天的经历。你很生气。（相反的行为可能包括平和地避开父母，或以理解和友善的方式靠近他们。）
2. 你的两个朋友在炫耀他们的新车。他们想知道你什么时候也会买一辆。最近似乎每个人都在买新车。但你的家庭没钱给你买车，所以你感到羞耻。（可以根据年龄、文化和环境修改上述内容。例如，朋友们要去旅行，他们想知道你假期会去哪里；或者朋友们有了新的平板电脑、自行车或运动鞋等。一旦团体成员猜到了情绪，带领者可以询问这种羞耻感是否合理。在这种情况下，它是不合理的。对相反的行为的角色扮演将包括挺直腰板，自信地说话，不撒谎或回避，并说类似这样的话："嗯，我现在还没有钱，但希望有一天能买一辆车……那么，我什么时候可以坐你们漂亮的新车去兜风呢？"或者"那双运动鞋真好看！"。）

3. 你的朋友带你去嘉年华，但你感到心情低落。（在这种情况下，相反的行为可能是表现得有活力，面带微笑，与朋友交谈，并用一些积极的言语评价嘉年华。）

4. 在生物课上，你虽然一般都知道答案，但你害怕在大家面前举手说话。当老师提问时，你感到害怕。（在这种情况下，相反的行为将是自信地举手，而不是羞怯地举手，目光注视老师，并用清晰且适当响亮的声音回答。）

其他情境

- 你的朋友没有复习，他问你能否在考试时抄你的考卷，这让你感到不舒服，所以你说了"不"。结果她考试没及格，你感到愧疚。
- 你的朋友有一个可爱的实验搭档，你感到嫉妒。你不断地透过教室的窗户偷看，并且在朋友走出教室时，你要求知道他们在聊什么。
- 你的西班牙语老师很有魅力，他25岁，已经订婚了。他对你也很友好，你觉得自己坠入了爱河。你开始在放学后等他，在线上关注他，尽可能了解他的所有信息。这影响了你的学习，你的朋友也开始议论纷纷，担心你不只是单纯地暗恋他。

布置家庭作业

布置"情绪调节讲义21：练习——相反的行为"作为作业。要求团体成员承诺在 1 周内练习相反的行为。选择在 1 周内体验过并希望减少的情绪，可能因为它是不合理的（不符合事实），或无效的（过度的、持续时间太长或干扰他们的目标）。然后，大家需要识别这种情绪的名称、行为冲动和相反的行为。接着，他们可以彻底地践行相反的行为（包括面部表情、身体姿势和语音语调）。最后，他们应报告在做出相反的行为后有怎样的感受。相反的行为是否降低了情绪的强度？邀请成员在讲义上写下他们的体验。

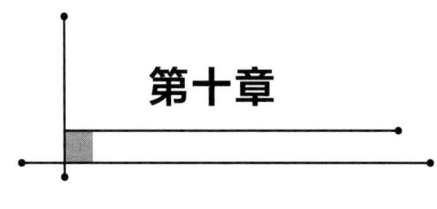

第十章

人际效能技能

会谈大纲

第一次会谈
- ▶ 简短正念练习
- ▶ 回顾家庭作业
- ▶ 休息
- ▶ 介绍人际效能技能及其原理
- ▶ 人际效能技能训练的目标
- ▶ 干扰人际效能的因素
- ▶ 保持积极的关系：GIVE 技能
- ▶ 布置家庭作业
- ▶ 会谈收尾

讲义和其他材料
- ▶ 人际效能讲义 1：你的目标和优先项是什么？
- ▶ 人际效能讲义 2：什么阻碍了你实现自己的目标？
- ▶ 人际效能讲义 3：建立和保持积极的关系——GIVE 技能
- ▶ 人际效能讲义 4：练习——GIVE 技能
- ▶ 白板或其他大号书写板及记号笔
- ▶ 正念铃

第二次会谈

- 简短正念练习
- 回顾家庭作业
- 休息
- 让别人做你想要他们做的事：DEAR MAN 技能
- 布置家庭作业
- 会谈收尾

讲义和其他材料

- 人际效能讲义 5：让别人做你想要他们做的事——DEAR MAN 技能
- 人际效能讲义 6：练习——DEAR MAN 技能
- 白板或其他大号书写板及记号笔
- 正念铃

第三次会谈

- 简短正念练习
- 回顾家庭作业
- 休息
- 维护自尊：FAST 技能
- 应对干扰人际效能的担忧想法
- 布置家庭作业
- 会谈收尾

讲义和其他材料

- 人际效能讲义 7：维护自尊——FAST 技能
- 人际效能讲义 8：担忧想法和智慧心念自我陈述
- 人际效能讲义 9：练习——FAST 技能
- 白板或其他大号书写板及记号笔
- 正念铃

第四次会谈

- ▶ 简短正念练习
- ▶ 回顾家庭作业
- ▶ 休息
- ▶ 决定提出请求或拒绝请求时需要考虑的因素
- ▶ THINK 技能（可选）
- ▶ 同时使用多种人际效能技能
- ▶ 布置家庭作业
- ▶ 会谈收尾

讲义和其他材料

- ▶ 人际效能讲义 10：提出请求或拒绝请求时需要考虑的因素
- ▶ 人际效能讲义 11：练习——提出请求或拒绝请求时需要考虑的因素
- ▶ 人际效能讲义 12：练习——同时使用多种技能
- ▶ 人际效能讲义 13：THINK 技能
- ▶ 人际效能讲义 14：练习——THINK 技能
- ▶ 白板或其他大号书写板及记号笔
- ▶ 正念铃

教学笔记

> 爱就像一株珍贵的植物。你不能只是……认为它会自然而然地生长。你必须不断地浇水。你必须真正用心地照顾它、呵护它。
>
> ——约翰·列侬（John Lennon）

> 当人们说话时，要倾力聆听。
>
> ——欧内斯特·海明威（Ernest Hemingway）

关于本模块

本模块专注于建立和保持积极关系的技能。虽然其他辩证行为治疗技能领域（如提升觉察和专注力、忍受痛苦、减少极端思维和行为模式，以及调节情绪）无疑有助于改善人际关系，但本模块将通过教授具体的关系技能直接实现这一目标。相应地，人际关系质量的改善也会对其他技能的运用产生积极影响。例如，一个强大的社会支持网络有助于忍受痛苦，而充实、低冲突的关系有助于积累积极情绪并平复消极情绪。人际效能技能重点强调实现三个重要的人际关系目标：（1）建立积极关系并防止冲突升级（GIVE 技能）；（2）有效地提出请求或对他人的要求说"不"（DEAR MAN 技能）；（3）维护自尊（FAST 技能）。请注意，我们提供了许多情境来对 GIVE 技能、DEAR MAN 技能和 FAST 技能进行角色扮演，因为在会谈中通过反馈与练习来掌握技能是实现技能泛化的关键。

本模块还涉及如何同时使用这三种技能、如何消除可能对人际效能产生干扰的担忧想法、在提出请求或拒绝请求时需要考虑的因素，以及从他人的角度考虑问题（THINK 技能）。需要注意的是，THINK 技能并不是标准辩证行为治疗的一部分，且尚未在临床试验中使用，因此是备选讲义。我们注意到青少年及其家庭常常对他人的意图做出最坏的假设（这会加剧消极情绪），因此我们基于克里克和道奇（Crick & Dodge，1994）的社会信息加工模型开发了 THINK 技能。该模型指出，我们对他人行为的解释会使我们的反应偏向消极，因此这项技能旨在纠正错误的负面假设。本模块设计为 4 次会谈，但如果时间允许，可以延长至 5 次会谈。

第一次会谈

简短正念练习
回顾家庭作业
休息

介绍人际效能技能及其原理

你是否觉得某些关系有时让你备感压力？也许情况已经失控了，而你却对此束手无策。你有没有觉得，在处理这些事情上需要一些帮助？（*让团体成员回应。*）

也许你曾和朋友反目成仇，或者你觉得自己根本没有朋友。也许在你被欺负，或者看到其他孩子被欺负时，你却不知道该怎么办。当人际关系没有按你希望的方向发展时，你会不会觉得心里难受，而且情绪变得更加强烈了？（*等待回应。*）也许你想得到某样东西，却不知道该如何开口。也许面对别人向你提出的要求，你不知道该如何坚定地拒绝。

保持关系和减少冲突的技能

在本模块中，我们将学习保持关系和减少冲突的技能，以及如何在这些关系中获得我们想要和需要的东西，以维护自尊。我们还将尝试理解可能妨碍我们实现这些目标的因素。如果这还不够，那么请注意，拥有出色的人际交往能力的人往往更容易找到工作，也更容易获得晋升，甚至因为良好的人际关系技能而在职场中更加成功。

为了让这些技能发挥作用，我们需要经常练习，不仅要在团体中练习，也要在团体外的生活中不断实践。

人际效能技能训练的目标

请参与者查看"人际效能讲义1：你的目标和优先项是什么？"。

本模块有三个主要目标，每个目标都对应一组用于实现目标的技能。

1. 建立和保持良好的关系——GIVE技能。
2. 让别人做你想要他们做的事或拒绝别人的请求——DEAR MAN技能。
3. 维护自尊——FAST技能。

在理想情况下，我们希望在任何互动中都能实现这三个目标——既能从别人那里获得我们想要的，又能保持良好的关系，同时维护自尊。我们可以把这三个目标想象成我们正在抛三个杂耍球，挑战在于不让任何一个球掉落。

保持健康的关系

> **讨论要点：** 问，"你有没有遇到过那种为了保持一段关系而不顾自己的需求和自尊的人？"（*允许大家点头表示认同。*）

- **不顾自己的需求来保持关系是行不通的。** 许多人相信这样一种谬见：如果他们不顾自己的需求和愿望，关系就会更和谐，就会得到认同，也不会有问题出现。但这是行不通的。如果你长期压抑自己的感受和需求，会发生什么？有三种可能性。

1. 你会爆发，对方可能选择离开这段关系，或者……
2. 你会感到沮丧，最终自己选择离开这段关系，或者……
3. 你会留在这段关系中，但感到痛苦不堪。

无论是哪种情况，关系都会结束或陷入严重的危机。

> **讨论要点：** 问，"另外，你有没有遇到过这样的人，他们能强势地提出自己的要求，并且得到了他们想要的，却伤害了这段关系？或者你们有没有拒绝过别人的请求，结果也伤害了这段关系？"（*等待回应。*）

- **在保持关系的同时得到你想要的。** 你可以学会以一种让对方愿意答应你的方式提出请求。你也可以学会以一种让对方对你保持好感的方式拒绝他们的请求。使用 DEAR MAN 技能可以帮助你从别人那里得到你想要的，也能帮助你更加坚定地说"不"。当你将 DEAR MAN 技能与 GIVE 技能结合起来使用时，你不仅可以保持与对方的关系，甚至还能改善这段关系。

- ***维护自尊***。有些人可能觉得,只有通过耍手段、妥协或违背自己的价值观,才能获得自己想要的东西。他们可能得到了自己想要的,却付出了相应的代价——他们会因此感觉自己很糟糕。在互动中维护自尊可能和得到自己想要的以及保持良好的关系一样重要,甚至更重要。维护自尊意味着:
  —— 按照自己的价值观和道德准则行事;
  —— 以让自己感到有能力的方式行事。

例如,为了维持一段关系而牺牲自己的需求,通常会对自尊造成巨大伤害。FAST 技能关乎在尝试从他人那里获得自己想要的东西时,保持或提升对自己的良好感觉。

> **讨论要点:** 问,"你们做过哪些有损自尊的事情?比如,为了逃避某事而撒谎,或者和朋友一起做自己不喜欢的事情?"

澄清你的优先项

在开始某次人际互动之前,了解在之前讨论的三个目标中哪一个对你最重要是很有帮助的。如果你不能既获得你想要的,又保持良好的关系,同时维护自尊,那么哪一个目标对你来说最重要?哪一个最不重要?有时,我们在一次互动中只有一个目标,任务就是识别这个目标。也许你的老板或老师叫你去开会,这令你紧张不已。也许你在会议中唯一的目标就是不被解雇。换句话说,你希望对方在会议结束时对你有个好印象。清楚这个目标后,你就知道要专注于使用 GIVE 技能来保持良好的关系。

在"人际效能讲义 1:你的目标和优先项是什么?"中,每个目标下的问题可以帮助你思考这三个目标,及它们在特定情境下的相对重要性。

1. 我想让对方对我有什么样的感觉?
2. 我想从对方那里得到什么?或者我该如何有效地说"不"?
3. 在这次互动之后,我希望自己怎样看待自己?

确定你的目标和优先项可能需要一些正念。停下来问问你的"智慧心念"：我的目标是什么？我想要达成什么？我应该专注于保持关系、得到我想要的（或表示拒绝），还是维护自尊？我是想要兼顾其中的几个方面吗？

让我们思考一个例子。一名大学生在租约结束时搬出了租住的公寓。她把房间维护得很好，但房东不讲理，扣了押金。这位学生可能会按以下方式排列她的优先项。

1. 目标：拿回押金。
2. 自尊：不因过于情绪化、使用卑鄙手段或妥协而不顾自尊。
3. 关系：由于她即将搬走，获得房东的好感并不是优先项。然而，疏远或激怒房东会让他更不愿意退还押金。

干扰人际效能的因素

请参与者查看"人际效能讲义 2：什么阻碍了你实现自己的目标？"

是什么阻碍了你实现自己的目标？可能有几个干扰因素：

- 缺乏技能；
- 担忧想法；
- 情绪；
- 无法确定；
- 环境。

> **带领者笔记**
>
> 对于接下来的例子，先描述情境，然后逐一朗读每个干扰因素，指出它属于哪一类。你可以快速讲解"人际效能讲义 2：什么阻碍了你实现自己的目标？"，关键是要承认在关系中满足我们的愿望和需求可能很困难，在整个辩证行为治疗的技能模块中，我们会教你们一些技能来帮助你们做到这一点。

想象一下，由于考试成绩不佳，所以你这学期的数学课有可能无法合格。你想找老师谈谈，寻求解决问题的方法，或许是通过做一些额外的作业或补考。有哪些因素会妨碍你在这种情况下有效地进行人际沟通？也许是：

- 你不知道该说什么或做什么（*缺乏技能*）；
- 你认为老师会对你生气（*担忧想法*）；
- 你在靠近老师时感到紧张，所以你退缩了（*情绪*）；
- 你不知道是应该通过请求老师做出特殊安排来积极处理这件事，还是保持"低调"，并承诺自己下学期会努力学习并提高成绩（*无法确定*）；
- 你确实提出了请求，但老师拒绝协商，并要你下次努力提高成绩（*环境*）。

克服障碍

在这些情况下，我们能做什么呢？对于每一种干扰因素，都有相应的技能可以应用。

- 当缺乏技能时，我们将根据你在情境中的目标教你特定的人际技能，以便你基于所学技能处理这些情况。
- 当有担忧想法时，我们将教你智慧心念的陈述，帮助你消除那些妨碍你进行有效人际交往的担忧。
- 当受困于情绪时，你可以使用正念技能来观察和描述你的情绪和冲动，帮助你保持专注并做出有效的行为；在其他模块中，我们将教你痛苦忍受技能和情绪调节技能，帮助你在有情绪时仍能有效地提出请求。
- 当无法确定时，你可以使用正念来做出智慧心念的决定，选择感觉正确的事情。你还可以考虑你的价值观（情绪调节技能中的智慧心念价值观），帮助你决定是否要提出请求，是否有权提出请求，以及你请求的内容是什么。
- 当环境成为干扰因素时，你可能需要使用全然接受技能来接受你无法得到你想要的东西（例如，数学老师的例子）。痛苦忍受技能也可以帮助你忍受得不到想要的东西所带来的痛苦。

在使用人际效能技能时,重要的不仅是确定你的目标是什么,还要找出可能干扰你使用人际效能技能的因素。在本模块的剩余部分,我们将教你如何应对缺乏技能或担忧想法这两类干扰因素;其他模块则教授应对情绪、无法确定或环境这三类干扰因素的技能。

保持积极的关系:GIVE 技能

请参与者查看"人际效能讲义 3:建立和保持积极的关系——GIVE 技能"。

当你想要保持关系并减少冲突时,记住 GIVE 这个助记词。

> **带领者笔记**
>
> 带领者可以介绍讲义并与团体成员一起阅读。我们发现以下三种练习尤其具有吸引力:(1)一位团体成员朗读讲义中对 GIVE 技能的描述,而带领者则做出相反的行为;(2)两位协同带领者进行角色扮演;(3)使用正念练习。每种方法的具体描述如下。

介绍 GIVE 技能及其基本原理

练习 1:带领者在角色扮演中做出相反的行为

我们会以一种有趣的方式来教授这个技能,即从团体中挑选一名成员大声朗读"人际效能讲义 3:建立和保持积极的关系——GIVE 技能"。当该成员朗读"GIVE"的每个字母所描述的技能时,带领者则做出与每项技能相反的行为,具体见下面的介绍。这个过程应该以一种幽默、夸张的方式进行,让团体成员大笑,并让他们看到不使用 GIVE 技能时的表现。

- *温和的(Gentle)*。请一位参与者朗读"人际效能讲义 3:建立和保持积极的关系——GIVE 技能"中对每种技能的描述。当该成员朗读"温和的"这一部分时("对人友好且尊重;不要攻击、威胁或者评判;注意你的语气"),带领者可能会进行攻击和威胁(比如,"快点,别慢吞吞的!赶紧读完!"或"这太糟糕了!我应该换个人来读!")。
- *感兴趣的(Interested)*。在参与者朗读时,带领者可以说"是啊……随便啦",翻白眼,大声叹气，或者打断并提出与主题无关的问题（"嘿，昨晚的足球赛你们看了吗？"）。

- **认可**（*Validate*）。在参与者朗读时（可能在打断之后会变得更加谨慎），带领者通过更多的嘲弄来否定发言者："你不应该犹豫，没必要这么慢，也不用紧张。快点把讲义读完！"
- **从容的举止**（*Easy manner*）。在参与者讲话时，带领者可以非常严肃、坚定地抱臂交叉站在参与者面前，说："我现在想和你谈谈。我需要教团体这些技能，我希望你赶紧读完！"

然后，带领者询问朗读者的感受，以及这些感受对于朗读的过程和彼此的关系有什么影响（例如，带领者可能会补充说："我猜你现在一定不喜欢我了吧！"）。通常，朗读者会表示他们不想继续对话了。带领者也会询问团体成员的意见和观察。问：当其他人没有使用GIVE技能时，继续对话时会有什么感觉？这对人与人之间的互动关系有什么影响？

练习2：带领者在两种情境中进行角色扮演

另一种介绍GIVE技能的方式是让两位带领者进行角色扮演。带领者首先模拟一个不使用任何GIVE技能的情境，然后在使用了所有GIVE技能的情况下重新进行相同情境下的角色扮演。例如，一位带领者可以要求另一位带领者购买在茶歇时给团体成员准备的零食，并说他认为对方之前买的零食不好。提出要求的带领者可以做出攻击、评判，态度很差，并且不在乎对方的回应。面对这种有攻击性的沟通方式，另一位带领者可能会回以更多的攻击，表现出不在乎或不认可第一位带领者的意见，最终愤怒地说："你自己去买不就行了！"

在观察之后，询问团体成员，这次互动进行得如何？存在什么问题？两位带领者之间的沟通在哪个环节出了岔子？现在每位带领者对这段关系和继续与对方合作的感受如何？如何能让这次互动变得更好？团体成员通常是非常敏锐的观察者，并且能凭直觉总结出许多GIVE技能的要素。当带领者用GIVE技能在相同的情境下重新进行角色扮演时，他们通常能展现出关系的改善。

带领者还可以在另一个情境，即家长与青少年之间的冲突情境下进行角色扮演，比如，青少年想退出足球队，而家长刚刚为他购买了所有装备并支付了球队费用。在第一次扮演中，带领者可以"放开了演"，然后用GIVE技能在同一情境下重新进行角色扮演。要强调的一点是，即使在情境中使用GIVE技能，扮演者也不一定能解决问题，但他们不会生气，并且能够在情绪不升级的情况下继续保持对话。例如，在足球队的情境中，家长可能最终会表示希望青少年能遵守承诺，至少到这个赛季结束。因为每个人都是温和的、感兴趣的、认可的，并且举止从容地进行着沟通（使用GIVE

技能），即使青少年没有得到想要的结果，问题也没有升级为争吵。而且，在互动之后，他们依然对彼此感觉良好——因此，保持关系的目标得以实现。

练习3：正念练习

第三种介绍这些技能的方式是正念练习。让团体成员与旁边的人组成小组，选择一位成员作为讲述者，另一位作为倾听者。当正念铃响时，讲述者开始讲述他愿意分享的任何内容，例如，一天的经历、在来参加技能团体的路上发生的事情，或是最近看的一部电影。同时，倾听者得到的指示是不要倾听或关注，表现出完全不感兴趣和分心的状态。大约2分钟后，再次敲响正念铃，指示倾听者切换状态——全神贯注地倾听，表现出兴趣，并完全专注于讲述者所说的内容。然后，带领者再次敲响正念铃，参与者停下来并报告观察结果，特别是两种状态之间的对比。

讲述者难免会说，他们感到愤怒、受伤或分心，很难继续专注于讲述，或者没有动力继续说下去。扮演倾听者角色的人则常常说，他们也很难完全忽视对方，觉得这很残酷，也很不体贴，并且他们能看到不倾听带来的负面影响。如果成员没有提到，带领者也会指出，全神贯注地倾听是认可的一种形式，因为这说明你在认真地对待对方。这个练习让参与者在带领者正式教授 GIVE 技能之前，亲身体验了 GIVE 技能核心要素的效果。

带领者随后回到讲义上，介绍每个技能的定义，并讨论练习和使用每个技能的好处。带领者邀请团体成员在回顾每个技能时进行自我评估，如下文所示。在介绍每个技能的定义时，带领者还可以将它与团体成员在开场练习中观察到或体验到的内容联系起来。示例如下。

- *温和的*。你能想到一些有攻击性的例子吗？比如，"你什么事都不干，你太懒了！"对于威胁，我们可以试试这个："如果你不让我去参加聚会，我就……"那么温和的语气是什么样的呢？温和或严厉的语气之间有什么区别？当我们以粗鲁、冷淡或生硬的语气与人交流时，人们会有什么感受？有多少人认为自己需要提升用更温和的方式沟通的能力？

- *感兴趣的*。你们中有多少人在与别人交谈时会同时做其他事情？你会不会一边听别人说话，一边看手机、上网、盯着电视、读书、做饭、打扫卫生或投篮，等等？当你尝试与别人交谈，而对方在做这些事情时，你会有什么感受？我们如何表现出自己在倾听，并且真的对对方说的话感兴趣呢？（从*团体中获取回答，这些回答包括眼神交流、点头、说"嗯"之类的词、提出相*

关问题，以及呈现开放的身体姿势、不抱臂，并正面面向讲述者等。）有多少人认为自己需要提高表现出感兴趣的技能？（*等待成员举手示意。*）

- *认可*。认可传达了你理解对方的立场，即使你不赞同。（*团体成员已在导入模块中学习过关于认可的生物社会理论，也可能已经从走在中道上技能模块中学到了这部分内容。*）通过认可，我们向对方传达了其感受是有道理的信息。有多少人认为自己需要在言语上明确地认可他人？你们中的一些人可能已经在以一种认可的方式行动了；然而，我们希望你们也能用语言来表达认可。

> **带领者笔记**
>
> 我们发现，对于一些家长来说，认可他人的情绪比认可他人的行为困难得多。例如，有一位父亲很愿意告诉女儿，他认可她的努力，但他非常难以认可她因为作业成绩不佳而感到失望和难过的情绪。要提醒家长，练习认可情绪是很有必要的，因为这样做能让他们身边的人感觉更被理解，从而让情绪有可能得到平复，也会让青少年与家长的关系更加亲密。

- *从容的举止*。在与别人讨论某些事情时，尤其是当事情较为严肃时，我们往往会摆出一副非常认真、严肃，甚至严厉的姿态。但如果我们用更轻松的语气来进行某些谈话，那么不仅能缓和气氛，还能增进彼此的关系。你可以通过选择措辞、面带微笑、呈现放松的身体姿势或加一些幽默感来做到这一点。这也包括在讲话前就坐到已经就座的人的旁边，而不是站着俯视他们。

练习 GIVE 技能

> **带领者笔记**
>
> 花时间让团体成员学习、练习并掌握这项技能非常重要。GIVE 技能不仅对所有关系都有帮助，对于家庭功能也至关重要。缺乏 GIVE 技能往往会妨碍有效的家庭沟通和问题解决，并可能导致家庭会谈毫无成效。可以通过将所有团体成员分成两人一组，在会谈中进行角色扮演，或选择其中一组成员在大家面前通过角色扮演来练习 GIVE 技能。

双人练习

在两人一组的练习中，我们要求成员选择一个话题，并决定谁是讲述者，谁是倾听者。一定要解释清楚，GIVE 技能可以在倾听别人说话时使用，也可以由主要讲述者在讨论某个话题或提出请求时使用。然后，讲述者要谈论一些适度情绪化的内容，但不要过于情绪化。话题不应过于个人化或容易引发情绪失控。带领者可以通过举例来帮助成员选择话题。可以选择他们喜欢的人或事物，例如，宠物、小表弟、喜欢的礼物、电影、演员或乐队。也可以选择负面的话题（比如，最近看过的一部恐怖或悲伤的电影）、令人沮丧的遭遇（比如，到了电影院却发现票已售罄），或者是可怕的情境（比如，被一场雷暴雨困住）。每组可以选择相同的话题，或者从碗里抽取写着话题的纸条。当讲述者讲述他们的主题时，倾听者要使用所有的 GIVE 技能。带领者需要四处走动，简短地聆听每组搭档的对话。几分钟后，每组搭档可以与团体分享他们的交流过程和学到的内容。

双人或整个团体进行的角色扮演

全部团体成员一起做演示，对于确保每位团体成员都能在指导和反馈下正确理解和练习使用 GIVE 技能至关重要。为了做这些演示，我们可以要求团体成员提出话题，或者事先准备一些话题供角色扮演使用。带领者可以要求成员首先在不使用 GIVE 技能的情况下进行讨论，然后再尝试使用 GIVE 技能。这样的演示可以展示在作为讲述者和倾听者时如何使用 GIVE 技能。

以下角色扮演的话题可用于双人或整个团体的 GIVE 技能练习，可以强调让讲述者和倾听者中的一方或双方使用 GIVE 技能。

- 父母要求青少年现在就拿走他们放在餐桌上的所有东西，因为明天过节，父母需要打扫房间并布置餐桌。而青少年正要出门去见一位情绪非常糟糕的朋友，这位朋友打电话来哭着说："我真的需要和你聊聊。"于是青少年拒绝了父母的要求。
- 你担心你的好朋友总是和另一个对你不好的人待在一起。你想要求你的朋友至少不要在那个人面前谈论你，并愿意捍卫你。
- 一位母亲答应孩子在他生日那天带他去购物。好不容易等到母亲终于有空了，青少年要求母亲今天就去购物，母亲却说她太累了。

讨论要点： 问，"在使用 GIVE 技能和不使用 GIVE 技能时，这些对话会有什么不同？"

练习：认可的角色扮演

还有一个角色扮演练习旨在深入地练习认可技能。带领者依次走到每一位团体成员的面前，分别对他们说出下述清单中的一句话。团体成员的任务是使用 GIVE 技能进行回应，重点是认可对方的感受，即使这很困难，即使他不赞同这句话的内容。

用于认可练习的陈述如下。

- "我的老师最近对我太刻薄了！我想退掉高等数学这门课，这样就不需要再见到她了。"
- "每个人都说我太情绪化、太消极了——所以我都不知道该找谁谈或向谁求助了……我感到好孤独。"
- "我爸要是知道我的生物考试成绩刚及格，一定会杀了我的！"
- "即使你要复习准备考试，也要和家人一起吃晚饭。这是我们全家唯一可以不受干扰与彼此相处的时候，这对我们来说很重要。"
- "我喜欢盖斯！他太棒了！我想一直和他在一起！"
- "没人喜欢我——我觉得我没有朋友。"
- "我迷上了那个电视节目！这一季播完了，我已经等不及了，接下来几个月都看不到了。这一季播完的时候，我都哭了！"
- "我非常生气，她竟然进我的房间拿走了我的梳子！"
- "我喜欢戏剧俱乐部！这是我 1 周中最喜欢的下午！所以你得取消你和医生的预约，因为我绝对不能错过俱乐部的活动！"
- "我去试镜了，可是那些孩子真的很不友好，而且很排外——现在我不知道我还要不要继续参加这个节目。"
- "我觉得老师今天在针对我，对我太苛刻了——但我真的尽力了！"
- "我激动得不得了，正准备买演唱会的票，可等我登录售票网站时，发现票已经卖光了！"
- "我对你很生气！我觉得你在聚会上有一半的时间都对我很刻薄，另一半时间又在忽视我！"
- "我肯定没及格——太难了！"
- "我太郁闷了——我去报名参加最喜欢的舞蹈课，结果报名已经截止了！"
- "你要离开 1 周，我真的很崩溃——我有那么多事情要做，你却不在！你不能走！"
- "我受不了老板对待我的方式——这让我太生气了——我要辞职！"

- "我错过了火车，然后不得不在倾盆大雨中等了半小时！"

> **带领者笔记**
>
> 提醒团体，你期望大家能熟练掌握并频繁使用助记词 GIVE。

- **即使困难，也要练习**。遗憾的是，许多人可以在学校和单位中努力工作，回家后却会"停止工作"，有时，这看起来像是反 GIVE 技能行为。所有团体成员都需要特别留意这种自然倾向。这种关注能够带来更多的投入和基于 GIVE 技能的互动，特别是在与自己爱的人和在乎的人之间。将来，如果你在家庭、同龄伙伴或带领者面前忘记使用 GIVE 技能，我们会温和地提醒你，以轻松的方式提醒你现在就应用"GIVE"技能。

教授 GIVE 技能时会遇到的挑战

- **认可与赞美的区别**。许多人将认可与赞美、表扬、安慰或其他形式的支持混淆。例如，
  ——"嘿，少来了，我相信你爸一定会理解的。"
  ——"我相信你考试肯定考得不错，你一直都做得很好！"
  ——"别担心，你有很多朋友，而且大家都很喜欢你！"
  带领者可能需要指出其中的区别，并解释即使是好意的赞美或安慰，也可能被视为不认可的回应，并加剧情绪。例如，"不，你根本不明白！我爸真的会杀了我！"
- **认可过度反应**。当成员认为某人反应过度时，他们也会纠结于是否要进行认可。换句话说，他们认为情绪与事实不符。例如，
  ——"你真的为了一把梳子生气到这种程度？你不觉得你太小题大做了吗？"
  ——"你居然想要退掉高等数学课——你疯了吗？"
  带领者可以指出这种回应是如何适得其反的，并通过角色扮演进行演示；采取轻视或无视的态度几乎总是会导致情绪加剧。
  有时，讲述者没有明确地表达情绪，而要进行认可就需要倾听者进行合理猜测。例如，你错过了火车，不得不站在雨中等下一班车。一种认可的回应可以是"那时你肯定感觉太糟糕了！这太让人沮丧了！"。这与不认可的回应（"下次早点出发就好了！"）形成

- ***认可与教导责任***。家长常常提出的另一个问题是："如果我认可了，不就是在纵容这种行为吗？"对于上面提到的例子，家长可能会问："难道我不是应该教育孩子按时出发很重要吗？难道我要为他们在雨中等车而感到难过吗？"一种有帮助的回应是讨论哪种回应更有效，并帮助家长识别互动中的目标。认可的回应可以传达理解并强调赶火车迟到的自然后果。而不认可的回应很可能只会惹恼青少年，使他们与父母之间产生更多隔阂。

布置家庭作业

布置"人际效能讲义 4：练习——GIVE 技能"作为作业。请参与者在接下来的 1 周里，在两个不同的情境中使用 GIVE 技能。他们需要记录这些情境以及相应的结果，并写在这份讲义上。

第二次会谈

简短正念练习
回顾家庭作业
休息

让别人做你想要他们做的事：DEAR MAN 技能

介绍 DEAR MAN 技能及其基本原理

DEAR MAN 技能通常通过团体带领者讲述个人故事或两位带领者进行三次角色扮演的方式来介绍。

个人故事法包括团体带领者简要描述一个具有挑战性的现实的人际互动情境。然后，在不明确指出所运用的具体技能的情况下，团体带领者讲述他是如何成功获得自己想要的结果的。这个示例应融入 DEAR MAN 技能和 GIVE 技能。

个人故事法示例

在我儿子出生 2 周时，他比其他宝宝吐得频繁，似乎有严重的胃食管反流。到了第三周，他的体重开始下降，这对新生儿来说是非常危险的。他被带到急诊室，医生确诊他患有一种叫作幽门狭窄的病，就是胃底部的肌肉过于紧张，导致食物无法通过。如果食物无法下行，唯一的出路就是往上走！医生告诉我们，他需要手术。

在极度焦虑的情况下，我们同意了手术，并找到了一位以治疗新生儿幽门狭窄而闻名的外科专家——W 医生。我们的儿子在住院病房里待了几天，等待手术，因为还有其他更紧急的手术需要优先安排。他身上连接着静脉输液管和监测设备，我们的情绪也十分低落。终于到了手术那天的早晨。一位女士匆匆走进病房，宣称："我是 B 医生，我将负责做这台手术。"我回答，据我所知，应该由 W 医生来实施手术。她有些防御地说："我是住院总医生，由我来做这台手术。W 医生会跟我一起在手术室里。"我迅速反驳道："B 医生，我们是专门来找 W 医生的，他是专家。我希望在手术前能和 W 医生谈谈。"B 医生气冲冲地离开了病房，我和妻子都愣住了。我们只知道我们希望由主治医生而不是住院医生为我们才 3 周大的儿子动手术。1 小时后，W 医生冷静而自信地走进了病房。

我说："W 医生，非常感谢您能来和我们谈谈。（*描述*）如您所知，您的住院总医生 B 医生早些时候向我们介绍了自己，并告知我们将由她进行手术。我们是因为信任您和您的声誉而来这里的。（*表达*）B 医生的强硬态度让我感到非常惊讶和愤怒，现在我很担心最终并不是由您完成手术的。（*表明请求并给予认可*）尽管我是本地另一家教学医院的心理学家，且非常支持对住院医生的培训，但我原本就期望由您来做手术，所以我想请求您来亲自完成这台手术。（*强化对方*）我儿子才 3 周大，我恳请您来做这台手术，因为您在幽门狭窄方面的专业权威无人可比，作为父母，我们只想给孩子最好的，如果您能保证亲自做手术，我会感激不尽。"

（*保持正念*）W 医生理解并认可了我的担忧，但表示由于这里是教学医院，他的住院医生都会在他的监督下做手术。（*重复表态*）我坚持我的立场，再次表达了我担心他不会亲自做手术，并再次强调我们是专门来找他做手术的，也再次表达了我们的感激之情。（*表现自信*）我说这些话时温和而自信，与对方保持着良好的眼神交流，并与对方坚定地握手。（*协商*）我说我们愿意等到一天中任何适合他做手术的时间。W 医生表示，他知晓了我的担忧，虽然他对 B 医生的能力很有信心，但他向我保证会亲自做手术，B 医生会从旁协助，而不是像他之前说的那样反过来。我表示非常满意，并对他花时间与我们交流以及他的承诺表示深深的感谢和赞赏。

> **讨论要点：** 请参与者讨论上述示例中的哪些人际互动元素是有效的。可以将这些元素标注出来，并与 DEAR MAN 技能的教学相联系。

带领者角色扮演法

另一种介绍 DEAR MAN 技能的有效方法是带领者进行角色扮演。我们首先说明这个人的目标（例如，一位青少年要求父母为她买吉他，并支付吉他课程的费用）。

首先，我们会进行有攻击性的角色扮演。提出请求的带领者愤怒地大吼大叫，并向另一位带领者提出要求；另一位带领者则畏畏缩缩，显得惊恐不安；或者反过来也开始大声反驳对方。其次，我们会用一种被动的方式进行角色扮演。提出请求的带领者拐弯抹角，稍微暗示了一下，可能还会用一点内疚感来施压，然后当另一位带领者没有回应时，他最终还是放弃了请求。

每次角色扮演后，我们都会询问团体成员观察到了什么并提出看法，讨论这些提出请求的方式是否有效，以及为什么有效或无效。我们还会询问他们怎么做才能让请求更加有效。通过这种方式，团体成员通常会展现出他们的智慧，因为他们在尚未学习 DEAR MAN 技能之前就已经识别出了该技能的一些组成部分。

回顾 DEAR MAN 技能

请参与者查看"人际效能讲义 5：让别人做你想要他们做的事 ——DEAR MAN 技能"。介绍这份讲义并将它与提出请求或表达拒绝的目标联系起来。朗读（或让成员朗读）并介绍助记词中每个字母的含义。

- 描述情境（Describe）。不带评判或意见，仅陈述事实。
- 表达感受和意见（Express）。使用"我觉得"或"我希望"，而不是"你应该"。
- 提出请求（Assert）。直接提出你想要的或需要的，或者说"不"。

- **强化或奖励**（Reinforce or reward）。通过表达感激来提前强化或奖励对方，告诉对方答应你的请求将如何帮助他们、帮助你或改善某个情况。解释答应你的请求或接受拒绝的好处。
- **保持正念**（be Mindful）。始终专注于你的目标，不要分心或让自己跑题。不断回到你的目标和请求上，就像一张卡住的唱片一样。
- **表现得自信**（Appear confident）。展现自信，体现在语气、音量、眼神接触、姿势（抬头挺胸）和外貌（穿着得体且整洁有助于展现自信）上。所有这些都能让你更能得到别人的认真对待。（带领者可以进行快速的角色扮演，或请团体成员自愿示范不自信的请求或拒绝与自信的请求或拒绝有什么区别。让团体成员观察其中的差异。）
- **协商**（Negotiate）。提出交换条件。说出你愿意做些什么来帮助对方答应你的请求或接受你的拒绝。如果你想不出能提供什么（例如，"我做不了这个，但我愿意做那个"），你可以反过来问对方对此有何想法，例如，问："你认为我们可以如何解决这个问题？"（带领者可以强调，在协商中，目标不是击败对方，而是要展现出共同承担责任、共同努力或解决问题的开放态度。这样做能让双方都更容易接受或拒绝请求。）

练习技能

进行角色扮演非常重要，这可以让团体成员有机会练习 DEAR MAN 技能。这些练习可以在2人小组、3人小组（2个人进行对话，1个人观察、指导并提供反馈）或整个团体中进行（在这种情况下，由志愿者进行角色扮演，带领者和其他团体成员提供指导和反馈）。以下是 DEAR MAN 技能角色扮演／讨论的示例。

- 家人或朋友在你不方便的时间请求搭便车。（*角色扮演可以涉及提出请求或表示拒绝。*）
- 有人向你借一大笔钱。（*角色扮演可以涉及提出请求或表示拒绝。*）
- 你想请假去旅行。
- 你想请家人花更多时间陪伴你。
- 家长希望青少年早点回家，但青少年希望在外待到更晚。
- 你想请求教练给你更多的上场时间。

- 拒绝和朋友一起出去玩。
- 青少年请求在对方家长不在家的情况下到朋友家过夜，家长想拒绝。
- 有人突然提出一个让你两难的请求，让你一下子不知道怎么办，心里开始萌生担忧想法，十分纠结且犹豫不决。你真的不知道应不应该答应。（这里的重点是使用 DEAR MAN 技能请求对方给你更多时间考虑——而不是马上在冲动之下答应。许多来访者发现，学会在当下不做冲动的决定非常有帮助。这里要练习的是使用这些技能表达"我需要考虑一下"。）

教授 DEAR MAN 技能时会遇到的挑战

团体成员常提的问题以及建议的回应方式包括以下几项。

- *当对方没有展现出有效的沟通技能时，该怎么办？* 这可能确实很难且令人沮丧！很多时候，别人不会答应我们的请求，还会无视我们的感受、冷落我们、挑剔我们、对我们大吼大叫、批评我们，或者以其他方式伤害我们或让我们感到沮丧。最终，如果我们能最大限度地运用 DEAR MAN 技能，像"卡住的唱片"一样专注于我们的目标，就更有可能得到我们想要的结果。我们无法控制对方的沟通技能，只能最大限度地提高自己对这些技能的使用。还可以考虑加入 GIVE 技能或接下来教授的 FAST 技能，这将有助于改善结果。

  在某些情况下，我们最大限度地使用了沟通技能，但对方仍然无法有效地回应，这时我们可能需要运用一些其他技能。我们可以通过其他人际效能技能来获得帮助（例如，如果同学伤害了你，可以向学校寻求帮助，或者向朋友或父母倾诉）。我们也需要正念技能来觉察自己的反应和冲动，并根据目标做出有效的应对。我们还可能专注于痛苦忍受技能，如转移注意、自我安抚、改善当下、评估反应的利弊、改变身体的化学反应技能或全然接受。我们可能还需要使用情绪调节技能，如参与愉快的活动，基于价值观朝着长期目标努力，结束某段关系（如果可能），努力保持现有的关系或建立新关系，或者建立掌控感。关键是，当我们在人际交往中没有得到想要的结果时，我们有很多方法可以减轻痛苦。

- *当对方也以 DEAR MAN 技能回应你时，该怎么办？* 也许你在使用 DEAR MAN 技能提出请求，而对方使用同样的技能来表达拒绝。在这种情况下会如何？如果你始终专注于目标，强调强化（告诉对方答应你的请求的好处）和协商（愿意交换的条件，或询问对方认为你们可以如何解决这个问题，使他有一些发言权），你会更有可能得到想要的结果。然而，你可能并不总能如愿以偿，你要接受这个事实。从长远的角度看，练习基于所学技能提出请求和协商依然是有益的。

- *用 DEAR MAN 技能向孩子提出基本要求不是"低声下气"吗？* 一些家长会担心使用 DEAR MAN 技能来提出基本要求（例如，要求孩子帮忙准备节日餐，或在奶奶住院时照看妹妹）是"低声下气"的。他们可能会说："在我小的时候，父母只会告诉我该做什么，我根本不会质疑！"他们会问：这会不会传达出这样的信息，即这是一个很大的请求，或者事情是可以商量的，从而强化了孩子们有特权、不用承担责任的家庭氛围？我们总是问这些父母，当他们试图向青少年"发号施令"时，最后的效果如何？如果效果并不好，还导致了冲突或使孩子更加叛逆，那么使用这些技能可能是更有效的策略。此外，当我们用 DEAR MAN 技能与青少年交流时，他们会感到更被尊重，而不是单纯的被命令。家长也通过这种方式为青少年树立了有效的人际沟通榜样，他们不仅能把这些技能用在与家长的关系中，也能用到其他人际关系中。

布置家庭作业

布置"人际效能讲义 6：练习——DEAR MAN 技能"作为作业。请团体成员在接下来的 1 周内，找一个具体的情境去练习 DEAR MAN 技能，并在讲义上做记录。成员应写下该情境，自己在使用 DEAR MAN 技能时的具体目标（例如，"我想告诉玛丽亚，我不能借她钱"），自己是如何运用技能的每个组成部分的，以及最终的结果。

第三次会谈

简短正念练习
回顾家庭作业
休息

维护自尊：FAST 技能

介绍 FAST 技能及其基本原理

有时候，做自己并对自己感觉良好是我们的核心目标。今天我们将学习的技能包括：

- 不被利用；
- 对自己有良好的感觉；
- 不出卖自我；
- 对于如何对待他人感到良好。

请参与者查看"人际效能讲义 7：维护自尊——FAST 技能"。
记住这些技能的一种方法是使用助记词 FAST。

- **公平**（be **F**air）。对自己和他人都保持公平。
- **不过度道歉**（no **A**pologies）。不过度（或敷衍地）道歉。不必为坚持自己的原则、做自己或是好好活着而道歉。
- **坚持自己的价值观**（**S**tick to your vaules）。根据你的智慧心念价值观做你认为正确的事。
- **诚实**（be **T**ruthful）。不要说谎、夸大其词或者装作无助。

练习：团体带领者角色扮演

带领者可以就以下情境进行角色扮演，先不使用 FAST 技能，之后再使用这些技能。

你的叔叔邀请你和他一起经营家族生意。你的父母非常高兴！但你志不在此，你有其他计划，但你又为让叔叔失望而感到很愧疚。在这种情况下，FAST 技能可能会派上用场。

之后，带领者可以带领团体成员逐一分析 FAST 的每个字母，并提问：她对自己公平吗？她对叔叔公平吗？她是否过度道歉了？她坚持了自己的价值观吗？她说实话了吗？带领者可以请团体成员评论每一步的重要性。

团体技能练习

让团体成员练习 FAST 技能。可以请成员给出自己的例子，也可以由带领者从以下例子中选择。

- 你的朋友想带你去一个非常昂贵的地方为另一位朋友庆祝生日。你需要回复，而且你觉得自己不想花那么多钱。
- 你刚拿到驾照，最近总是由你开车送大家回家，很晚才能回到家，这让你超过了门禁时间。你因此而产生担忧想法，还出现了愧疚等消极情绪。（这个情境也可以用来练习处理干扰人际效能的因素。）
- 你的朋友问你能不能从父母的酒柜里拿些酒。
- 你在学校看到朋友们在孤立另一个孩子，不邀请她一起玩，在食堂吃饭时当她不存在。你想请朋友们接纳她。
- 你要去参加一个聚会，大家都在抽烟喝酒，但你不想这么做。
- 你的老师在全班面前暴露了你的个人隐私，让你感到尴尬。
- 一个男生说，如果你不给他发裸照，他就不和你一起玩。
- 你的家人请你一起去某个地方，但你今天有其他的优先事务。
- 你的朋友要你帮她写论文，但你这周很忙，要为保住成绩而努力。
- 你身边的人否定你的情绪并贬低你。
- 一个喝醉的朋友说："来吧，我送你回家！"
- 你的朋友有重大比赛的门票并邀请你去看，但你需要为此逃课或撒谎，因为你确信父母不会允许你去。（这个角色扮演可以用于与朋友或父母使用 FAST 技能。）
- 在节日聚餐上，一位亲戚发表了对某个群体的贬低性评论（例如，关于种族、性别、年龄、能力或社会经济地位等）。你感到被冒犯了，但你不想引发争论。
- 在某场深夜聚会上，朋友们逼你做一件让你感到尴尬或不舒服的具有挑战性的事情（例如，为他们跳舞，在网上发布关于学校某个同学的恶意言论，透露个人隐私等）。

应对干扰人际效能的担忧想法

请参与者查看"人际效能讲义 8：担忧想法和智慧心念自我陈述"。

介绍主题

有时候，担忧会妨碍我们使用技能。有些担忧可能是我们对与他人相处的误解。我们可以通过用智慧心念来应对这些担忧，或者通过尝试与他人使用人际效能技能来检验我们的担忧想法是否真实。例如，即使担心这样做会让某人不再喜欢我们，我们也要坚持自己的价值观。

带领者笔记

介绍这些内容的一种方式是带领者讲述一个自己的故事。

"我女儿在中学时和一位老师产生了一些问题。当我女儿自己解决不了时，我想和老师沟通解决。然而，最初，我的担忧想法让我犹豫不决。如果沟通没有效果怎么办？如果老师觉得我提出的要求不合理怎么办？如果这件事最终适得其反，对我的孩子造成更大的伤害怎么办？结果是，这让我无法有效地与老师沟通并尝试解决问题。"

并非所有的担忧想法都是有害的

有时候，担忧想法可以帮助你停止行动，放慢脚步，思考自己是否在冲动行事。核对事实、情绪和智慧心念是很重要的：现在问这些或说这些有用吗？在阻止你的主要是担忧想法吗？

让团体成员参与的方式包括：

- 让团体成员挑战人际效能讲义 8 中列出的每一种担忧想法；
- 使用魔鬼代言人策略：全力为每一种担忧想法进行辩护，让团体成员主动反驳这些观点；
- 讨论在面对担忧想法时，理性认同、情感认同与智慧心念认同的区别。

练习构思智慧心念的陈述

以下情境涉及担忧想法和应对担忧想法的各种挑战，尝试练习其中的一种或几种。

- **在脑海中练习**。告诉团体成员，他们需要想象自己正处于你接下来要描述的人际冲突情境中（见下述情境示例）。确保团体成员在想象中真的进入了那个情境。引导他们对自己说出一句智慧心念的陈述，就好像他们真的相信这句话一样。现在，大家轮流分享自己所用的陈述。
- **练习说出想法**。描述另一个冲突情境。轮流邀请每位成员大声说出一句智慧心念的陈述。可以有多个人使用相同的陈述。
- **画出想法**。画出一个卡通人物头像，旁边有两个空的思维泡泡。然后使用下述情境之一，要求成员在一个思维泡泡中写下他的担忧想法，并在另一个思维泡泡中写下智慧心念的陈述来应对担忧想法。

涉及担忧想法和应对担忧想法的情境

- 你想让父母对你的男朋友或女朋友好一点。但你害怕父母会生气，并告诉你他们不喜欢你的男朋友或女朋友。
- 你不想让你家的青少年在这周末和朋友出去，你想让他和你一起度过家庭时光，但你害怕这样的要求会引来一场大争吵。
- 你想在课堂上分享自己的观点，但你担心自己会显得很傻。
- 你想请人帮忙处理工作上的事情，但你害怕老师（或老板、朋友、亲戚）会觉得你无法胜任。

应对担忧想法的智慧心念自我陈述示例

以下是你可能会对朋友或亲人说的，但不太可能是对自己说的。练习对自己说这样的话！

- "上次没得到我想要的，并不意味着如果我这次运用所学技能来提出请求，还是得不到我想要的。"

- "即使我没有得到我想要的或需要的，我也能忍受。"
- "能承认自己需要别人的帮助，并开口说出请求，才是勇气的体现。"
- "我可以理解并认可另一个人的观点，同时还是会为我想要的东西去争取。"
- "如果在我对别人说'不'之后他们生气了，并不意味着我应该说'是'。"
- "就算别人生我的气，我也可以对自己感觉良好。"

布置家庭作业

布置"人际效能讲义 9：练习——FAST 技能"作为作业。要求团体成员在 1 周内选择 2 个情境练习 FAST 技能，并使用该讲义描述这些情境和练习结果。

第四次会谈

简短正念练习
回顾家庭作业
休息

决定提出请求或拒绝请求时需要考虑的因素

请参与者查看"人际效能讲义 10：提出请求或拒绝请求时需要考虑的因素"。带领者可以让来访者阅读讲义中的内容，并讨论每个要点。然后，带领者可以呈现一些情境（见以下示例），或请团体成员举例，练习考虑这些因素，并决定提出请求时有多坚决或拒绝请求时有多坚定。

有时候，我们虽具备相关技能，但不确定该以多大的力度争取某样东西（或者该不该去争取），或者该多么坚定地拒绝。在这种情况下，我们需要关注社交细节和背景信息，以便获取更多信息。考虑以下因素并向自己提出这些问题，这样可以帮助我们做出决定。

- *优先项*。我在提出请求时优先考虑的是什么？是保持关系？得到我想要的，或拒绝我不想要的？还是维护自尊？这个技能帮助我们首先考虑自己的人际目标和优先项，从而帮助我们确定是侧重于 GIVE 技能、DEAR MAN 技能或 FAST 技能，还是想要兼顾某几类技能。
- *能力*。对方有能力给予我想要的吗？我有能力满足对方的需求吗？我们必须考虑能力。例如，如果我想找刚刚骨折的表弟一起玩飞盘，那显然是不合适的，还是找其他人玩为好。如果朋友向我借钱，但我那周也没钱了，我就可能更容易表示拒绝。
- *时机*。现在是提出请求的好时机吗？是答应别人请求的好时机吗？你有没有在对方正准备看电影或睡觉时提出要讨论重要的事情？你有没有在情绪激动时或在公共场合尝试解决问题？有没有人在你正准备出门时让你收拾东西？或者在你专心学习或工作时找你谈话？这些都是我们在提出请求或决定是否答应别人的请求时必须考虑的因素。
- *准备*。在提出请求之前，我有没有了解相关事实，有没有做足功课和准备呢？对方有没有准备好？例如，在希望父母帮忙交课程费用之前，最好先了解费用和内容的细节；在请求父母允许你参加聚会之前，最好先询问聚会的地点，以及是否有家长监督。在向音乐老师申请在学校音乐会上独奏之前，你有没有认真练习演奏？
- *关系*。我想要的东西的（或者对方要求我做的事情）对于我们现在的关系来说适当吗？我对这个人的了解有多少？我们的关系性质如何？我（或者对方）可以合理期待什么？在提出请求或答应请求之前，考虑你们的关系性质。例如，我们是否足够亲密，以至可以在透露一些隐私后信任这个人？我可能会请求一位信得过的年长朋友载我一程，但不会向老师提出这样的请求。我可能会问老师是否可以帮我额外辅导西班牙语，但不会找学校里我几乎不认识的孩子帮我辅导西班牙语。
- *互惠*。对方最近是否向我提出过很多请求，而我是答应了还是拒绝了？这个人最近是否频繁地向我提出请求，而我是答应了还是拒绝了？我最近是否频繁地向他人提出请求？我们是否一直以平衡、公平的方式对待彼此？在考虑提出请求或拒绝请求时，需要考虑我们是否处于相对平等的地位。例如，你是否一次又一次地向同一个同学借买午餐的钱？是否有人总是要求你去他家，但从不愿意来你家？

练习情境示例

带领者可以给出几个情境，并询问团体成员在每种情境中如果要决定是否提出请求或拒绝请求，需要考虑哪些相关因素。

- 一位亲戚住在你家并在屋里抽烟。你想要求他不要在屋里抽烟，但不确定自己是否有权这么做。
- 你最近认识的一位朋友邀请你这个周末过去帮她粉刷房间。你在考虑拒绝她的请求，但不确定这样做对不对。
- 你的妹妹频繁地与你的前男友来往，你认为她这样做是背叛了你。你感到很生气，并在考虑自己是否有权要求妹妹减少或停止与他来往。
- 你的朋友举办聚会并邀请了你。但你那个晚上有其他安排，你正在考虑告诉她你会晚 1 小时到。
- 一位家庭成员做了一些让你感到不被认可的事情。你想找个时间和他谈谈，但不确定是否应该提出这个请求。
- 你想请邻居开车送你去看医生，因为你没有车。你知道医院大概在什么区域，但还不知道具体地址或需要多长时间能到。
- 你染了头发，但发型师弄错了颜色。你想回到店里要求她弥补她犯的错。

THINK 技能（可选）

带领者笔记

这项技能（见"人际效能讲义 13：THINK 技能"）源自克里克和道奇（Crick & Dodge，1994）的社会信息加工模型。它帮助成员练习从他人的角度考虑问题，并为他人的行为找出多种无害的解释。由于 THINK 技能不是标准辩证行为治疗（Linehan，1993b）的一部分，并且尚未被研究验证，因此是备选技能。如果成员表现出对该技能的需求，那么技能训练师可以在时间允许的情况下教授这部分内容。如果需要，个体治疗师也可以在来访者或家庭会谈中教授该技能。

我们之所以开发了 THINK 技能，是因为我们注意到辩证行为治疗中的来访者常常草率地下结论，对他人意图做最坏的假设，且有时很难考虑别人的观点。社会信息加工模型强调了消极地解释他人行为（例如，"他很刻薄""她在试图操控我！"）如何使我们的反应偏向消极（例如，"我无法容忍这种行为！"）。因此，THINK 技能的目的是将消极归因最小化，促使来访者考虑其他更为无害的解释（例如，"他因为我一直违反门禁时间规定而感到沮丧和担心""她在表达自己的痛苦"），然后根据这些无害的解释思考并选择反应（例如，"我要关注她表达的情绪！"）。这些技能还促使来访者在互动中考虑其他人的感受，例如，他们最近可能在努力改善关系，或者他们自己可能正在经历痛苦的情绪或困境。因此，应用 THINK 技能可能会减少不必要的消极情绪，并减少敌意或其他无效的人际行为。

介绍 THINK 技能及其基本原理

有时，我们在关系中感到不安，并对他人的意图做出最坏的假设。也许我们觉得他们不在乎、讨厌、忽视我们，自私自利，故意伤害我们，或者做出其他无情的、不顾他人感受的、拒绝我们的行为。

> **讨论要点**：问，"你能想起自己什么时候曾对他人的意图做过最坏的假设吗？你当时有什么感受？"大多数人会觉得消极和痛苦的情绪增加了。"当你有这种感受时，你通常会怎么与对方相处？"大多数人会说他们要么攻击对方，要么避开对方——这两种方式都无法有效保持或改善关系。

有时，我们对真相还一无所知，就假设了最坏的情况，而事实可能与我们的想象完全不同。THINK 技能可以帮助我们考虑他人行为的其他动机。

为什么要思考他人的动机？

如果我们对情况的解读是消极的，我们的反应往往会更负面或充满敌意。即使我们所假设的负面意图在一定程度上是正确的，带着最坏的假设接近对方通常也不是有效的方式。例如，如果一位老师之所以拒绝提供额外辅导，确实是因为他不喜欢你，不相信你，那么去攻击并指责这一点就能有效吗？这种做法能让老师更喜欢你或愿意花时间帮助你吗？通常，更有效的做法是给人留有余地，考虑他们的观点，然后在此基础上采取行动。当你想减少冲突和消极情绪（如愤怒和伤害）时，可以从不同的角度进行思考。

如何使用 THINK 技能

请参与者查看"人际效能讲义 13：THINK 技能"。

- *从对方的角度思考*（Think）。
- *共情*（Have empathy）。试着想象对方的感受是什么样的。他们可能感到悲伤、担心、沮丧、绝望或困惑吗？
- *解读*（Interpretation）。想出可以解释对方行为的几种原因。确保至少提出一种好的、积极的、无恶意的解释。例如，对方有没有可能是因为关心你才为你感到担心的？他现在没有帮助你，有没有可能是因为他感到无能为力，或者不知道该怎么做？她的情绪这么激动，有没有可能是因为这件事对她很重要，但她也不知道该如何让别人认真对待她？
- *注意*（Notice）。对方试图在哪些方面表达关心或改善关系？也许对方在这件事上没有配合或给予支持，但他可能在其他时候努力尝试过，或者以其他方式表现出了关心。注意对方可能正在经历的困难，也许他正在经历艰难时期，这使他目前无法以你希望的方式支持你。
- *善意*（use Kindness）。你是否能假设对方行为背后有更多无恶意（非刻薄、非邪恶或非敌对）的原因？你能想到她曾经表达过的关心或她可能自己正在经历的困难吗？牢记这些可能性，在回应对方时，保持善意和温柔。想一想，这样做如何有助于改善情况？

讨论"THINK 技能"的示例情境

带领者可以展示以下一个或多个示例，然后按照讲义的步骤，通过提出下面所列的问题引导成员讨论。

- 一位女孩的妈妈花费大量时间和金钱将她带到治疗地点，女孩却认为妈妈不关心她，因为每当女孩倾诉困扰时，妈妈并没有立刻跑过去或积极回应。
- 一位住院的青少年对于朋友们在他需要的时候没有出现感到愤怒，他认为他们都很自私。
- 一位母亲下班回家，看到她的伴侣眼睛盯着计算机屏幕，完全没有注意到她，她认为伴侣在生她的气，在和她冷战。

讨论问题

- 对方对这个情况的看法可能是什么？
- 对方此时可能有什么感受？他可能在承受哪些压力或重任？
- 除了最初的解读外，对方的行为还有哪些可能的解读或原因？
- 你能注意到对方一直在努力维护关系的迹象吗？注意对方可能有自己要面对的压力、问题，或者来自家庭、学校或工作的困难。
- 你能想到一种友善的办法去和对方交流吗？你会说什么或做什么？这样做会有什么帮助？

同时使用多种人际效能技能

在本模块的这个阶段，通过让成员练习一个需要使用多种技能的情境来"测试"他们是很有帮助的。可以通过几种方式进行。第一种方式是，带领者可以让团体成员进行角色扮演，说明他们需要使用哪些技能，并在角色扮演中逐步进行指导。第二种方式是，带领者自己进行角色扮演，并使用多种技能，让团体成员写下他们观察到的每一种技能。对于诸如考虑其他因素、应对担忧想法或可选的 THINK 技能等方面，扮演者可以把想法说出来，以展示思维过程。之后，进行团体讨论，讨论所使用的技能以及它们是如何发挥作用的。以下是一个同时使用多种技能的角色扮演情境示例。

角色扮演情境示例

一位青少年想向老师请求延后论文截止日期，因为她因病缺席了1周。她担心老师可能会对她感到恼火并拒绝她的请求（*担忧想法*），然后她告诉自己："如果我不问，我永远也无法知道结果如何。而且，能够运用所学技能来请求帮助其实是力量的表现"（*智慧心念自我陈述*）。她考虑了老师是否有能力答应她的请求（*她可以*）、师生关系（*对于师生关系来说，这样的请求似乎是合适的*），以及他们的互动中的"互惠"性质（*她一直是一个好学生，总是按时交作业*）；这些都是需要考虑的因素。然后，她提出了一个清晰且坚定的请求，并明确提出了一个新的截止日期（*DEAR 技能*），但她也询问老师是否希望再定一个其他的截止日期（*MAN 技能*）。她态度温和，尊重老师（*GIVE 技能*），同时，她诚实地叙述了自己的情况，既没有过度道歉，也没有夸大自己的病情（*FAST 技能*）。

老师因为学期末临近，需要时间批改所有作业，于是拒绝了她的请求。这位青少年感到非常生气，并认为老师讨厌她，故意刁难她。然后，她花了一些时间重新思考，试着共情老师（这位老师教五个班级，每个班有30个学生），并得出一个对老师更为宽容的解读：她现在真的很忙；她一直是一位支持我的老师，总是愿意在我来寻求额外帮助时辅导我（*THINK 技能*）。她换了一个角度来想问题，这让她在和老师沟通时更加友善，她先体谅地对老师说理解其安排，但又诚实地补充："这次作业我可能没法做到最好，如果您同意，我能不能用一份附加作业来弥补？"

另一种选择是呈现一个情境，带领团体成员讨论什么可能会干扰技能的使用，如何克服这些障碍，以及如何应用技能。

假设你终于被"受欢迎"的孩子们邀请去参加睡衣派对了。现在他们正在玩"真心话大冒险"游戏。你和其他人被要求做一些侵犯隐私（透露非常私人的秘密）、令人尴尬（例如，他们要求你给大家表演舞蹈动作，而大家都在嘲笑地看着你）、对你不友好（例如，他们要求你吞下一勺辣椒）或对别人不友好（在某人的社交媒体账号下发布充满恶意或令人尴尬的内容）的事情。你觉得自己在这个情境中"卡住了"。什么阻止了你提出自己的要求（比如，玩其他游戏或者说出"不要这么过分"），或者表示拒绝呢？

- 缺乏技能：你不知道该说什么或如何提出请求。

- 担忧想法：你想到，"他们不会再喜欢我了""他们以后不会再邀请我了""他们会觉得我很失败"，或者"他们会取笑我"。
- 情绪：各种强烈的情绪交织在一起，你感到愤怒、孤独、恐惧和羞耻，而且喉咙发紧，泪水在眼眶里打转，要开口时几乎说不出话来。
- 无法确定：你不确定是应该开口，还是应该让自己放松，随大流享受一下——毕竟，这是孩子们常做的事，而且你确实想待在这里。
- 环境：也许在你尝试开口时，他们无视了你，或者轻描淡写地说"抱歉，少数服从多数"，然后继续玩那些游戏。

讨论使用技能的阻碍

如果担忧想法阻碍了你，智慧心念陈述会怎么说？（*从团体中选一个回答。这个回答应类似于"做真实的自己总比做让自己后悔的事要好"。*）

如果强烈的情绪阻碍了你，你可以使用正念技能，比如不评判地观察你的情绪并保持专注。或者使用情绪调节技能（*如果已经教授了情绪调节技能*），比如做出相反的行为。

如果你就是无法确定，那么可以使用正念技能进入智慧心念，帮助你确定想要做出的反应。

如果你决定不参与，然后说了出来，但周围的人无视了你，那么你可以决定是接受这种情况，还是选择离开。

讨论应该使用哪些技能以及如何使用

如果你最终决定自己的目标是尽量保持这些关系（或者至少不树敌）、得到你想要的东西或者对此说"不"，同时维护自尊，你会怎么说？

请团体成员自愿发言，尝试构思一个基于所学技能的回答。在一位带领者引导成员思考时，另一位带领者在白板上写下其中展示的具体技能（例如，描述、诚实或坚持价值观）。回应的要点应包括 *GIVE* 技能、*DEAR MAN* 技能和 *FAST* 技能，回应大致可以是这样的："我知道你们只是在闹着玩，但我们正在做的一些事情让我感到不舒服。我不想再继续下去了，尤其是跳舞、吃辣椒和我们在网上做的那些事。我愿意看电影，或者看看你们还想做什么。"

使用多种技能的其他角色扮演情境：

- 孩子想晚些回来，而父母要求孩子早些回家。
- 想告诉一位家人"我不能参加你的＿＿＿＿＿＿（重要活动）了"。
- 想请一天"心理健康假"，在家休息，不去学校，或父母拒绝了这个请求。

布置家庭作业

布置"人际效能讲义11：练习——提出请求或拒绝请求时需要考虑的因素"作为作业。团体成员完成这份作业，以练习在提出请求或拒绝请求时考虑各种重要因素。

布置"人际效能讲义12：练习——同时使用多种技能"作为作业。这张作业单提供了对本模块教授的主要技能的最终整合练习。现实生活中的情境常常需要将多种人际效能技能结合起来使用，这项练习让成员能够将多种技能应用于人际互动。

可选：如果教授了THINK技能，那么带领者就可以布置"人际效能讲义14：练习——THINK技能"作为作业。这张作业单回顾了THINK技能，包括从对方的角度思考、减少对他人行为的消极推断，以及采取更积极、更温和的回应方式。

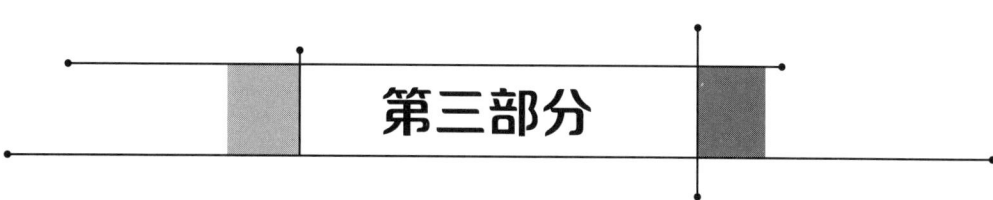

第三部分

技能训练讲义

导入讲义

导入讲义 1：什么是辩证行为治疗？ ·················· 330
导入讲义 2：技能训练目标 ·················· 331
导入讲义 3：辩证行为治疗技能训练团体的形式 ·················· 332
导入讲义 4：生物社会理论 ·················· 333
导入讲义 5：辩证行为治疗的假设 ·················· 334
导入讲义 6：青少年技能训练团体的指导原则 ·················· 335
导入讲义 7：辩证行为治疗的契约 ·················· 336

正 念 讲 义

正念讲义 1：正念——主宰你的心念 ·················· 338
正念讲义 2：正念——为什么要这么做？ ·················· 339

正念讲义 3：三种心念状态 ……………………………………………………………… 340
正念讲义 4：练习——在每种心念状态下观察自己 …………………………………… 342
正念讲义 5：正念"是什么"技能 ………………………………………………………… 344
正念讲义 6：正念"如何做"技能 ………………………………………………………… 345
正念讲义 7：正念备忘录 ………………………………………………………………… 346
正念讲义 8：练习——正念"是什么"和"如何做"技能 ……………………………… 347

痛苦忍受讲义

痛苦忍受讲义 1：为什么要忍受痛苦的感受和冲动？ ………………………………… 350
痛苦忍受讲义 2：危机生存技能概述 …………………………………………………… 351
痛苦忍受讲义 3：危机生存技能——用"智慧心念接受"转移注意 ………………… 353
痛苦忍受讲义 4：练习——用"智慧心念接受"转移注意 …………………………… 354
痛苦忍受讲义 5：危机生存技能——通过六种感官进行自我安抚 …………………… 356
痛苦忍受讲义 6：练习——自我安抚技能 ……………………………………………… 357
痛苦忍受讲义 7：危机生存技能——改善当下 ………………………………………… 359
痛苦忍受讲义 8：练习——改善当下 …………………………………………………… 360
痛苦忍受讲义 9：危机生存技能——利弊分析 ………………………………………… 362
痛苦忍受讲义 10：练习——利弊分析 …………………………………………………… 364
痛苦忍受讲义 11：危机生存技能——用改变身体的化学反应技能管理极端情绪 …… 365
痛苦忍受讲义 12：练习——改变身体的化学反应技能 ………………………………… 367
痛苦忍受讲义 13：针对家庭、学校或工作场合创建危机生存工具包 ………………… 368
痛苦忍受讲义 14：接受现实——我们可做出的选择 …………………………………… 369
痛苦忍受讲义 15：接受现实——转念 …………………………………………………… 371
痛苦忍受讲义 16：自主自愿 ……………………………………………………………… 372
痛苦忍受讲义 17：练习接受现实的方式 ………………………………………………… 374
痛苦忍受讲义 18：练习——接受现实 …………………………………………………… 375

走在中道上讲义

走在中道上讲义 1：什么是辩证？ ·· 378
走在中道上讲义 2：如何辩证的指南 ·· 379
走在中道上讲义 3：思维误区 ·· 381
走在中道上讲义 4：辩证困境 ·· 382
走在中道上讲义 5：辩证困境——你属于哪种情况？ ·························· 383
走在中道上讲义 6：什么是典型的青春期行为？什么值得担心？ ············ 384
走在中道上讲义 7：练习——辩证地思考和行动 ································ 386
走在中道上讲义 8：认可 ·· 387
走在中道上讲义 9：如何认可他人？ ·· 388
走在中道上讲义 10：如何认可自己？ ·· 389
走在中道上讲义 11：练习——认可自己和他人 ································· 390
走在中道上讲义 12：改变行为 ·· 391
走在中道上讲义 13：增加行为的方法 ·· 393
走在中道上讲义 14：练习——正强化 ·· 395
走在中道上讲义 15：减少或停止行为的方法 ···································· 396
走在中道上讲义 16：练习——消退和惩罚 ······································ 398

情绪调节讲义

情绪调节讲义 1：主宰你的情绪——为什么要这么做？ ························ 400
情绪调节讲义 2：情绪调节技能训练的目标 ······································ 401
情绪调节讲义 3：简明情绪清单 ·· 402
情绪调节讲义 4：情绪有什么好处？ ·· 403
情绪调节讲义 5：情绪模型 ··· 404
情绪调节讲义 6：情绪技能模型 ·· 405
情绪调节讲义 7：练习——觉察和描述情绪 ····································· 406
情绪调节讲义 8：ABC PLEASE 技能概述 ·· 407

情绪调节讲义 9：积累积极情绪体验——短期 …………………………………………… 408
情绪调节讲义 10：愉快活动清单 …………………………………………………………… 409
情绪调节讲义 11：家庭愉快活动清单 ……………………………………………………… 411
情绪调节讲义 12：积累积极情绪体验——长期 …………………………………………… 413
情绪调节讲义 13：智慧心念价值观和优先项清单 ………………………………………… 414
情绪调节讲义 14：练习——如何短期和长期地积累积极情绪体验 ……………………… 415
情绪调节讲义 15：建立掌控感和提前应对 ………………………………………………… 416
情绪调节讲义 16：PLEASE 技能 …………………………………………………………… 417
情绪调节讲义 16a：食物与你的情绪 ……………………………………………………… 418
情绪调节讲义 16b：最好的休息方法——12 条改善睡眠的建议 ………………………… 420
情绪调节讲义 17：练习——建立掌控感、提前应对和 PLEASE 技能 …………………… 422
情绪调节讲义 18：冲浪技能——对当下情绪的正念 ……………………………………… 423
情绪调节讲义 19：核对事实和问题解决 …………………………………………………… 424
情绪调节讲义 20：做相反的行为来改变情绪 ……………………………………………… 425
情绪调节讲义 21：练习——相反的行为 …………………………………………………… 428

人际效能讲义

人际效能讲义 1：你的目标和优先项是什么？ …………………………………………… 430
人际效能讲义 2：什么阻碍了你实现自己的目标？ ……………………………………… 431
人际效能讲义 3：建立和保持积极的关系——GIVE 技能 ………………………………… 432
人际效能讲义 4：练习——GIVE 技能 ……………………………………………………… 433
人际效能讲义 5：让别人做你想要他们做的事——DEAR MAN 技能 …………………… 434
人际效能讲义 6：练习——DEAR MAN 技能 ……………………………………………… 435
人际效能讲义 7：维护自尊——FAST 技能 ………………………………………………… 436
人际效能讲义 8：担忧想法和智慧心念自我陈述 ………………………………………… 437
人际效能讲义 9：练习——FAST 技能 ……………………………………………………… 438
人际效能讲义 10：提出请求或拒绝请求时需要考虑的因素 ……………………………… 439
人际效能讲义 11：练习——提出请求或拒绝请求时需要考虑的因素 …………………… 440

人际效能讲义 12：练习——同时使用多种技能 ………………………………… 441
人际效能讲义 13：THINK 技能 ………………………………………………… 442
人际效能讲义 14：练习——THINK 技能 ……………………………………… 443

LIMITED PHOTOCOPY LICENSE

All the handouts in the third part (hereinafter called the Handouts) are from *DBT Skills Manual for Adolescents*, by Jill H. Rathus and Alec L. Miller. Copyright 2015 by The Guilford Press.

The Handouts are intended for use only by qualified mental health professionals.

The publisher grants to individual purchasers of this book nonassignable permission to reproduce the Handouts. This license is limited to you, the individual purchaser, for personal use or use with individual clients. This license does not grant the right to reproduce the Handouts for resale, redistribution, electronic display, or any other purposes (including but not limited to books, pamphlets, articles, video- or audiotapes, blogs, file-sharing sites, Internet or intranet sites, and handouts or slides for lectures, workshops, or webinars, whether or not a fee is charged). Permission to reproduce the Handouts for these and any other purposes must be obtained in writing from the Permissions Department of Guilford Publications.

有限影印许可声明

第三部分所有技能训练讲义（以下简称本讲义）均来自《青少年辩证行为治疗技能手册》，其英文原著于 2015 年由美国吉尔福德出版社首次出版。

本讲义仅供具备资质的精神卫生专业人员使用。

出版方授予本书个人购书者不可转让的复制许可，仅限复制本讲义。此许可限定由该本书购书者本人行使，仅适用于其个人用途或个案服务场景。本许可明确禁止将本讲义复制用于以下目的（包括但不限于）：转售及二次分发；电子展示或传播；图书、手册和文章出版；音视频制品制作；博客及文件共享平台传播；互联网、内联网站点发布；讲座、研讨会、网络研讨会的讲义或幻灯片制作（无论是否收费）。如需将本讲义用于上述或其他用途，须向吉尔福德出版公司版权部提交书面申请并获得书面授权。

本书个人购书者可扫描以下二维码下载本书第三部分所有技能训练讲义。

导入讲义

导入讲义 1：
什么是辩证行为治疗？

- 辩证行为治疗对于那些难以控制自己情绪和行为的人来说是一种有效的治疗方法。
- 辩证行为治疗旨在用技能行为替换问题行为。
- 辩证行为治疗技能帮助人们体验一系列情绪，而不必对这些情绪采取行动。
- 辩证行为治疗技能帮助青少年在他们所处的环境（家庭、学校或同龄伙伴）中处理人际关系。
- 辩证行为治疗帮助人们构建值得过的人生。

"辩证"是什么意思？

辩证 = 两个对立的观点可以同时成立，当把它们放在一起考虑时，可以发掘出一种新的事实和一种看待处境的新方式。在任何情况下，总是有不止一种思考方式。

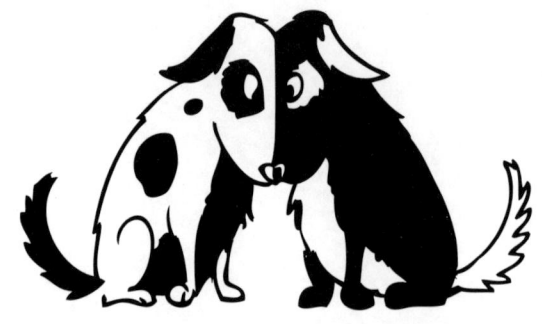

导入讲义 2：
技能训练目标

要减少的问题

1. **觉察与专注力下降；对自我感到困惑**
   （并不总能觉察自己的感受、自己为何会感到难过、自己的目标是什么和／或很难保持专注）

2. **情绪失调**
   （快速、强烈、几乎无法控制的情绪变化和／或持续的消极情绪状态，被情绪左右的行为）

3. **冲动**
   （未经深思熟虑就行动，逃避或回避情绪体验）

4. **人际关系问题**
   （难以保持稳定的关系，难以得到自己想要的，难以维护自尊，孤独）

5. **青少年及家庭的挑战**
   （极端思维、感受和行为，缺乏灵活性，难以处理家庭冲突或难以有效地影响他人的行为）

要增加的行为

1. **核心正念技能**

2. **情绪调节技能**

3. **痛苦忍受技能**

4. **人际效能技能**

5. **走在中道上技能**

个人目标

要减少的行为

1._____
2._____
3._____
4._____
5._____

要增加的行为

1._____
2._____
3._____
4._____
5._____

Adapted from *DBT Skills Training Handouts and Worksheets, Second Edition*. Copyright 2015 by Marsha M. Linehan. Adapted by permission.

导入讲义 3：
辩证行为治疗技能训练团体的形式

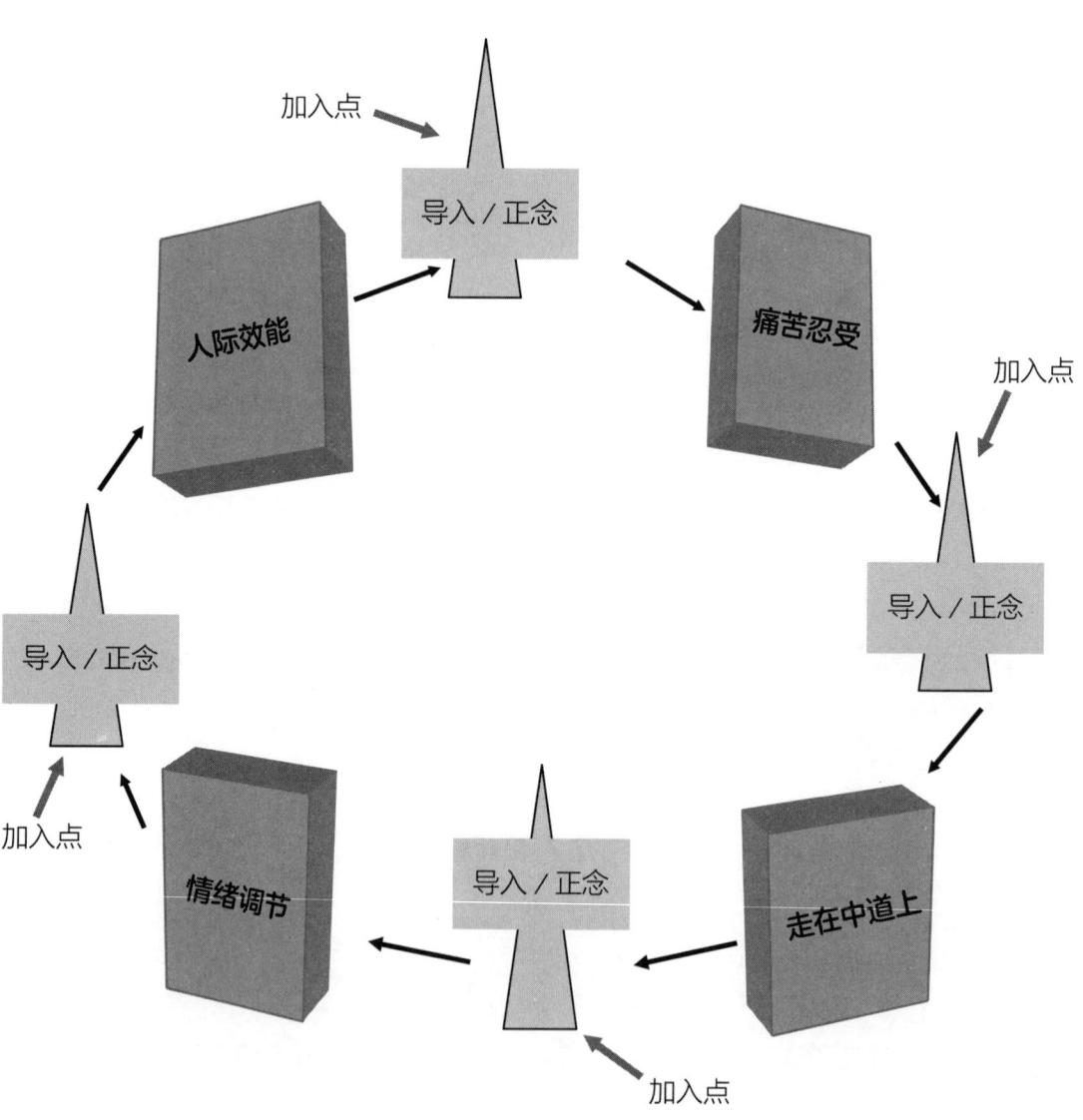

导入讲义 4：

生物社会理论

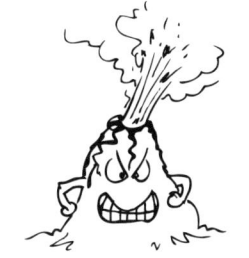

生物：

A. 人在情绪上存在生物脆弱性
　1. 高敏感性
　2. 高反应性
　3. 缓慢回归基线

B. 无法有效地调节情绪

以及

与…… ↓↑ 交互作用

社会：
　　一个让你觉得自己不被认可的环境会告诉你，你的感觉、想法或行为没有意义，或者被认为不准确或反应过度。这些环境包括父母、教师、同龄伙伴、治疗师、教练及其他人。有时，人与环境之间存在"不匹配"（例如，气质不合）。

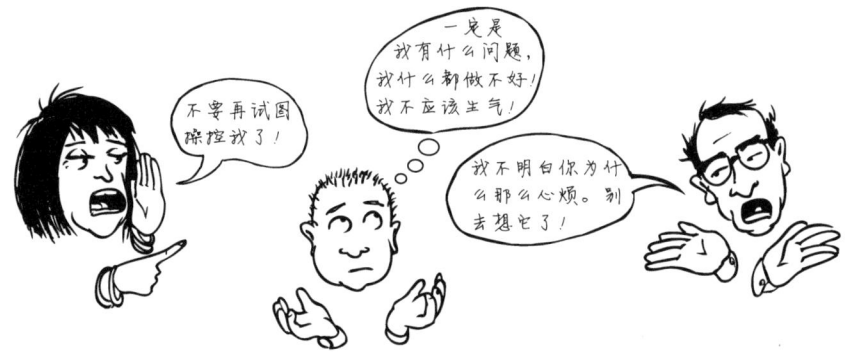

　　一个不认可的环境会对人们的情绪表达进行惩罚，有时甚至会强化这种表达，从而导致个体压抑或加剧自己的情绪；有时还会使人感到困惑，无法相信自己的情绪体验（**自我不认可**）。

随着时间的推移，导致……

↓

多重问题
（**慢性情绪失调**）

导入讲义 5：
辩证行为治疗的假设

1. 每个人都在尽自己最大的努力。

2. 每个人都想改善。

3. 每个人都需要做得更好，更加努力地尝试，并且激发自身更强的改变动力。

4. 人们自身的问题也许并不全是他们自己造成的，但无论如何，他们必须自己解决问题。

5. 有情绪困扰的青少年及其家人目前的生活是痛苦的。

6. 青少年及其家人必须在其生活的所有情境中（如家庭、学校、工作单位和社区中）学习和实践新行为。

7. 没有绝对真理。

8. 青少年及其家人不会在辩证行为治疗中失败。

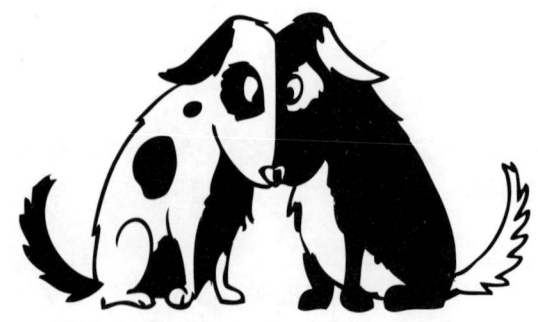

Adapted from *DBT Skills Training Handouts and Worksheets, Second Edition*. Copyright 2015 by Marsha M. Linehan. Adapted by permission.

导入讲义 6：
青少年技能训练团体的指导原则

1. 在会谈期间获取的信息（包括其他团体成员的姓名）必须保密。

2. 不可以在药物或酒精的影响下参加会谈。

3. 在一个为期 24 周的项目中，如果错过了 5 次以上的团体会谈（缺席），你将被视为退出治疗。退出团体之后，你可以在一个技能模块结束后，申请重新加入。每个家庭成员都要单独考勤。

4. 如果你迟到超过 15 分钟，虽然你可以进来，但将被视为缺席。

5. 团体成员不可以在会谈之外与其他成员讨论任何风险行为，也不可以诱使他人做出问题行为。

6. 团体成员在遇到危机时不可以互相联系，而应联系技能训练师或治疗师。

7. 在一起参加技能训练期间，团体成员之间不可以建立私人关系（小团体或恋爱关系）。

8. 团体成员不可以对其他成员或团体带领者做出恶意或无礼的行为。

9. 对于参加综合辩证行为治疗项目的青少年，每位青少年都必须接受持续的个体辩证行为治疗。

Adapted from *DBT Skills Training Handouts and Worksheets, Second Edition*. Copyright 2015 by Marsha M. Linehan. Adapted by permission.

导入讲义 7：
辩证行为治疗的契约

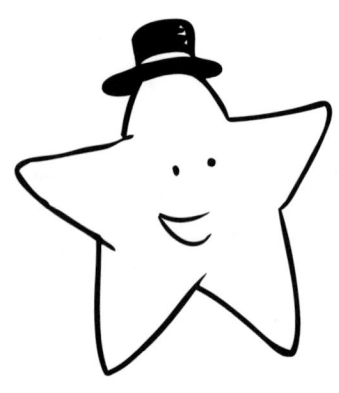 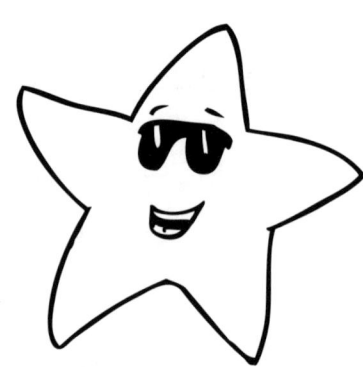

我已熟悉辩证行为治疗技能训练的理论、假设和形式。

我同意参加辩证行为治疗技能训练并完成所有模块。

我将带着我的材料和完成的练习按时参加团体。如果我没有完成这个练习，我同意做一个行为分析（这样就能理解是什么阻碍了我，并能在下次解决问题）。

我完全了解考勤制度，假如我的缺席次数超过规定次数，我将退出辩证行为治疗技能训练。（作为照护者，我知道考勤制度也适用于我。）

_____   _____
（来访者签名）   （日期）

_____   _____
（技能训练师签名）   （日期）

正念讲义

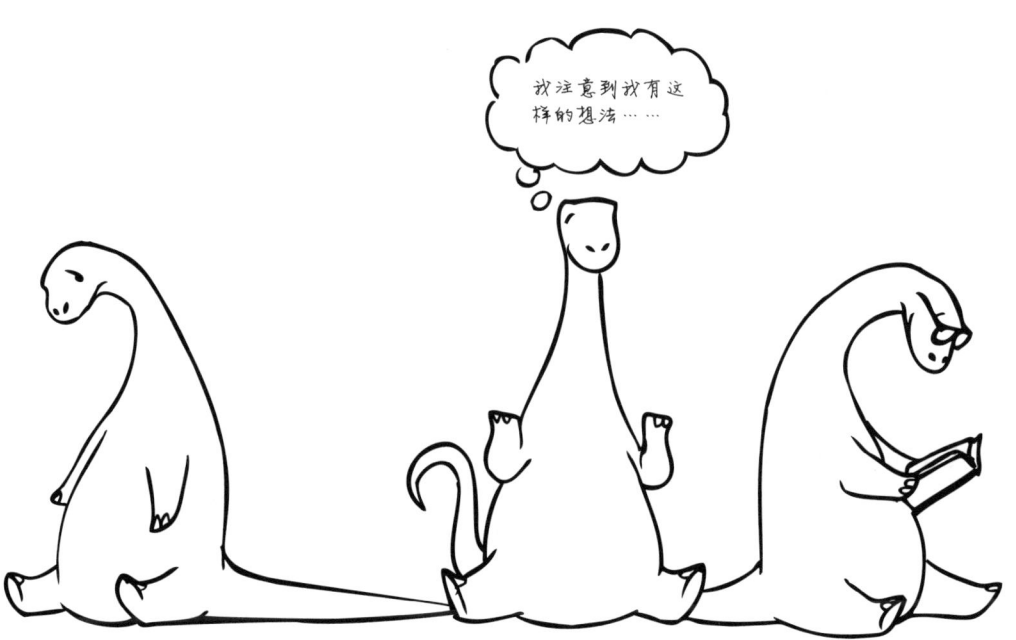

正念讲义 1：
正念——主宰你的心念

掌控你的心念，而不是让你的心念控制你。

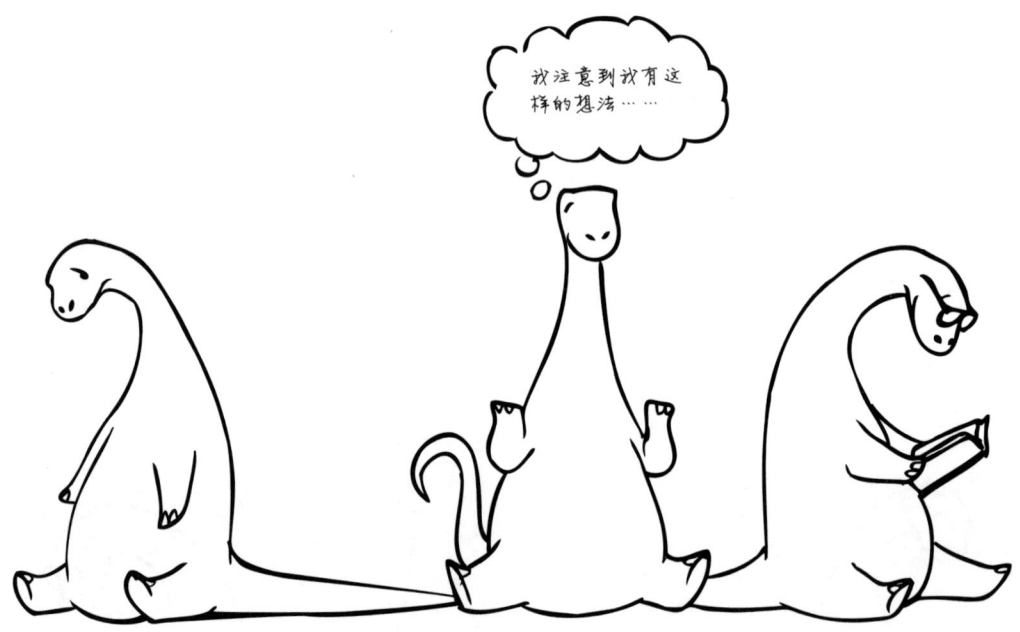

1. **全然觉知（开放的心念）**：觉察当下时刻（如想法、感受和身体感觉），不评判，也不试图改变它。

2. **注意力控制（专注的心念）**：一次只专注于一件事。

正念讲义 2：
正念——为什么要这么做？

正念可以……

1. 给你更多选择，让你更好地控制自己的行为。它能帮助你慢下来，注意到情绪、想法和冲动（增加自我觉察），帮助你更深思熟虑地选择一种行为，而不是冲动行事，让情况变得更糟。

2. 减轻情绪痛苦，增加快乐和幸福感。

3. 帮助你做出重要的决定（并平衡过度情绪化或过度逻辑性的决定）。

4. 帮助你集中注意力（控制你的心念，而不是让心念控制你），从而使你更加高效和富有成效。

5. 增加你对自己和他人的同情。

6. 减轻你的疼痛、紧张和压力，进而改善你的健康状况。

练习，练习，再练习

正念讲义 3：

三种心念状态

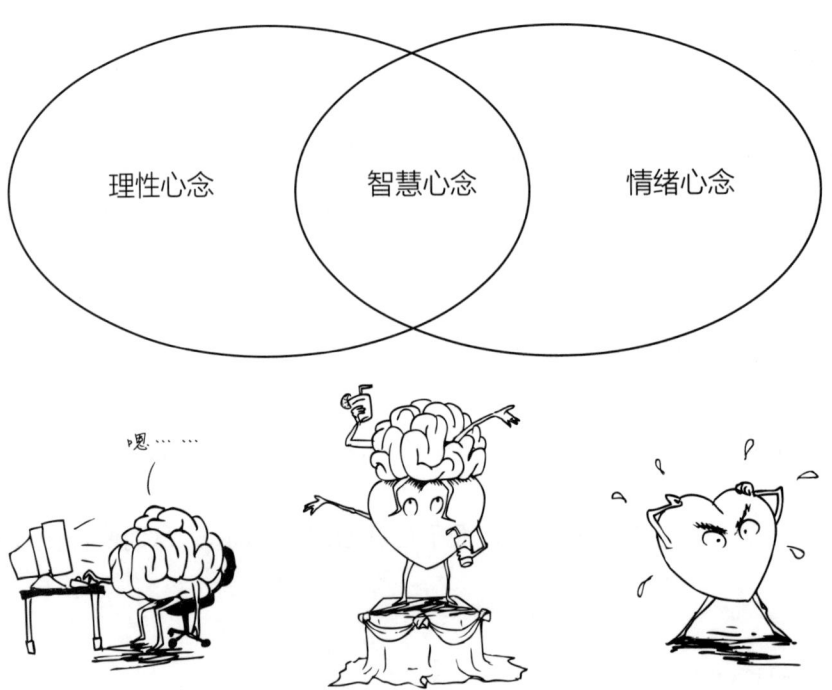

情绪心念是"热的"，由你的感受和冲动控制。

当我处于情绪心念时，我会：_____

_____

_____

_____

_____

_____

Adapted from *DBT Skills Training Handouts and Worksheets, Second Edition*. Copyright 2015 by Marsha M. Linehan. Adapted by permission.

理性心念是"冷的",由思考、事实和逻辑控制。

当我处于理性心念时,我会:_____

_____

_____

_____

_____

_____

_____

智慧心念包括理性和情绪;当你需要做出重要的决定或避免冲动行事时,需要使用内心的智慧,并进入这种心念状态。(智慧心念帮助我们在强烈的情绪面前更清晰地思考。)

当我处于智慧心念时,我会:_____

_____

_____

_____

_____

_____

_____

正念讲义 4：
练习——在每种心念状态下观察自己

完成日：_____

理性心念　　智慧心念　　情绪心念

情绪心念

　　情绪心念的一个例子是（请描述你的情绪、想法和行为）：_____

_____

_____

_____

_____

_____

Adapted from *DBT Skills Training Handouts and Worksheets, Second Edition*. Copyright 2015 by Marsha M. Linehan. Adapted by permission.

理性心念

理性心念的一个例子是（请描述你的情绪、想法和行为）：_____

_____
_____
_____
_____
_____

智慧心念

智慧心念的一个例子是（请描述你的情绪、想法和行为）：_____

_____
_____
_____
_____
_____

正念讲义 5：

正念"是什么"技能

观　　察

- 无言地注视：只关注当下的体验。
- 用你的五种感官观察外部世界和自身。
- 留意你的想法和感受，它们来来去去，就像在传送带上一样。
- 拥有"不粘锅思维"，让各种体验进入你的脑海，然后自然溜走（不要执着）。
- 不要推开你的想法和感受。即使这很痛苦，也任由它们发生。
- 注意：我们无法观察他人的内心体验（例如，"他很难过"），只能观察外部特征（例如，一滴眼泪顺着脸颊流下）或我们对他人体验的想法（例如，"我观察到了'他很难过'这个想法"）。

描　　述

- 把观察言语化：把你观察到的东西用语言表达出来。
- 例如："我感到悲伤""我的脸很热""我觉得自己的心在狂跳""我有……的想法""我有一种……的冲动"。
- 只描述你观察到的情境。不做任何解释——只描述事实！你可以用"翻白眼，说话声音大"来代替"那个人态度傲慢"。

融　　入

- 全身心地投入当下（例如，跳舞、打扫、考试，或感受当下的悲伤）。试着不去担心明天或专注于昨天。
- 与正在做的事情融为一体：进入心流状态。
- 全然体验当下，不要自我意识过强。
- 充分体验消极情绪，帮助你的智慧心念决定要做什么（而不是冲动行事）。

Adapted from *DBT Skills Training Handouts and Worksheets, Second Edition*. Copyright 2015 by Marsha M. Linehan. Adapted by permission.

正念讲义6：
正念"如何做"技能

不 评 判

- 予以注意，但不评判是好是坏。专注于可观察的事实，仅使用通过感官观察到的信息。
- 承认有害和有益的方面，但不评判。例如，将"他是一个白痴"替换为他在我们正说话时走开了"。
- 你不可能一辈子不做评判；你的目标在于捕捉这些评判，并用描述代替它们，这样你就能更好地控制自己的情绪。
- 当你发现自己在评判时，不评判你的评判。

一 心 一 意

- 专注于一件事：在这一刻把注意力集中在一件事上。放慢速度来完成这件事。
- 停止同时做两件事（与多任务处理相反）。
- 集中注意力：不要分心；当注意力分散时，一次又一次地重新集中注意力。
- 保持专注，这样一来，过去、未来和当下的干扰将不会妨碍到你。

有 效

- 有效地行事：专注于能让自己达成目标的事。
- 不要让情绪控制你的行为，切断感觉和行动之间的联系。
- 遵守规则（在家里、学校里或工作中可能会有不同的规则）。
- 尽可能按所学技能行动以实现你的目标。
- 放下那些会伤害你、让情况变得更糟的消极情绪（例如，报复心和无用的愤怒）以及"应该……"的想法（例如，"我的老师应该……"）。

正念讲义 7：

正念备忘录

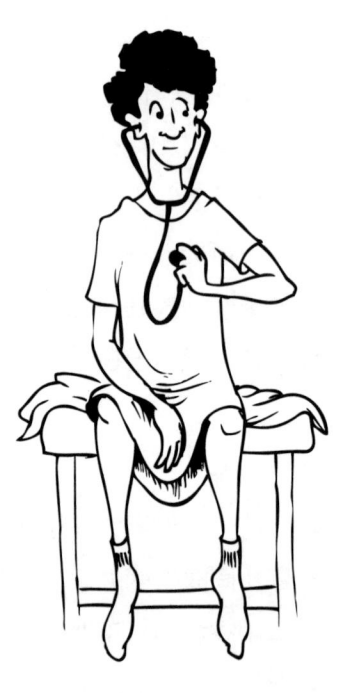

1. 明确你所专注的对象，

　例如：你的呼吸；

　　　　一个物体（一幅画、一根燃烧的蜡烛）；

　　　　一项活动（梳头、打扫房间、阅读）。

2. 将你的注意力集中在该对象上。

3. 当你的注意力从该对象上移开时（有时会发生这样的情况，所以不要因此对自己进行评判），

- 注意到发生了这样的情况；
- 逐渐将自己的注意力拉回到所专注的对象上。

开始练习

　关注你的注意力以及它是如何转移的，以此开始练习正念。慢慢地做这个练习，每次分别用时 30 秒、1 分钟和 2 分钟。多加练习。没有人会知道你正在做这件事！

　你的注意力可能会因为周围的噪声、担忧想法、评判性想法（例如，"这太蠢了"）、身体感觉或说话的冲动等而转移。注意它们，让它们离开，并将你的注意力拉回到所专注的对象上。

正念讲义8：
练习——正念"是什么"和"如何做"技能

完成日：_____

在这周练习的一项**"是什么"**技能和一项**"如何做"**技能前打钩。

"是什么"技能   **"如何做"技能**
_____ 观察   _____ 不评判
_____ 描述   _____ 一心一意
_____ 融入   _____ 有效

分别简单描述你在本周如何使用这些技能（包括使用了什么技能、在何时使用以及在哪里使用）：

_____
_____
_____
_____

简单描述这些技能如何影响你的想法、感受或行为：

_____
_____
_____
_____

_____ 你能抵达智慧心念吗？
_____ 你能更好地注意当下吗？
_____ 你能更好地一次只专注于一件事吗？
_____ 对于想法、感受或行为有没有其他影响？_____

Adapted from *DBT Skills Training Handouts and Worksheets, Second Edition*. Copyright 2015 by Marsha M. Linehan. Adapted by permission.

痛苦忍受讲义

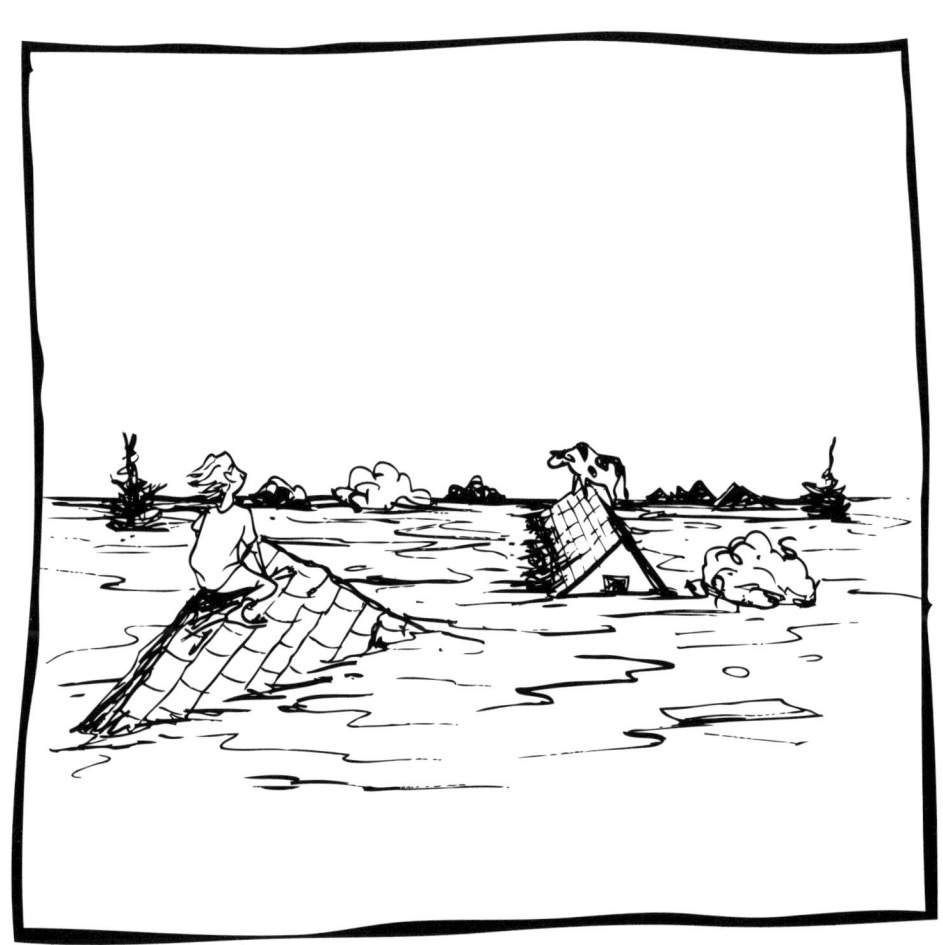

痛苦忍受讲义 1：
为什么要忍受痛苦的感受和冲动？

因为……

1. 痛苦是生活的一部分，是无法永远回避的。

2. 如果不能应对痛苦，你可能会冲动行事。

3. 当你冲动的时候，你可能会伤害自己、伤害他人或者得不到你想要的。

痛苦忍受讲义 2：
危机生存技能概述

这是当你无法立即将事情变得更好，但也不想让事情变得更糟时，帮你忍受痛苦事件和情绪的技能！

用"智慧心念接受（ACCEPTS）"转移注意

- **A**ctivities（活动）
- **C**ontributing（贡献）
- **C**omparisons（比较）
- **E**motions（情绪）
- **P**ushing away（推开）
- **T**houghts（想法）
- **S**ensations（感觉）

通过六种感官进行自我安抚

- 视觉
- 听觉
- 嗅觉
- 味觉
- 触觉
- 运动觉

改善（IMPROVE）当下

- **I**magery（意象）
- **M**eaning（意义）
- **P**rayer（祈愿）

Adapted from *DBT Skills Training Handouts and Worksheets, Second Edition*. Copyright 2015 by Marsha M. Linehan. Adapted by permission.

- **R**elaxation（放松）
- **O**ne thing in the moment（一次只做一件事）
- **V**acation（度假）
- **E**ncouragement（自我鼓励）

利弊分析

改变身体的化学反应（TIPP）技能

- **T**emperature（温度）
- **I**ntense exercise（高强度运动）
- **P**aced breathing（有节奏地呼吸）
- **P**rogressive muscle relaxation（渐进式肌肉放松）

痛苦忍受讲义 3：
危机生存技能——用"智慧心念接受"转移注意

活动（Activities）　　**做些什么。** 打电话、发电子邮件、发短信或拜访朋友，看最喜欢的电影或电视节目，演奏乐器或唱歌，玩电子游戏，画画、烹饪或烘焙，写日记，打扫房间，散步或锻炼，读书，听音乐，上网下载音乐或手机应用程序，和别人一起玩游戏或独自玩游戏。

贡献（Contributing）　　**为他人做好事。** 帮助朋友或兄弟姐妹完成作业，为他人做些好事，捐出你不需要的东西，给别人一个拥抱、一张写有温馨话语的小纸条或一个善意的举动作为惊喜，参与志愿活动。

比较（Comparisons）　　**将自己和那些更为不幸的人进行比较。** 想想你现在的感受，和你之前状态更差的时候比一比。想想那些情况和你差不多或者不如你的人。

情绪（Emotions）　　**尝试激发不同的情绪。** 看一个有趣的电视节目或一部感人的电影；听舒缓或欢快的音乐；当你感到难过的时候，让自己动起来；去商店里看看搞笑的贺卡或笑话书。

推开（Pushing away）　　**把痛苦的事情暂时抛诸脑后。** 通过转移你的注意力和想法，在精神上离开该情境；在你和情境之间建立一堵想象的墙。把疼痛暂时放进盒子里，摆到架子上。

想法（Thoughts）　　**替换你的想法。** 进行阅读；玩字谜或数字游戏；数数，数海报上的颜色，数墙上的瓷砖，或是数任何东西；在脑海中将这些想法唱出来，并不断重复。

感觉（Sensations）　　**强化其他感觉。** 握住或咀嚼冰块，听大声的音乐，洗热水澡或冷水澡，捏解压球，做仰卧起坐或俯卧撑，抚摸你的小狗或小猫。

Adapted from *DBT Skills Training Handouts and Worksheets, Second Edition*. Copyright 2015 by Marsha M. Linehan. Adapted by permission.

痛苦忍受讲义 4：
练习——用"智慧心念接受"转移注意

完成日：_____

当你感到沮丧的时候，写下至少两项可以转移注意的技能（例如，活动——弹吉他；贡献——帮妈妈做晚饭）：

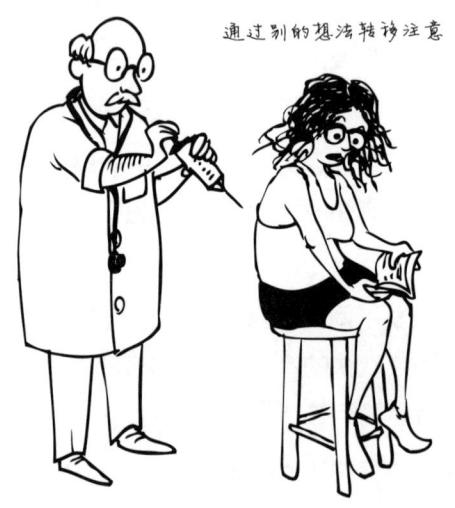

用"智慧心念接受（ACCEPT）"转移注意

活动（Activities）_____

贡献（Contributing）_____

比较（Comparisons）_____

情绪（Emotions）_____

推开（Pushing away）_____

想法（Thoughts）_____

感觉（Sensations）_____

Adapted from *DBT Skills Training Handouts and Worksheets, Second Edition*. Copyright 2015 by Marsha M. Linehan. Adapted by permission.

简要描述你所处的压力环境和你所使用的具体技能：_____
_____
_____
_____
_____
_____

使用这些技能是否帮助你：（1）处理了不舒服的感受及冲动；（2）避免了任何类型的冲突？

圈出"是"或"否"

（注意：如果这项技能帮助你不做任何让情况变得更糟的事情，它就起作用了！）

如果是，请描述这项技能是如何帮到你的：_____
_____
_____
_____

如果不是，请描述你为什么认为这项技能没有帮助：_____
_____
_____
_____

如果你没有练习这项技能，请解释原因：_____
_____
_____
_____
_____
_____

痛苦忍受讲义 5：
危机生存技能——通过六种感官进行自我安抚

视觉	听觉
嗅觉	味觉
触觉	运动觉

视觉 去你最喜欢的地方，欣赏周围的风景；看相册；看看海报／插画；注意日落时天空的颜色；观察周围的人。

听觉 听你最喜欢的音乐，一遍又一遍地播放；注意自然界的声音（鸟、雨、雷、交通工具）；演奏乐器或唱歌；听白噪声。

嗅觉 抹上你最喜欢的乳液，使用有香味的沐浴露，制作饼干或爆米花，闻闻刚煮好的咖啡，去公园"闻闻玫瑰花香"。

味觉 品尝你喜欢的食物，喝你最喜欢的无酒精饮料，吃你最喜欢的冰激凌，真正注意你正在吃的食物，正念进食，不要吃太多！

触觉 长时间泡澡或淋浴，抚摸你的小狗或小猫，去按摩，梳头发，拥抱别人或被拥抱，把一块冷毛巾放在头上，换上最舒适的衣服。

运动觉 轻轻摇晃身体，拉伸，跑步，做瑜伽，跳舞！

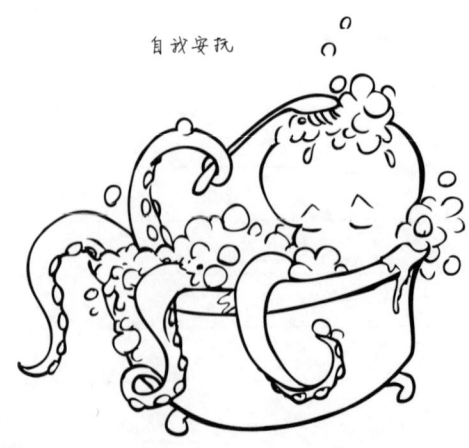

Adapted from *DBT Skills Training Handouts and Worksheets, Second Edition*. Copyright 2015 by Marsha M. Linehan. Adapted by permission.

痛苦忍受讲义 6：
练习——自我安抚技能

完成日：_____

写下至少两项具体的自我安抚技能，在本周当你感到情绪低落时进行练习。

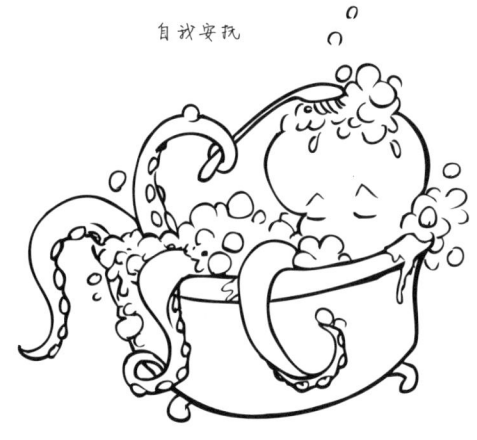

通过六种感官进行自我安抚：

视觉_____

听觉_____

嗅觉_____

味觉_____

触觉_____

运动觉_____

Adapted from *DBT Skills Training Handouts and Worksheets, Second Edition*. Copyright 2015 by Marsha M. Linehan. Adapted by permission.

简单描述你所处的压力环境以及你所使用的具体技能：

1. _____
_____
_____

2. _____
_____
_____

使用这些技能是否帮助你：（1）处理了不舒服的感受及冲动；（2）避免了任何类型的冲突？

圈出"是"或"否"

（注意：如果这项技能帮助你不做任何让情况变得更糟的事情，它就起作用了！）

如果是，请描述这项技能是如何帮到你的：_____
_____
_____
_____
_____

如果不是，请描述你为什么认为这项技能没有帮助：_____
_____
_____
_____
_____

如果你没有练习这项技能，请解释原因：_____
_____
_____
_____
_____
_____

痛苦忍受讲义 7：
危机生存技能——改善当下

用以下方法来改善（IMPROVE）当下

意象（Imagery） 想象一个非常放松的场景，一个平静、安全的地方。想象事情进展顺利，想象自己应对得很好。想象痛苦的情绪像水管里的水一样从你的身体里流走。

意义（Meaning） 在痛苦中发现或创造某种目的、意义或价值。把柠檬榨成柠檬汁。

祈愿（Prayer） 向自己的智慧心念敞开心扉。希望获得力量来承受当下的痛苦。

放松（Relaxation） 试着通过绷紧和放松每一个肌群来放松你的肌肉，从前额开始逐步向下进行。下载有助于放松的音频或视频，进行拉伸，洗澡，或者做按摩。

一次只做一件事（One thing in the moment） 把所有注意力集中在你现在正在做的事情上。把你的心放在当下。在走路、打扫、吃饭的时候注意身体的运动或感觉。

度假（Vacation） 给自己放个短假。出去走走，散散步，喝一杯你最喜欢的咖啡或奶昔，看杂志或报纸；上上网；在必须完成的繁重工作中抽空休息 1 小时。关闭所有电子设备。

自我鼓励（Encouragement） 给自己加油。一遍又一遍地重复："我能忍受它""这不会永远持续下去""我会挺过去的""我已经尽力了"。

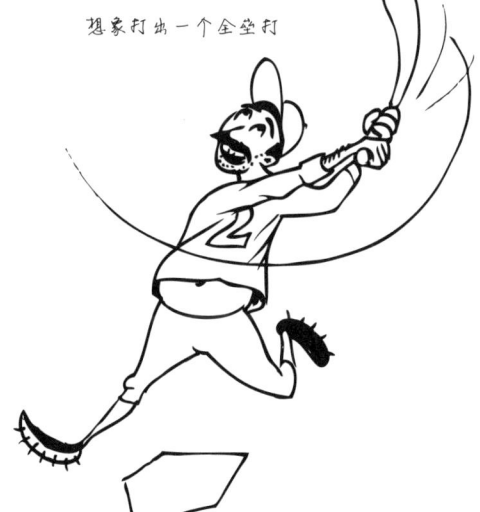

想象打出一个全垒打

Adapted from *DBT Skills Training Handouts and Worksheets, Second Edition*. Copyright 2015 by Marsha M. Linehan. Adapted by permission.

痛苦忍受讲义 8：
练习——改善当下

完成日：_____

写下至少两项具体的改善当下技能，在本周当你感到情绪低落时进行练习。

意象（Imagery）_____

意义（Meaning）_____

祈愿（Prayer）_____

放松（Relaxation）_____

一次只做一件事（One thing in the moment）_____

度假（Vacation）_____

自我鼓励（Encouragement）_____

简单描述你所处的压力环境以及你所使用的具体技能：_____
_____
_____
_____
_____
_____
_____

Adapted from *DBT Skills Training Handouts and Worksheets, Second Edition*. Copyright 2015 by Marsha M. Linehan. Adapted by permission.

使用这些技能是否帮助你：（1）处理了不舒服的感受及冲动；（2）避免了任何类型的冲突？

圈出"是"或"否"

（注意：如果这项技能帮助你不做任何让情况变得更糟的事情，它就起作用了！）

如果是，请描述这项技能是如何帮到你的：_____

_____

_____

_____

_____

如果不是，请描述你为什么认为这项技能没有帮助：_____

_____

_____

_____

_____

如果你没有练习这项技能，请解释原因：_____

_____

_____

_____

_____

_____

_____

痛苦忍受讲义9：
危机生存技能——利弊分析

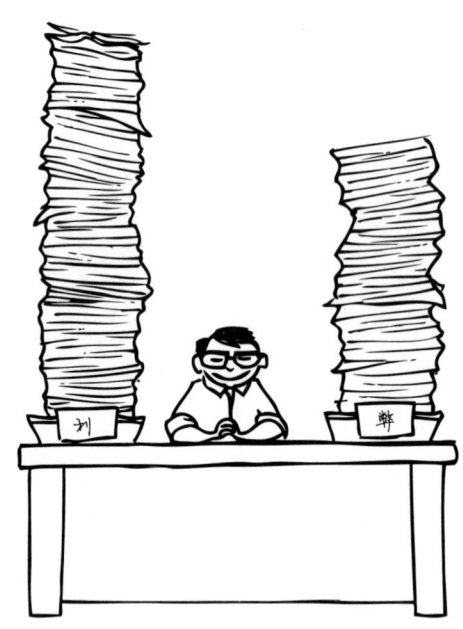

选择一种你觉得实在难以忍受自身痛苦的危机状态（情绪低落的情况），避免破坏性行为，并且不冲动行事。

我所面临的危机：_____

_____

危机冲动：_____

_____

- 当危机非常严重时，冲动会加剧危机，所以从长远来看，按这种冲动行事会让事情变得更糟。
- 列出冲动行为的利弊。这些行为可能是成瘾的或有害的行为，也可能是为构建你想过的生活必须退让、放弃或避免做的事情。
- 再列出一份抵制冲动的利弊分析清单，即使用技能忍受痛苦，不屈服于这种冲动。

	利	弊
按危机冲动行事	冲动行事的好处： _____ _____ _____ _____	冲动行事的坏处： _____ _____ _____ _____
抵制危机冲动	抵制冲动的好处： _____ _____ _____ _____	抵制冲动的坏处： _____ _____ _____ _____

1. 考虑短期和长期的利弊。

2. 在强烈的冲动袭来之前：写下利弊分析清单并随身携带。

3. 当强烈的冲动袭来时：回顾利弊分析清单，想象一下抵制这种冲动的积极后果。想象（并回想过去）屈服于危机冲动的负面后果。

痛苦忍受讲义 10：
练习——利弊分析

完成日：_____

选择一种你觉得实在难以忍受自身痛苦的危机状态（情绪低落的情况），避免破坏性行为，并且不冲动行事。

我所面临的危机：_____
_____

危机冲动：_____
_____

	利	弊
按危机冲动行事	冲动行事的好处： _____ _____ _____ _____	冲动行事的坏处： _____ _____ _____ _____
抵制危机冲动	抵制冲动的好处： _____ _____ _____ _____	抵制冲动的坏处： _____ _____ _____ _____

1. 考虑短期和长期的利弊。
2. 在强烈的冲动袭来之前：写下利弊分析清单并随身携带。
3. 当强烈的冲动袭来时：回顾利弊分析清单，想象一下抵制这种冲动的积极后果。想象（并回想过去）屈服于危机冲动的负面后果。

Adapted from *DBT Skills Training Handouts and Worksheets, Second Edition*. Copyright 2015 by Marsha M. Linehan. Adapted by permission.

痛苦忍受讲义 11：
危机生存技能——用改变身体的化学反应技能管理极端情绪

当情绪非常强烈的时候，
- 你完全被困在情绪心念中；
- 你的大脑并没有在加工信息；
- 你完全不知所措。

使用**改变身体的化学反应（TIPP）**技能调节你体内的化学物质，以快速走出极端的情绪心念。

温度（Temperature）

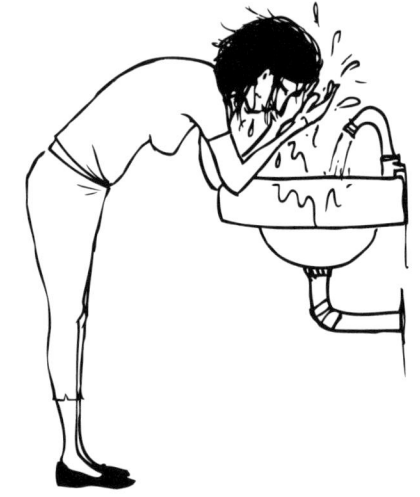

- **用冷水给面部降温，使自己迅速平静下来。** 屏住呼吸，把脸浸在一盆冷水中，注意水温不要低于10℃。或者，你也可以把装有冰水的冷敷袋放在眼睛和脸颊上，或直接往脸上泼冷水。保持30秒。

    注意：冰水会迅速降低你的心率。剧烈运动则会提升心率。如果你有心脏问题或其他身体问题（如，由于药物治疗导致基础心率下降，服用β受体阻滞剂，或有进食障碍），那么在使用这些技能前需要咨询医生。如果寒冷会使你过敏，那么应避免使用冰水。

高强度运动（Intense Exercise）

- **当你的身体受到情绪刺激时，让它平静下来。** 进行剧烈的有氧运动，哪怕只持续一小段时间（10~15分钟）。通过跑步、快走、跳绳或开合跳、打篮球、做高强度的负重训

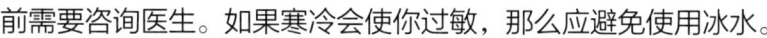

Adapted from *DBT Skills Training Handouts and Worksheets, Second Edition*. Copyright 2015 by Marsha M. Linehan. Adapted by permission.

练、播放音乐并跳舞来消耗身体储存的能量。不要运动过度!

有节奏地呼吸(Paced Breathing)

- **放慢你的呼吸速度**(大约每分钟 5~6 次吸气和呼气)。用腹部进行深呼吸。呼气比吸气慢些(例如,4 秒吸气和 6 秒呼气)。坚持 1~2 分钟,以降低你的生理唤起程度。

渐进式肌肉放松(Progressive Muscle Relaxation)

- **绷紧和放松每一个肌群**,从头到脚,每次一个肌群。绷紧(5 秒),然后放松,彻底放松每一块肌肉。注意紧绷时的状态,注意放松时的变化。

痛苦忍受讲义 12：
练习——改变身体的化学反应技能

完成日：_____

选择一项改变身体的化学反应技能在本周进行练习。现在就把它圈出来，当自己的情绪被强烈唤起时，使用这项技能。

在使用这项技能之前，先给自己的情绪打分（1—100）：_____

使用改变身体的化学反应技能（**TIPP**）可以调节你体内的化学物质

_____ 温度（**T**emperature）

通过屏住呼吸并将脸浸在冷水中来改变你的体温。或者，将冷水泼在脸上，或者在眼睛或额头上敷一个冷凝眼罩。保持至少 30 秒。若能身体前倾，效果最好。

_____ 高强度运动（**I**ntense exercise）

可以原地跑步，做高强度的负重训练，跳跃，播放音乐并跳舞（10~15 分钟）。不要过度运动！

_____ 有节奏地呼吸（**P**aced breathing）

放慢你的呼吸，吸气 4 秒，呼气 5~8 秒。坚持 1~2 分钟来降低你的生理唤起程度。

_____ 渐进式肌肉放松（**P**rogressive muscle relaxation）

绷紧和放松每一个肌群，从头到脚，每次一个肌群。

使用该技能后，评估你的情绪（1—100）：_____

Adapted from *DBT Skills Training Handouts and Worksheets, Second Edition*. Copyright 2015 by Marsha M. Linehan. Adapted by permission.

痛苦忍受讲义 13：
针对家庭、学校或工作场合创建危机生存工具包

在下方列出 10 个"工具"，装入你的家庭危机生存工具包。从用"智慧心念接受"转移注意技能、自我安抚技能、改善当下技能和改变身体的化学反应技能中进行选择。找一个鞋盒、结实的袋子或篮子，将相关物品放进去，例如，解压球、最喜欢的乳液或须后水、最喜欢的度假地照片、最喜欢的杂志、填字书、花草茶包、最喜欢的糖果，或者是可让你放松的音乐或视频光盘。

1. _____
2. _____
3. _____
4. _____
5. _____
6. _____
7. _____
8. _____
9. _____
10. _____

为学校或工作场合准备一个小一点的、可以装进铅笔盒或书包的工具包。考虑一下可以在办公桌上使用的物品，例如，可以拉伸的彩色橡皮筋；用于涂鸦的纸和笔；一小袋彩泥；解压球；趣味弹力泥；在教室或办公室里放一份能让你转移注意或放松的视觉刺激清单；具有自我安抚作用的零食；一份朋友、老师、顾问或同事的名单，你可以在休息时联系他们。

1. _____
2. _____
3. _____
4. _____
5. _____
6. _____

痛苦忍受讲义 14：
接受现实——我们可做出的选择

当一个严重的问题出现在你的生活中时，有五种可能的应对方式：

1. 想办法解决这个问题；

2. 改变你对这个问题的看法；

3. 接受它；

4. 继续痛苦（不使用技能）；

5. 让事情变得更糟（冲动行事）。

当你无法解决问题或改变你因问题而产生的情绪时，试着接受它，以此作为减轻痛苦的一种方式。

为什么要接受现实？

- ✓ 拒绝现实并不会改变现实。
- ✓ 改变现实首先需要接受现实。
- ✓ 拒绝现实会把痛苦变成苦难。
- ✓ 拒绝接受现实会让你陷入不快乐、愤怒、羞耻、悲伤、怨恨或其他痛苦的情绪。

全 然 接 受

- ✓ 全然接受是接受你无法改变的事情的技能。
- ✓ 全然 = 完全并彻底地从心智、情感以及身体上接受。
- ✓ 接受 = 看到现实的本来面目，即使你不喜欢它。
- ✓ 接受可以是承认、确认、忍受、放弃或屈服。
- ✓ 当你停止与现实做斗争，停止对现实发脾气并放下痛苦时，便是在全然接受。它是

Adapted from *DBT Skills Training Handouts and Worksheets, Second Edition*. Copyright 2015 by Marsha M. Linehan. Adapted by permission.

"为什么是我?"的反面,意味着"事情就是如此"。
✓ 人生是值得过的,即使会有痛苦。

列出在你目前的生活中需要接受的一件重要的事情:_____
_____
_____

列出本周你需要接受的一件不那么重要的事情:_____
_____
_____

痛苦忍受讲义 15：
接受现实——转念

- ✓ 接受是一种选择。这就像来到一个"岔路口"。你可能必须把你的心念转向接受之路，并远离"拒绝接受现实之路"。
- ✓ 首先，注意到你没有接受现实（愤怒、痛苦，"为什么是我？"）。
- ✓ 其次，在心中做出承诺，去接受现实。
- ✓ 你可能需要一次又一次地进行转念。

阻碍接受的因素

- ✓ 信念成为阻碍：你相信，如果接受了痛苦的处境，你就会变得软弱，然后放弃（或屈服），认同现实，或接受痛苦的生活。
- ✓ 情绪成为阻碍：你对导致痛苦事件的人或群体感到极度愤怒，难以承受悲伤，对自己的行为感到愧疚，对关于自己的某些事感到羞耻，为世界的不公而感到愤怒。

请记住：接受并不意味着认同！

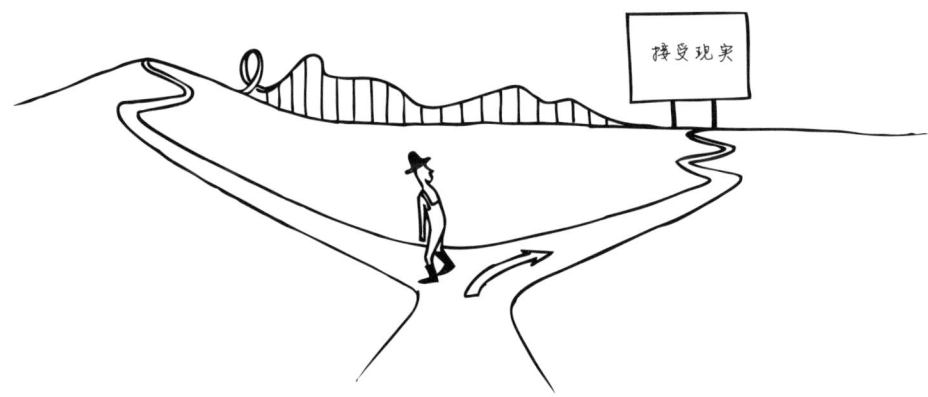

Adapted from *DBT Skills Training Handouts and Worksheets, Second Edition*. Copyright 2015 by Marsha M. Linehan. Adapted by permission.

痛苦忍受讲义 16：
自主自愿

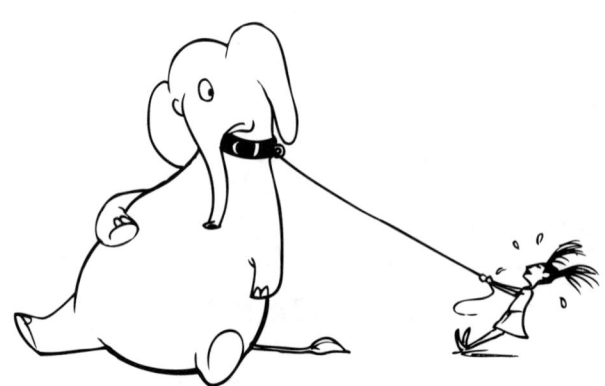

执意而为是……

- 拒绝容忍某种情境或放弃。
- 试图改变无法改变的局面，或者拒绝改变必须改变的事情。
- "可怕的 2 岁阶段"——"不……不……不……"。
- "做有效的事"的反面。

用自主自愿取代执意而为

自主自愿是……

- 允许世界保持现在的样子，并充分参与其中。
- 做你需要做的，不多也不少。有效地做。
- 仔细倾听你的智慧心念，并决定做什么。
- 当执念没有动摇时，问自己："威胁是什么？"

当你**自主自愿**或**执意而为**的时候，会有什么不同的感受？给出你正在执意而为的线索：极端的想法（比如"不可能！"），或肌肉紧绷。

Adapted from *DBT Skills Training Handouts and Worksheets, Second Edition*. Copyright 2015 by Marsha M. Linehan. Adapted by permission.

分别描述一个你注意到自己**自主自愿**和**执意而为**的情境：

你在何处执意而为？ _____
_____
_____

你是如何执意而为的（如想法、感受和身体感觉）？ _____
_____
_____
_____

发生了什么？ _____
_____
_____
_____

你在何处自主自愿？ _____
_____
_____
_____

你是如何自主自愿的（如，想法、感受和身体感觉）？ _____
_____
_____
_____

发生了什么？ _____
_____
_____
_____

痛苦忍受讲义 17：
练习接受现实的方式

1. 接受现实，有时需要做出选择。
2. 正念呼吸，专注于当下，以帮助培养一种更能接受的心态。
3. 带着浅笑的表情接受现实。
4. 在脑海中预演那些如果你真的接受现实就会做的事情。
5. 练习"自主自愿"。
6. 记得将心念转回接受现实的道路上。

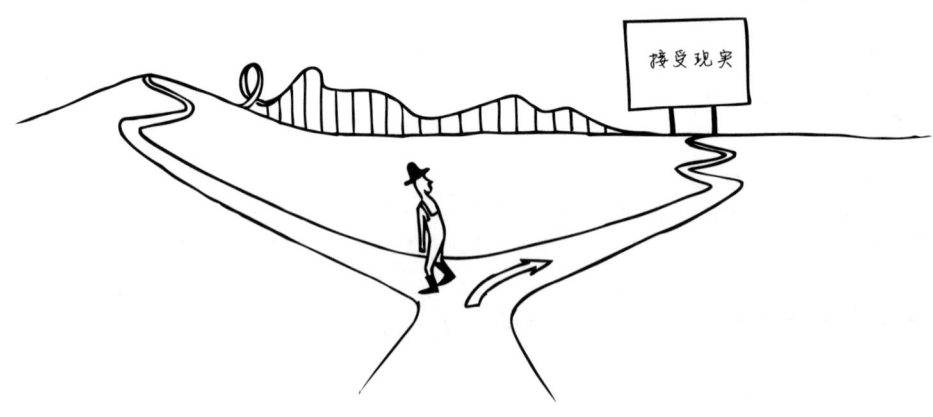

Adapted from *DBT Skills Training Handouts and Worksheets, Second Edition*. Copyright 2015 by Marsha M. Linehan. Adapted by permission.

痛苦忍受讲义 18：
练习——接受现实

完成日：_____

描述一个在本周令你感到痛苦，但又无法立即改变现状的情境：_____
_____

对你的痛苦程度按 1—10 进行打分（10 为最严重的情况）：_____
如果你不能马上解决这个问题或者改变你对它的感觉，你会选择做什么（选出剩下的三种可能性中的一种）？

1. 想办法解决这个问题。
2. 改变你对这个问题的看法。
3. 接受它。
4. 继续痛苦（拒绝接受该情境）。
5. 让事情变得更糟。

如果你试图全然接受这种情境，你具体对自己做了什么或说了什么？_____
_____
_____

你是否注意到你必须"转念"回到全然接受上？如果是，你是如何做的？_____
_____
_____

如果你选择继续痛苦或者让事情变得更糟，你是怎么做的？_____
_____
_____

在你进行转念，决定接受之后，给自己的痛苦程度打分（0—10，10 为最强烈的痛苦）：_____

Adapted from *DBT Skills Training Handouts and Worksheets, Second Edition*. Copyright 2015 by Marsha M. Linehan. Adapted by permission.

走在中道上讲义

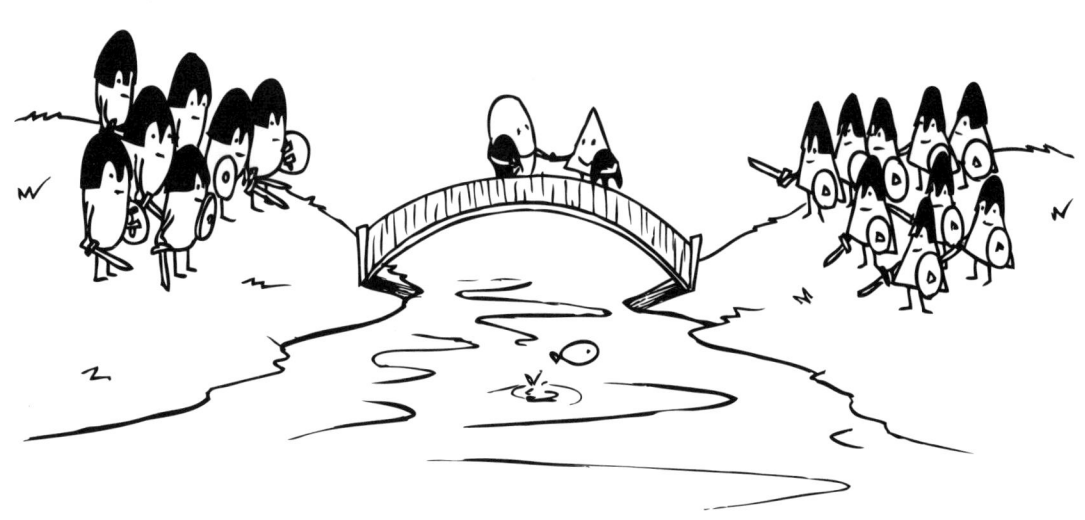

走在中道上讲义 1：

什么是辩证？

辩证法教会我们如下人生原则。
- 看一件事，总有不止一个角度；想解决一个问题，总有多种方法。
- 每个人都有独特的品质和不同的观点。
- 变化是唯一不变的、总在发生的。
- 看似（或的确）对立的两件事可能同时成立。
- 冲突双方的实际情况都应得到尊重。这并不意味着放弃或违背你的价值观。而是说，要避免以"非黑即白""全或无"的眼光看世界。

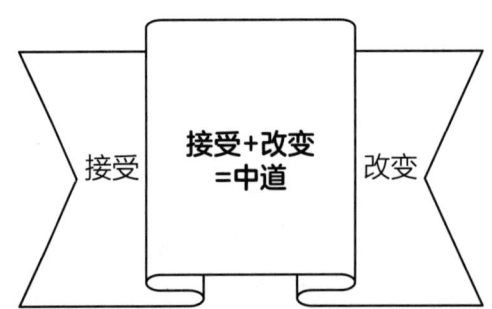

接受　接受+改变=中道　改变

> **例子**：
> 　　我正在尽我所能，**同时**我需要做得更好，更努力，更有动力去改变。
> 　　我能做到这一点，**同时**这会很难。我的妈妈非常严厉，**同时**她真的很关心我。我遇到了很大的问题，**同时**我可以试着解决。我很坚强，**同时**我很温柔。

这种视角有助于通过帮助你实现以下方面，来为走在中道上铺平道路：
- 拓展你的思维和思考生活境况的方式；
- 打破僵局，化解冲突；
- 更灵活，更平易近人；
- 避免假设和指责。

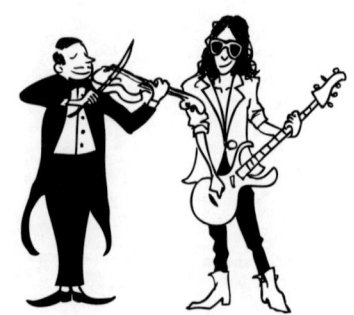

走在中道上讲义 2：
如何辩证的指南

辩证地思考和行事的技能

1. 转向"既……又……"的思维方式，远离"不是……就是……"的思维方式。避免使用极端的表述方式，比如"总是""从未""你真让我……"。使用描述性（而不是评判性）的表述。

   例如：不要说"其他人总是对我不公平"，而是说"有时候，我受到了公平对待；有时候则不然。"

2. 练习考察事情的各个方面，并考虑所有观点。要全面且深入地挖掘。通过询问"我遗漏了什么？"，来找到每一方面真相的核心。

   例如："为什么妈妈要我在晚上 10 点就回家？""为什么我的女儿要到凌晨 2 点才从外面回来？"

3. 记住：没有人掌握绝对的真理。对其他观点保持开放的心态。

4. 使用"我觉得……"，而非"你就是……""你应该……""反正就是这样"之类的表述。

   例如：说"当我因为要听你的话而不能在外面多待一会儿时，我感到很生气"，而不是"你从不听我是怎么想的，你对我有偏见"。

5. 接受不同意见可能都是合理的，即使你不赞同其中的一些方面。

   例如："我了解你的想法了，虽然我不赞同。"

6. 检查你对事情做出的假设。不要假设你了解别人在想什么。

   例如："你说……的时候，是什么意思？"

7. 不要指望别人了解你在想什么。

   例如："我想说的其实是……"

实践

圈出下面体现了辩证思维的表述。

1. a. "不可能的。我做不了这个。"
   b. "这很简单……我没问题。"
   c. "这对我来说真的很难,不过我会继续努力。"
2. a. "在这件事上,我是对的。"
   b. "在这件事上,你完全错了,我才是对的。"
   c. "我理解你为什么有这样的感受,尽管我的感受和你不一样。"

走在中道上讲义 3：
思维误区

1. **"全或无""非黑即白"的思考方式**：如果你不完美，你就是一个废物。如果你没有得到你想要的一切，你就感觉自己一无所有。如果你刚刚度过了美好的一天，你的余生每一天都将是完美的，你就不再需要心理治疗了。

2. **灾难化（命运预言谬误）**：你在不考虑其他更可能的结果的情况下，对未来做出负面预测。"我肯定会失败。""如果我告诉她，她会永远恨我。"

3. **"读心术"**：你相信你不用问就知道其他人在想什么。"他显然不认为我会做得很好。"

4. **过度概括**：你超出已有的状况得出一个彻底的、消极的结论。"因为我在上课的第一天就感觉不舒服，我今年都不会开心了。"

5. **心理过滤器**：你选择性地听到和看到一些消极的东西，忽略许多积极的事情。"主管在对我的评价中给了一个低分（尽管同时也有很多高分），这意味着我做得很糟糕。"

6. **看轻积极面**：你告诉自己，积极的经历、行为或品质都不算什么。"我在那场篮球比赛中表现得很好，只是因为我那天运气好（而不是因为有能力）。"

7. **情绪化推理**：你认为你感受到的就是真实发生的事。"我觉得……因此它是……""我觉得她讨厌我，因此她肯定讨厌我。""我觉得自己很蠢，因此我真的很蠢。""我害怕上学，所以我根本不该去。"

8. **"应该"声明**：你告诉自己和他人"应该"怎么做，因为你对人们应该如何行事有一个固定的想法，并且将如果不这样做会产生的结果想得过于糟糕。"我犯错真是太可怕了，我理应一直做得最好。""你不应该这么不高兴。"

9. **贴标签**：通过使用极端语言来描述事物，进一步升级为过度概括。"我把牛奶洒了。我是一个失败者！""我的治疗师没有立刻给我回电话：她是迄今为止对我最漠不关心、最无情的治疗师！"

10. **个人化**：你认为自己是使事情失控的原因，或者是与你完全无关之事的针对对象。"因为我，我的父母离婚了。""接待员对我很冷淡，肯定是因为我做错了什么。"

From *Cognitive Behavior Therapy: Basics and Beyond, Second Edition*, by Judith S. Beck. Copyright 2011 by Judith S. Beck. Adapted by permission.

走在中道上讲义 4：
辩证困境

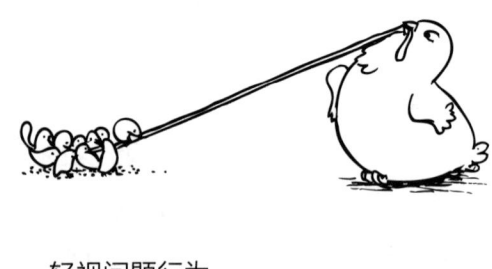

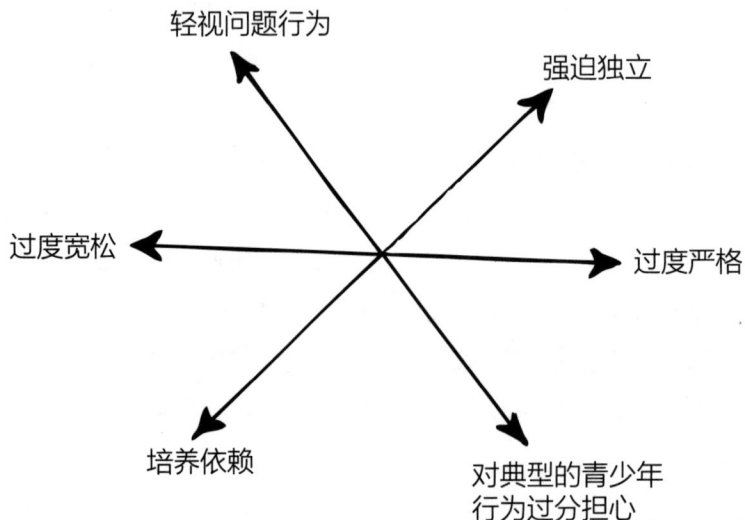

轻视问题行为

强迫独立

过度宽松 ←→ 过度严格

培养依赖

对典型的青少年行为过分担心

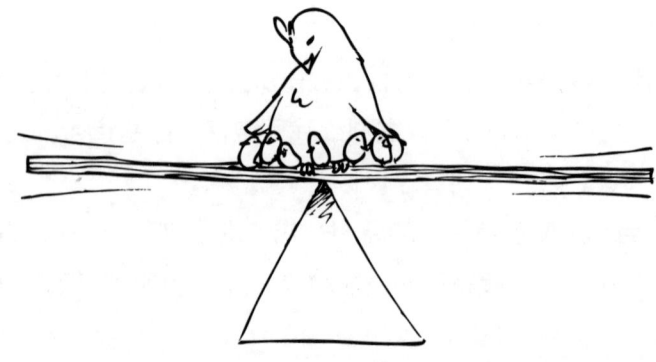

走在中道上讲义 5：
辩证困境——你属于哪种情况？

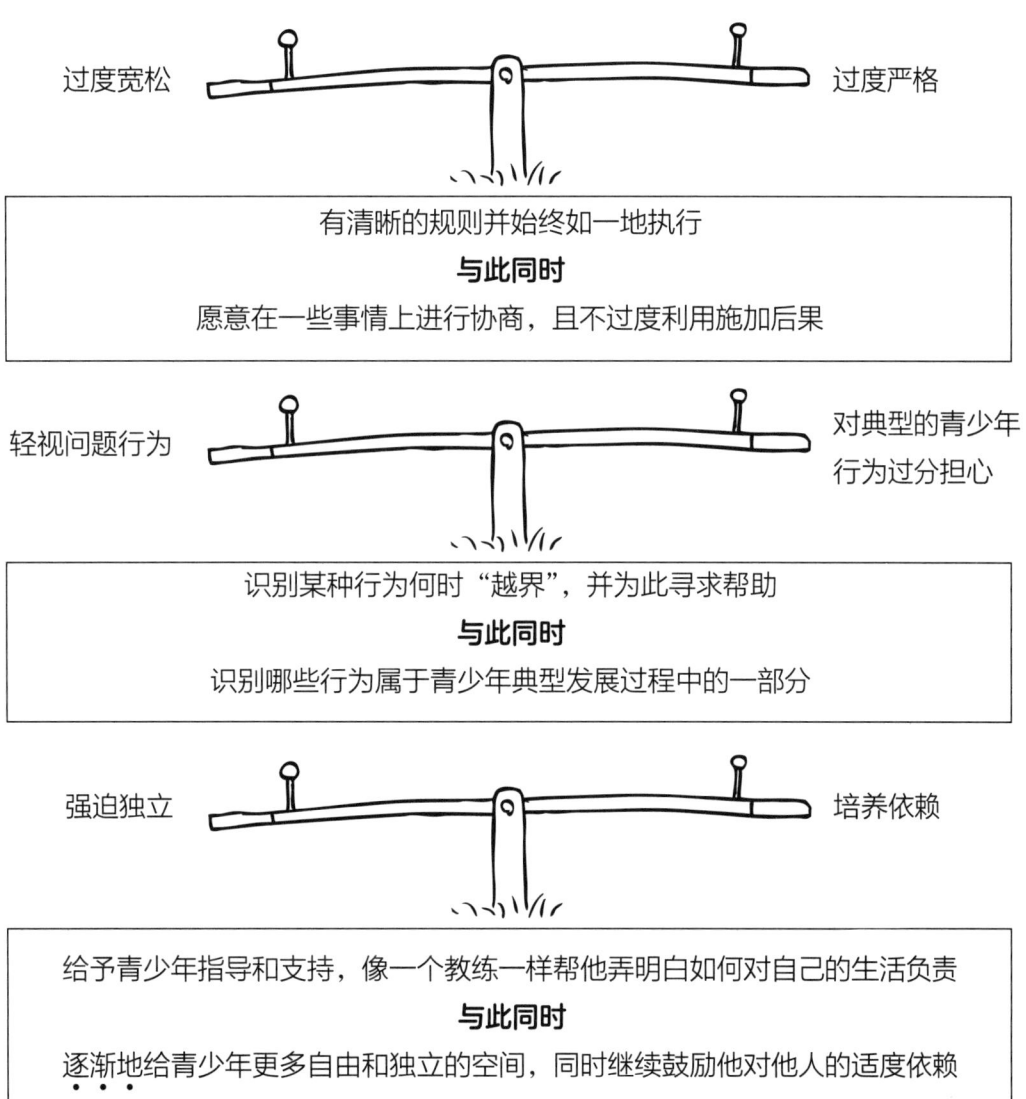

过度宽松 —— 过度严格

> 有清晰的规则并始终如一地执行
> **与此同时**
> 愿意在一些事情上进行协商，且不过度利用施加后果

轻视问题行为 —— 对典型的青少年行为过分担心

> 识别某种行为何时"越界"，并为此寻求帮助
> **与此同时**
> 识别哪些行为属于青少年典型发展过程中的一部分

强迫独立 —— 培养依赖

> 给予青少年指导和支持，像一个教练一样帮他弄明白如何对自己的生活负责
> **与此同时**
> 逐渐地给青少年更多自由和独立的空间，同时继续鼓励他对他人的适度依赖

在上面每个跷跷板（连续体）上画一个 X，代表你现在所处的位置，第一位家庭成员所处的位置用 Y 表示，第二位家庭成员用 Z 表示。
你需要做些什么才能辩证地思考和行动？

走在中道上讲义 6：
什么是典型的青春期行为？什么值得担心？

典型行为	非典型行为：担心的源头
1. 喜怒无常	强烈、痛苦、持久的情绪；随情绪产生的有风险的行为，如严重抑郁或惊恐发作；自伤或自杀念头
2. 自我意识增强，感觉"置身于舞台"，更加注重身体意象	社交恐惧症或退缩；完美主义和不切实际的标准；暴饮暴食或习惯性催吐，或者限制进食；强迫性地重视或完全忽视个人卫生
3. 懒散	经常心不在焉，以致无法完成家庭作业或其他功课，注意力不够集中而干扰了日常工作和任务，总是迟到
4. 与父母之间有更多冲突	言语或肢体上的攻击或回避
5. 尝试使用药物、酒精或香烟	个人或和同龄伙伴以团伙形式滥用或贩卖药物
6. 无敌感增强（可能导致对感觉刺激的寻求和冒险行为的增多）	发生多次具有危险性的事件，过度冒险（如在地铁轨道上滑行、酒驾，或边发消息边开车），被捕
7. 向初高中过渡的压力	厌学；霸凌或被霸凌；缺乏与学校和同龄伙伴的联结；逃学、学业失败，甚至辍学
8. 更加喜欢争辩、理想化，以及有批判意识；固执己见	叛逆地质疑社会规则和惯例，给家人、老师和其他试图对青少年发号施令的人找麻烦
9. 性成熟，对性产生兴趣或进行实践	性滥交，有多个恋爱对象，不安全的性行为，怀孕
10. 因日常决策而备感压力	不做决策或犹豫不决

典型行为	**非典型行为：担心的源头**
11. 对隐私的渴望增强	与家人疏远；沟通不畅；习惯性撒谎，隐瞒实情
12. 对科技和社交媒体的浓厚兴趣	每天花数小时玩电脑，浏览高风险网站；随便在线上结识网友；在社交媒体上过分暴露私人内容（如发色情短信或发不合适的帖子）
13. 房间凌乱	食物放置很久而发霉，无法找到基本必需品，地上都是脏衣服
14. 睡眠周期后移（变成"夜猫子"，或在周末晚睡）	经常几乎整夜不睡，周末几乎整天睡觉，因睡眠时间问题而经常迟到（或逃课）

走在中道上讲义 7：
练习——辩证地思考和行动

完成日：_____

找出本周你没有辩证地思考／行动的一个情境：
例子 1：简要描述情境（谁，发生了什么，在什么时候）_____
_____
_____

你当时是如何思考或行动的？_____
_____
_____

你是否有一些极端的想法（比如全或无思维和灾难化思维）？例子：_____
_____
_____

在这种情境下，你可以有什么更辩证的想法（或行动）？_____
_____
_____

结果是什么？_____
_____
_____

找出本周你辩证地思考／行动的一个情境：
例子 2：简要描述情境（谁，发生了什么，在什么时候）_____
_____
_____

你当时是如何思考或行动的？_____
_____
_____

结果是什么？_____
_____
_____

走在中道上讲义 8：

认　　可

> **认可**的过程向另一个人传达了信息：他的感受、想法和行为是有意义的，并且在特定情境下对你来说是可以理解的。
>
> **自我认可**也就是认为自己的感受、想法和行为在特定情境下是有意义的、准确的和可接受的。
>
> **不认可**的过程向他人有意或无意地传达了相反的信息：他人在某种情境下的感受、想法和行为是毫无意义的，是有"操纵性"的，是"愚蠢"或"过度反应"的，或不值得你花费时间、感兴趣或尊重。

> **记住：认可 ≠ 赞同**
> 认可不一定意味着你喜欢／赞同对方的言行或感受。认可意味着你了解他人为什么这样想、这样感受和这样做事情。

为什么要认可

- 认可能改善关系！
- 认可能缓和冲突和激烈的情绪。
- 认可的过程表明了：
  —— 我们正在倾听；
  —— 我们理解对方；
  —— 我们不评判对方；
  —— 我们重视这种关系；
  —— 我们可以表达不赞同，但不会引发巨大的冲突。

认可什么？

- 自己和他人的感受、想法及行为。

认可合理的而非不合理的部分。你仍然可以在不认可行为的情况下认可感受。例如：即使你知道他没有学习，也要认可考得不好的同学的不安感受，但不要认可导致他成绩差的、没有好好学习的行为。

走在中道上讲义 9：

如何认可他人？

1. 积极倾听。进行眼神交流并保持专注。

2. 注意你的言语和非言语反应，以避免表达不认可（例如，翻白眼，呲嘴，走开，重重叹息，把重要的事情不当回事，或者说"不要难过了，你傻不傻""随便""我不在乎你说什么"）。

3. 观察对方现在的感受。找一个词来描述这种感受。

4. 不评判地回应这种感受。这样做是为了表明你能理解对方的感受（例如，"你感到生气是有道理的""我明白这段时间对你来说很难"）。

　　对于**自我认可**："我有权感到悲伤。"应避免"是的，但是……"的想法。想一想你那擅长辩证行为治疗的好朋友会对你说些什么。

5. 有容忍度！即使你不赞同，也要考虑其他人（或你自己）的过往经验和当前情境，寻找想法、感受和行为的合理之处。

6. 用一种让对方感到你在乎他的方式来回应（言语或非言语方式都可以），例如，"这听起来太糟糕了"。如果有人在哭，可以递上纸巾或拥抱对方。你可以问："你现在需要什么？你想让我只是听你说说，还是帮你解决问题？"

走在中道上讲义 10：
如何认可自己？

我要如何认可自己？

1. 积极倾听并关注自己：注意自己的想法、感受和行为。

2. 不评判地描述你的感受："哇，我现在真的很生气！"，或 "我有点紧张是很正常的"。

3. 以一种认真对待自己的方式做出反应：接受你是可以有情绪的（例如，"我有时感到难过是没有关系的"）。

4. 承认情绪在这种情况下是有意义的。对自己和自己的情绪表现出宽容（例如，"我压力这么大，没法专心做事，这是情理之中的"）。

5. 不要评判你的情绪（或你自己）。

6. 使用人际效能技能来尊重自己，公平地对待自己，不要为自己的感受道歉，为自己挺身而出，坚持自己的价值观（FAST 技能）。

走在中道上讲义 11：
练习——认可自己和他人

完成日：_____

列出 1 个不认可自己的句子和 2 个认可自己的句子：

1. _____
2. _____
3. _____

列出 1 个不认可他人的句子和 2 个认可他人的句子：

1. _____
2. _____
3. _____

选择在 1 周内你与他人一起或独自使用了认可的情境。

情境：_____

_____

你认可了谁？_____

你说了 / 做了什么来认可自己或那个人？_____

_____

结果是什么？_____

_____

_____

之后，你感觉如何？_____

_____

你下次会说不同的话或做不同的事情吗？你会怎样说或怎么做？_____

_____

_____

走在中道上讲义 12：
改变行为

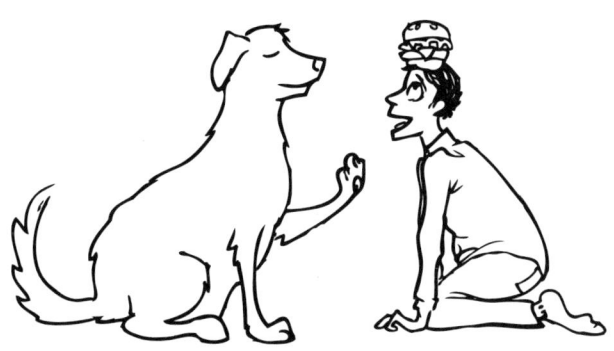

行为改变技能可用于增加我们想要的行为，减少我们不想要的（自己或他人的）行为。

增 加 行 为

行为要是具体的、可测量的。

自己：

你希望增加自己的哪些行为（如锻炼、存钱、上学或做作业）？ _____
_____
_____
_____
_____

他人：

    你想增加他人的哪些行为（如花更多时间陪你、倾听你的意见、进行眼神交流，或把脏盘子放在水槽里）？ _____
_____
_____
_____
_____

减少行为

自我：

　　你希望减少自己的哪些行为（如暴饮暴食、吸烟、割自己、让话语冲动地脱口而出、争吵、逃避、打架、逃课，或整天赖在床上）？ _____
_____
_____
_____
_____

他人：

　　你想减少他人的哪些行为（如唠叨、溜出去玩、离家出走、大喊大叫、不想上学、不认可、玩电子游戏或熬夜）？ _____
_____
_____
_____
_____

走在中道上讲义 13：
增加行为的方法

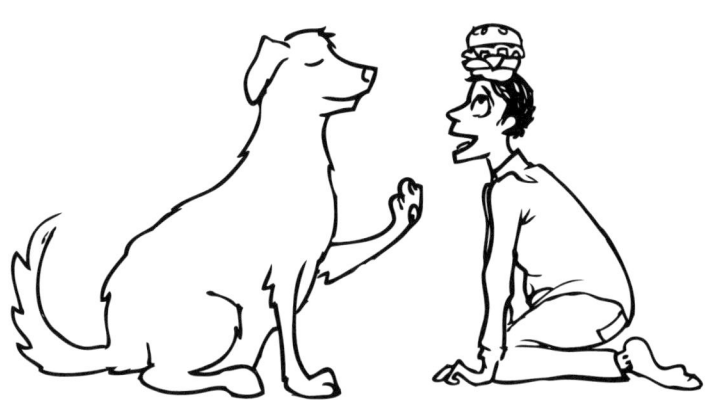

强化物是可以导致某种行为增加的结果。强化物为他人提供了你希望他们如何做的信息。

- **正强化**：通过提供激励对方的"奖励"作为行为的结果（如具有奖励意义地贴标签、真诚的赞美或考试得高分等），来增加行为出现频率。

  提示：强化的时机至关重要。应立即给予奖励，并选择有更强激励效果的强化物！别忘了强化你自己（来施加强化物并达到强化的效果）！

  例子：_____
  _____
  _____

- **负强化**：通过撤销负面的东西，来增加行为出现的频率。摆脱令人不快的事情是一种解脱。

  例子：为什么要在头痛时服用止痛片？它减轻了头痛，这使你在下次头痛（厌恶刺激）时更容易服用这种药。服用止痛片的行为便得到了负强化。

  　　如果你妈妈在对你唠叨，你就更有可能通过打扫你的房间来阻止她的唠叨。如果你有强烈的消极情绪，而某种对你有害的行为可以暂时缓解你的情绪，那么你更有可能重复这种有害的行为。请记住,你正在学习如何管理这种有害的强化!

无害的负强化的例子(如用积极的方式安抚自己,逃离让人痛苦的情境):_____
_____
_____

- **塑造**:强化那些使你达成最终目标的小步骤(例如,从A到Z分成26步,每迈出一步,都能获得奖励)。

例如:一位青少年对上学这件事很焦虑,总是不去上学。她可能会被鼓励在周一去1小时,在周二去2小时,依此类推,直到她能够在学校待上一整天,最终在每周的每个上学日都去上学。强化每一步!

走在中道上讲义 14：
练习——正强化

完成日：_____

1. 寻找对自己/他人施加正强化的机会（这样的机会一直都有）。首先，只需注意或认可一些已经发生的积极的事情。

你本周做了什么积极的事情？_____

你的家人在本周做了什么积极的事情？_____

_____

2. 再找一个例子，确定一个你想要增加的特定行为和用来增加这种行为的强化物。请记住，哪怕只是一小步，你也可以朝着正确的方向强化（塑造）！

A. 对自己：

行为：_____

强化物：_____

B. 对他人：_____

行为：_____

强化物：_____

3. 描述使用了强化物的一个（或多个）情境：

A. 对自己：_____

B. 对他人：_____

4. 结果如何？你观察到了什么？

A. 对自己：_____

_____

_____

B. 对他人：_____

_____

_____

走在中道上讲义 15：
减少或停止行为的方法

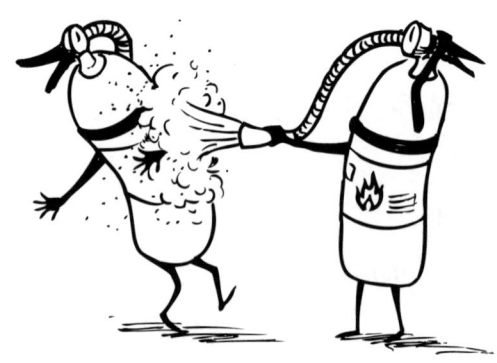

消退：通过不给予先前的强化物来减少行为。当关注是强化物时，就要忽略不想要的行为。确保只强化想要的行为，以替代原有行为。

- 如果父母对孩子发脾气的行为置之不理，孩子最终会停止发脾气。
- 要当心**行为爆发**，即你试图使之消退的行为暂时增多了。这时候不要放弃，也不要忘记对你要消退行为的人说明情况和目的！
- 还要当心**间歇性强化**，因为偶尔被强化的行为是最难消退的（比如，如果你之前已经多次在孩子发脾气时选择不理睬他了，就千万不要再用给糖果的方法来应对孩子的脾气）。

惩罚：会导致行为减少的结果。惩罚会告诉对方你不希望他做什么。但**要慎用惩罚**，因为：

- 惩罚并不能教授新行为；
- 惩罚可能导致怨恨和情绪低落；
- 惩罚可能导致自我惩罚。

如何有效地使用惩罚

- 首先，强化期望的行为，以**预防**不期望的行为。
- 明确沟通规则和期望。
- 将惩罚与**对期望的行为进行强化**相结合。
- 提前准备好可能的惩罚清单。
- 惩罚应具体，有时限，做到"罪"罚相当（例如，如果你晚回家 1 小时，下次门禁时间就要提前 1 小时）。
- 问问自己这些后果是否源于**智慧心念**。
- 在不期望的行为出现后，立即采取惩罚措施，不然……
- 允许自然后果发生（例如，由于经常熬夜，所以你无法在学校精神饱满地专心学习，最后没有通过考试）。

走在中道上讲义 16：
练习——消退和惩罚

完成日：_____

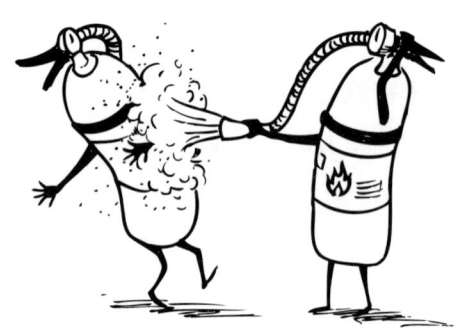

消退

练习忽略同龄伙伴或家人所做的让人讨厌的或挑衅的行为。

重点 1：不要忽视具有危险的行为。

重点 2：如果挑衅行为包括霸凌或迫使你做违背你的价值观的事情，那么忽略（使之消退）可能还不够。你可能需要找一个可靠的大人，告诉他发生了什么，并寻求其帮助！

简要地描述你忽略某种行为的情境。最后结果怎样？_____

_____

_____

_____

_____

_____

_____

惩罚作为后果：慎用或只作为撒手锏

父母：

当其他行为改变方法无效时，列出你可以运用的三种基于智慧心念的短期惩罚措施：

1. _____

2. _____

3. _____

情绪调节讲义

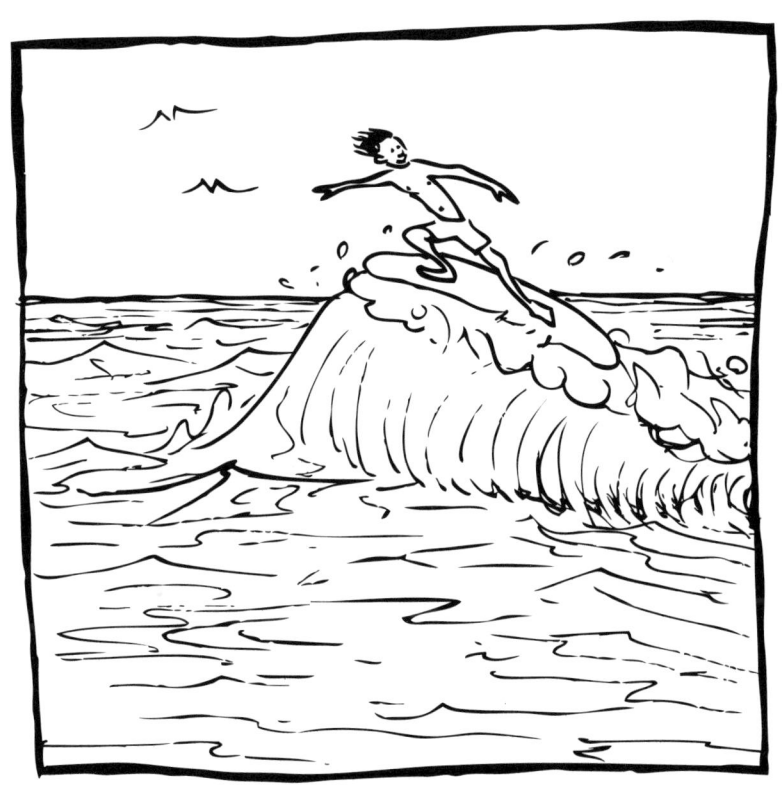

情绪调节讲义 1：
主宰你的情绪——为什么要这么做？

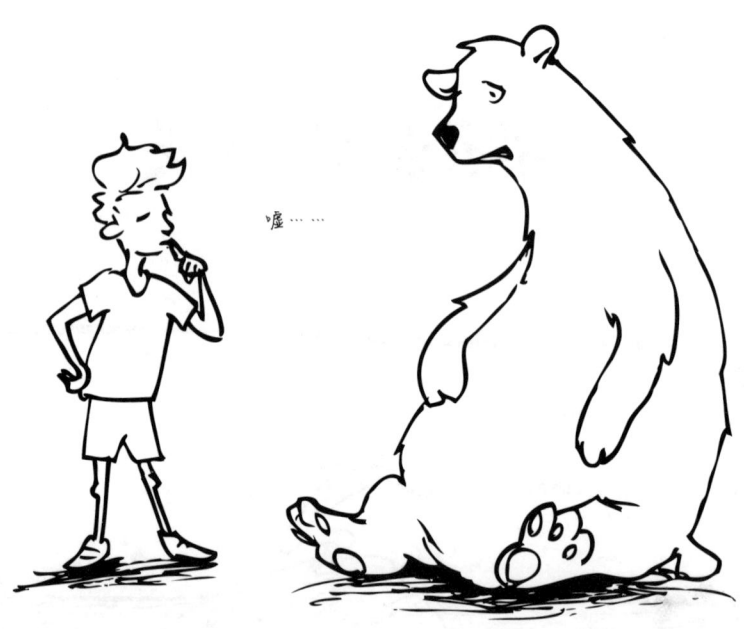

控制自己的情绪是很重要的，因为：

青少年经常有强烈且难以控制的情绪，比如愤怒、羞愧、抑郁和焦虑。

难以控制这些情绪总是导致问题行为，给自己和他人带来影响。

问题行为对处理痛苦情绪来说，其实是无效的解决方案。

情绪调节讲义 2：
情绪调节技能训练的目标

I. 理解你所体验到的情绪

- 识别（观察和描述／命名）情绪。
- 知晓情绪对你有什么影响（你的情绪在当下是对你有益的，还是无益的？）。

II. 降低情绪脆弱性，从一开始就阻止不想要的情绪产生

- 增加积极情绪。
- 降低对情绪心念的易感性。

III. 降低不想要的情绪出现的频率

IV. 减轻情绪痛苦，停止或减少刚刚体验到的不想要的情绪

- 使用正念缓解痛苦的情绪。
- 通过相反的行为改变情绪。

Adapted from *DBT Skills Training Handouts and Worksheets, Second Edition*. Copyright 2015 by Marsha M. Linehan. Adapted by permission.

情绪调节讲义 3：
简明情绪清单

爱	恨	害怕	快乐	羞耻	愧疚	焦虑	孤独
愤怒	激动	沮丧	悲伤	害羞	嫉恨
无聊	好奇	自豪	怀疑	高兴
暴怒	感兴趣	抑郁	担心	易怒	惊慌失措
妒忌	乐观	无望	厌恶	伤心
同情	失望	满意	平静

我经常体验到的其他情绪：

_____ _____
_____ _____
_____ _____
_____ _____
_____ _____
_____ _____
_____ _____
_____ _____

Adapted from *DBT Skills Training Handouts and Worksheets, Second Edition*. Copyright 2015 by Marsha M. Linehan. Adapted by permission.

情绪调节讲义 4：

情绪有什么好处？

情绪为我们提供信息

- 情绪可以发出信号，让我们意识到有些事情正在发生（例如，当我独自站在一条黑漆漆的小巷里时，我会感到紧张不安）。
- 有时，情绪会通过"第六感"或直觉来传达信息。它能促使我们核对事实依据。
- 当我们认定情绪感受就是对外界的客观认知时，会产生一个大问题。比如，"我害怕，一定是受到了威胁"，或者"我爱他，所以他必须对我好"。
- 我们必须清晰地认识到情绪感受并不是事实。因此，核对情境下的客观事实非常重要。

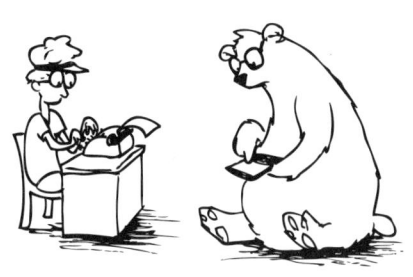

情绪帮助我们与他人沟通，并影响他人

- 面部表情、身体姿势以及语调可以透露很多关于你的感受的信息（比如，当你表现出一脸悲伤时，他人看到后会关心你是否还好，并想帮助你）。
- 无论你是否有意透露，你的情绪都将通过言语、面部表情或肢体语言影响他人对你的反应。

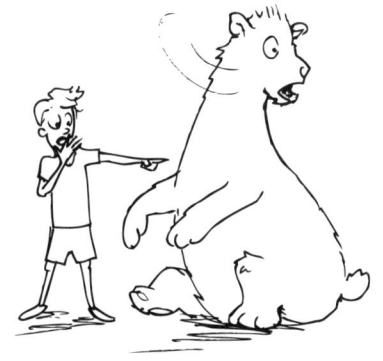

情绪能够激励我们，并让我们时刻准备行动

- 特定的情绪与特定的行为是"固定搭配"。例如，当我们突然听到响亮的喇叭声时，会被吓一跳。
- 在性命攸关的情况下，我们的神经系统会激活情绪反应，帮助我们不假思索地采取行动（例如，当你看到一辆迎面开来的车时，你会立刻闪开）。
- 强烈的情绪能够帮助我们克服心理和现实环境中的各种障碍。

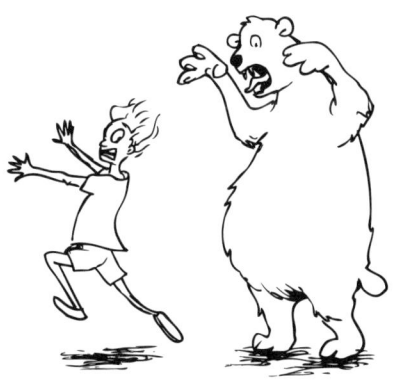

Adapted from *DBT Skills Training Handouts and Worksheets, Second Edition*. Copyright 2015 by Marsha M. Linehan. Adapted by permission.

情绪调节讲义 5:
情绪模型

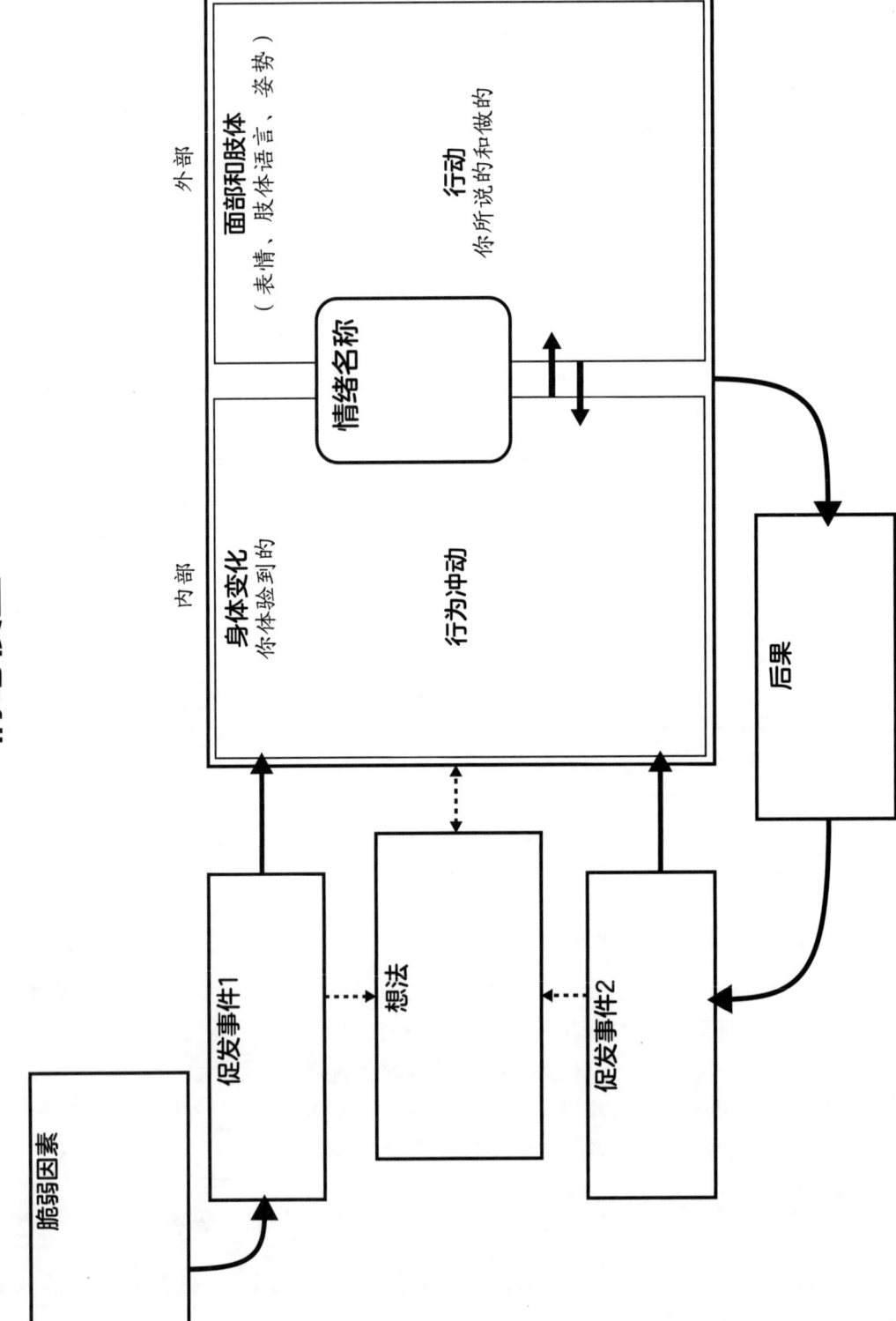

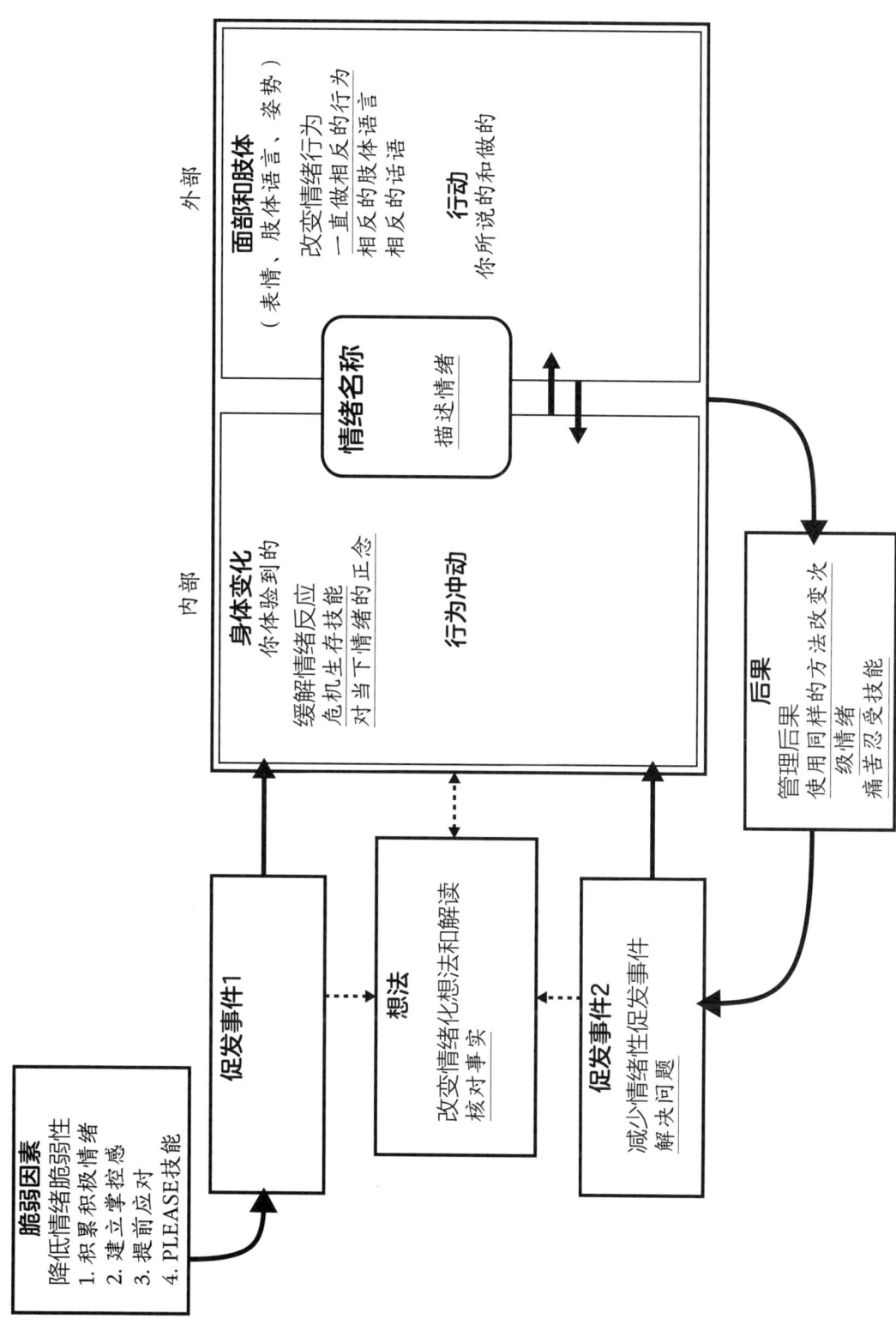

情绪调节讲义7：
练习——觉察和描述情绪

完成日：_____

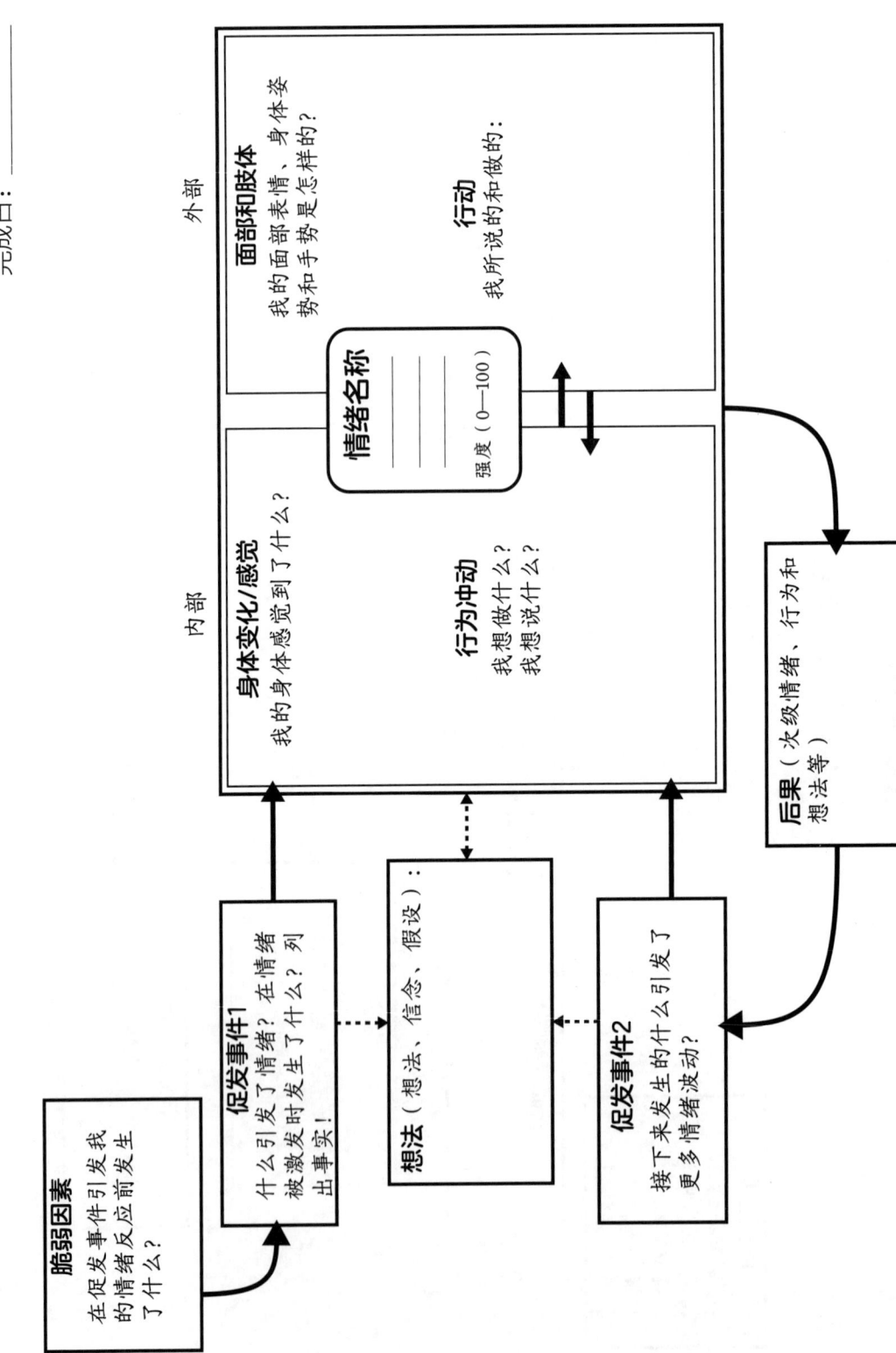

情绪调节讲义 8:
ABC PLEASE 技能概述

如何**增加**积极情绪体验

和

降低对情绪心念的易感性

Accumulate positives：	积累积极情绪体验
Build mastery：	建立掌控感
Cope ahead：	对可能引发情绪的情境提前加以应对（简称提前应对）
treat **P**hysicaL illness：	积极治疗躯体疾病
balance **E**ating：	均衡的饮食
Avoid mood-altering drugs：	避免使用改变情绪的药物
balance **S**leep：	充足的睡眠
get **E**xercise：	坚持运动

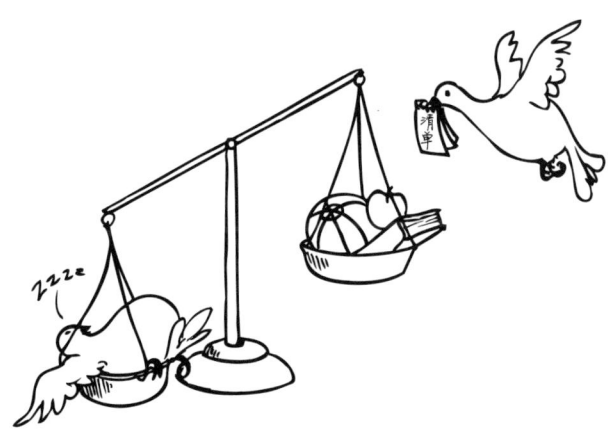

Adapted from *DBT Skills Training Handouts and Worksheets, Second Edition*. Copyright 2015 by Marsha M. Linehan. Adapted by permission.

情绪调节讲义 9：
积累积极情绪体验——短期

（在波涛汹涌的失控情绪和你之间筑起一座安全大坝）

短期内

做那些能令你愉悦的事情。

- 多做那些能让你产生积极情绪体验的事情。
- 每天从你的愉快活动清单里选一件事情去尝试，也可以从家庭愉快活动清单里挑选。
- 对这些积极情绪体验保持觉察。

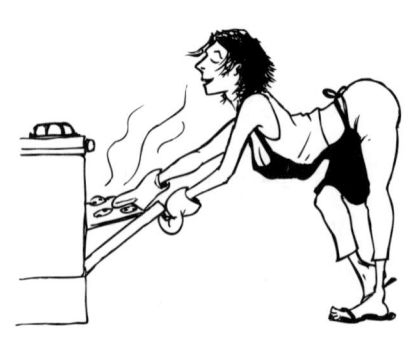

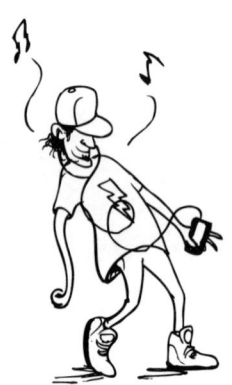

对积极情绪体验保持觉察

- 把注意力集中在正在发生的积极事件上。
- 当觉察中出现消极情绪时，重新聚焦。
- 在体验过程中全然地融入。

减少对忧虑的关注

- 不要因积极情绪体验终会结束而暗自神伤，破坏了当下的积极情绪体验。
- 不要去想你是否值得拥有这样的积极情绪体验。
- 不要去想现在别人对你的期望有多高。

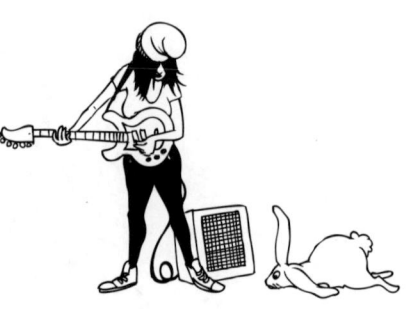

Adapted from *DBT Skills Training Handouts and Worksheets, Second Edition*. Copyright 2015 by Marsha M. Linehan. Adapted by permission.

情绪调节讲义 10：
愉快活动清单

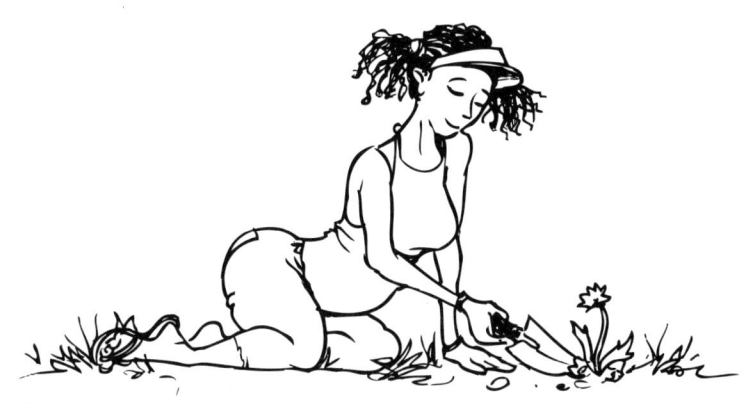

1. 泡个热水澡
2. 想象学校放假的日子
3. 和好友外出游玩
4. 放松
5. 看场电影
6. 出去跑一圈
7. 听听音乐
8. 晒个日光浴（记得防晒）
9. 读本书
10. 存点小钱
11. 制订一个计划
12. 跳个舞
13. 来个大扫除
14. 享受安静的夜晚
15. 做点好吃的
16. 照顾宠物
17. 游泳
18. 写作
19. 画画或涂鸦
20. 做运动
    （列明：_____）
21. 参加聚会
22. 和朋友聊天
23. 健身
24. 唱歌
25. 滑冰
26. 去海滩
27. 弹奏乐器
28. 旅行
29. 为某人做件礼物
30. 下载音乐或新的手机应用程序
31. 观看体育赛事直播
32. 外出吃饭
33. 烘焙
34. 为某人策划一场聚会
35. 买衣服
36. 做个新发型
37. 享受一杯香醇的热巧克力、咖啡或茶
38. 做手工
39. 去听现场音乐会
40. 摄影
41. 和小伙伴玩一会儿
42. 骑行
43. 暴雪过后滑雪橇

Adapted from *DBT Skills Training Handouts and Worksheets, Second Edition*. Copyright 2015 by Marsha M. Linehan. Adapted by permission.

44. 做个按摩
45. 给朋友写封信
46. 写日记或随想
47. 翻翻老照片
48. 随心打扮，高兴就好
49. 打游戏
50. 在周边散个步
51. 欣赏大自然的鸟语花香
52. 上网
53. 悄悄做件好事，给某人一个惊喜
54. 完成一件令你特别有成就感的事
55. 打乒乓球
56. 联系一位久未联系的亲人
57. 发条微博或朋友圈
58. 考虑学点新东西（运动、舞蹈、音乐、武术）
59. 打保龄球
60. 憧憬生活越来越好
61. 学习手语
62. 创作一首诗、一首歌或一段即兴说唱
63. 想想朋友的优点
64. 游览水族馆
65. 亲手做杯奶昔并慢慢享用
66. 穿上你最喜欢的衣服
67. 玩个游戏
68. 编个故事
69. 和某人在线聊天
70. 看一部老电视剧
71. 给你在乎的人亲手做张贺卡
72. 找到你最喜欢的香调
73. 请自己美餐一顿
74. 观察一场暴风雨
75. 干些木工活

加上你自己的！

76. _____
77. _____
78. _____
79. _____
80. _____

情绪调节讲义 11：
家庭愉快活动清单

说明：在这张清单里找出你喜欢的、可以和父母／孩子可以一起做的事情。然后家庭成员之间可以相互对照（也可以一起填写），选出你们都喜欢做的事情——每周至少做三次。

* 同时，也请记得尊重各自的隐私和独处的时间。

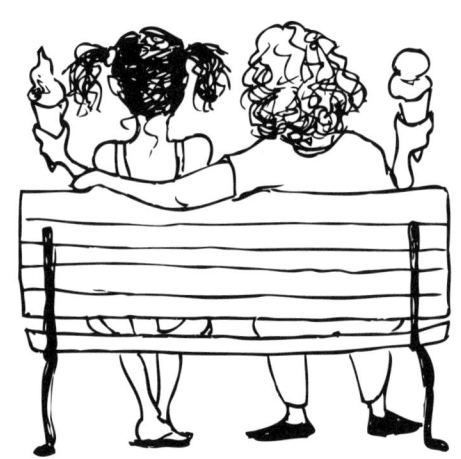

1. 户外骑行
2. 喝咖啡
3. 品尝冰激凌／酸奶
4. 做饭或烘焙
5. 做手工
6. 按摩
7. 在海边散步
8. 筹划假期
9. 购物
10. 看场足球赛
11. 做园艺／照料植物
12. 和宠物玩，遛狗
13. 打乒乓球
14. 打篮球
15. 开车兜风
16. 修房子
17. 玩填字游戏
18. 滑雪、滑冰
19. 安静地读本书
20. 找个餐馆吃一顿
21. 去游乐场玩
22. 参观博物馆
23. 玩传球游戏
24. 烧烤
25. 露营
26. 欣赏共同喜欢的音乐
27. 观看表演、活动或音乐会

28. 一起看喜欢的电视剧或电影
29. 散步或跑一圈
30. 泡温泉
31. 谈谈小时候的趣闻
32. 一起拜访亲朋好友
33. 参加社区服务／志愿者活动
34. 买份礼物
35. 分享你的生活
36. 打游戏
37. 下棋或打牌
38. 翻看老照片
39. 去公园
40. 户外运动／去健身房
41. 练瑜伽／上健身课
42. 一起演奏乐曲
43. 一起谈论将来的计划
44. 为某人策划一场惊喜
45. 开玩笑
46. 培养有创意的共同爱好（例如，油画、素描、编织、剪贴手账、建模）
47. 上节艺术课
48. 浏览／介绍你最喜爱的网站
49. 教某人一项新东西（例如，新的技术、摄影）
50. 讲讲家庭故事

加上你自己的！
51. _____
52. _____
53. _____
54. _____
55. _____

情绪调节讲义 12：
积累积极情绪体验——长期

（构建值得过的人生）

在一个较长的时期内

　　改变你的生活，让你能够获得更多快乐的感受。这就是值得过的人生。对照智慧心念价值观和优先项清单。

基于你的价值观来设定目标：
- 明确一个目标（例如，从高中毕业）。
- 列出实现这一目标的具体行动（例如，准时起床、按时上课）。
- 执行第一步行动（例如，买一个闹钟或设置手机闹铃）。

1. 目标：＿＿＿＿＿＿＿＿＿＿＿＿＿＿＿＿＿＿＿＿＿＿＿＿＿＿＿＿＿＿＿
＿＿＿＿＿＿＿＿＿＿＿＿＿＿＿＿＿＿＿＿＿＿＿＿＿＿＿＿＿＿＿＿＿＿＿＿＿

2. 与目标相关的行动步骤：＿＿＿＿＿＿＿＿＿＿＿＿＿＿＿＿＿＿＿＿＿＿＿
＿＿＿＿＿＿＿＿＿＿＿＿＿＿＿＿＿＿＿＿＿＿＿＿＿＿＿＿＿＿＿＿＿＿＿＿＿
＿＿＿＿＿＿＿＿＿＿＿＿＿＿＿＿＿＿＿＿＿＿＿＿＿＿＿＿＿＿＿＿＿＿＿＿＿
＿＿＿＿＿＿＿＿＿＿＿＿＿＿＿＿＿＿＿＿＿＿＿＿＿＿＿＿＿＿＿＿＿＿＿＿＿

3. 我能做到的最简单的第一步是什么？＿＿＿＿＿＿＿＿＿＿＿＿＿＿＿＿＿
＿＿＿＿＿＿＿＿＿＿＿＿＿＿＿＿＿＿＿＿＿＿＿＿＿＿＿＿＿＿＿＿＿＿＿＿＿

重视各种关系：
- 修复老关系，建立新关系，在现有的关系中保持互动，结束那些具有破坏性的关系。
  保持这些关系，这周我能做什么？＿＿＿＿＿＿＿＿＿＿＿＿＿＿＿＿＿＿＿
  ＿＿＿＿＿＿＿＿＿＿＿＿＿＿＿＿＿＿＿＿＿＿＿＿＿＿＿＿＿＿＿＿＿＿＿

避免回避：
- 回避会累积或加剧对情绪心念的易感性。及时回电、预约医生、面对工作、讨论问题。
- 避免放弃。
  目前我正在做哪些？＿＿＿＿＿＿＿＿＿＿＿＿＿＿＿＿＿＿＿＿＿＿＿＿＿
  ＿＿＿＿＿＿＿＿＿＿＿＿＿＿＿＿＿＿＿＿＿＿＿＿＿＿＿＿＿＿＿＿＿＿＿

Adapted from *DBT Skills Training Handouts and Worksheets, Second Edition*. Copyright 2015 by Marsha M. Linehan. Adapted by permission.

情绪调节讲义 13：
智慧心念价值观和优先项清单

标出那些对你重要的事项

- **贡献**（例如，慷慨、对需要帮助的他人施以援手、为他人牺牲、做志愿者、为社区服务）。
- **注重关系**（例如，建立新关系、维护现有的关系、修复老关系、结束破坏性关系、友善地对待他人）。
- **成为群体的一员**（例如，愿意社交、有亲密的朋友、有人一起做事、有归属感）。
- **性格塑造**（例如，正直、诚实、忠诚、有信仰、守承诺、恭敬、有勇气直面真实的人生、活到老就学到老）。
- **负责任**（例如，完成工作、有收入、越来越能照顾好自己、可信赖）。
- **有所得**（例如，取得优异的成绩、努力工作、有稳定的收入）。
- **求知**（例如，探求知识、搜集信息、看书、学习）。
- **有乐趣**（例如，喜欢目前的工作、爱笑、外出游玩、放松）。
- **关注家庭**（例如，经常陪伴家人、家庭关系紧密、做事从家庭出发、尊重家庭传统）。
- **领导者**（例如，被他人视为成功人士；对某个机构有管理职责，如俱乐部、团体或委员会；受他人尊重；被认可）。
- **健康**（例如，体形匀称、锻炼、饮食均衡、睡眠充足、及时就诊、练习瑜伽）。
- **适度**（例如，避免过度、保持平衡）。
- **其他**：_____

_____

Adapted from *DBT Skills Training Handouts and Worksheets, Second Edition*. Copyright 2015 by Marsha M. Linehan. Adapted by permission.

情绪调节讲义 14：
练习——如何短期和长期地积累积极情绪体验

完成日：_____

短期

1. 每天至少从你个人或家庭愉快活动清单里选一件事情去做。并把活动信息记录在下面的表中。可按照实际情况添加内容。
2. 分别在活动前后给自己的心情打分。请使用下面的评分量表。
3. 谨记在活动中保持对积极情绪的觉察，停止忧虑。

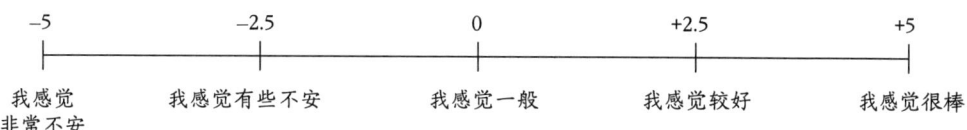

日期：						
周一	周二	周三	周四	周五	周六	周日
/	/	/	/	/	/	/
/	/	/	/	/	/	/

4. 在活动中，你是否全程保持了正念觉察？如果是，请描述这对你的情绪产生了什么效果。如果不是，发生了什么？
_____
_____

长期

1. 列出你的**目标**和与之相关的**价值观**：_____
_____
2. 为了实现目标，你会采取的第一步行动是什么？_____
_____
3. 执行第一步时，你有什么样的感受？_____
_____

Adapted from *DBT Skills Training Handouts and Worksheets, Second Edition*. Copyright 2015 by Marsha M. Linehan. Adapted by permission.

情绪调节讲义 15：
建立掌控感和提前应对

建立掌控感

1. 每天至少做一件让自己感到有能力且能掌控自己生活的事情。这件事情对你来说有一点挑战性，会让你在某些事上日渐精进，也会减少待办事项清单里的内容。例如，拼装一件家具、练习乐器、完成一项家庭作业或开始一个项目。

   你想到的事情有：＿＿＿＿＿＿＿＿＿＿＿＿＿＿＿＿＿＿＿＿＿＿＿＿

2. 为成功做计划，而不是为失败做准备。
   - 做一些有挑战性但可以完成的事情。

3. 逐渐增加难度
   - 如果第一个任务太难，下次就稍微降低一点难度。

对可能出现的情绪状况提前加以应对

提前反复练习应对方案，对出现的任何意外有备无患

1. **描述**一个可能引发消极情绪的情境。
   - 描述情境要具体。**核对事实！**
   - 给你在当下那个情境中可能出现的情绪命名。

2. **决定**你在这个情境中想要使用哪些辩证行为治疗技能（包括**解决问题**）。
   - 要具体。把它们写下来：＿＿＿＿＿＿＿＿＿＿＿＿＿＿＿＿＿＿

3. 尽可能生动地在脑海里**想象这个情境**。
   - 想象自己正身处其中。

4. **在脑海里演练如何有效地应对。**
   - 在脑海里演练你能采取哪些具体行动来有效应对问题。
   - 演练你的行动、想法、你要说的话以及说这些话的方式。
   - 问题排查：针对可能出现的问题，演练各种应对方法。

Adapted from *DBT Skills Training Handouts and Worksheets, Second Edition*. Copyright 2015 by Marsha M. Linehan. Adapted by permission.

情绪调节讲义 16：
PLEASE 技能

积极治疗躯体（PhysicaL）疾病：	照顾好身体，在不舒服时，及时就医，按医嘱服药。
均衡的饮食（Eating）：	不要暴饮暴食或过度节食。 远离那些会导致你过度情绪化的食品。
避免（Avoid）使用改变情绪的药物：	不擅自用药。不酗酒。
充足的睡眠（Sleep）：	保证充足的睡眠时间。作息规律，养成良好的睡眠习惯。
坚持运动（Exercise）：	每天做一些运动，包括走路。从简单容易的运动开始，动起来并坚持下去！

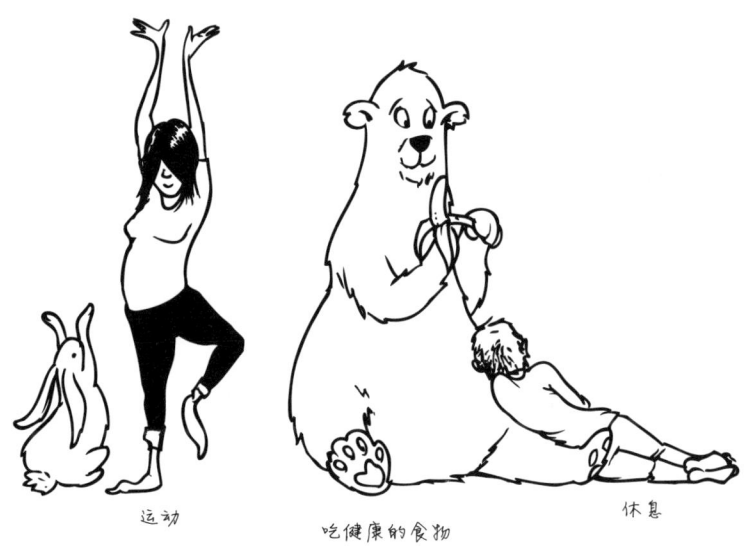

运动　　　吃健康的食物　　　休息

Adapted from *DBT Skills Training Handouts and Worksheets, Second Edition*. Copyright 2015 by Marsha M. Linehan. Adapted by permission.

情绪调节讲义 16a：
食物与你的情绪

第一步：观察哪些特定的食物会影响你的心情（无论是积极的影响还是消极的影响）

反面例子：

- 汽水和含糖的零食可能会让你感到疲惫和易怒。
- 油腻的、高热量的食物（如薯条、薯片和炸鸡等油炸食品）可能会让你感到懒散。
- 咖啡因可能会让你感到神经过敏、焦虑以及睡眠被干扰。

正面例子：

- 复合碳水化合物和纤维（如红薯、全麦意大利面、燕麦片、全谷物麦片和沙拉）能够缓慢而稳定地为你补充能量。
- 蛋白质（如瘦肉和家禽肉、豆类、坚果、鱼肉和鸡蛋）也能为你的身体提供稳定的能量，并帮助你保持身体强壮和精力充沛。
- 乳制品（如低脂牛奶、奶酪和酸奶）富含蛋白质和钙，有助于增加能量和骨骼强度。
- 水果和蔬菜可以给你提供能量并促进健康，而且口感很好，或甜或脆，不会让你有负罪感。
- 一旦知道如何均衡地饮食，你就可以决定要做出哪些改变了。

第二步：注意自己是否吃得太多或者太少

第三步：开始考虑改变

如何增加健康食物的摄取量？记录饮食日记，这样你就能看到自己的进步了！

第四步：一点一点改变

不要突然对你的饮食结构做出巨大调整，不然你可能会感到不知所措，最终导致失败。要慢慢地、逐渐地改变你的习惯。

举例：

- 少吃加工类食品，多吃新鲜食物。
- 多吃水果和蔬菜，将它们作为零食。
- 在三明治中加入生菜、番茄、黄瓜和洋葱。
- 在麦片中加入水果。

第五步：注意好好吃饭对你的情绪有何影响

情绪调节讲义 16b：
最好的休息方法——12 条改善睡眠的建议

形成规律的睡眠模式会降低你的情绪脆弱性。

1. **坚持规律的作息。** 周末不要睡懒觉。在周六和周日早上睡懒觉会打乱你的睡眠模式。相反，每天都要在相同的时间点睡觉和起床。

2. **养成睡前习惯。** 这可能包括关掉所有屏幕（电视、计算机和手机），换上舒适的睡衣，喝一点花草茶，调暗灯光，减少噪声，以及进行睡前阅读。

3. **不要在睡前吃或者喝太多东西。** 最晚在睡前 2 小时吃一顿简单的晚餐。如果你喝了太多饮料，之后就要一直起床去洗手间。小心辛辣的食物，它可能会使你感觉胃部灼热，影响睡眠。

4. **避免摄入咖啡因和尼古丁。** 它们都是让人保持清醒的兴奋剂。从睡前 8 小时就应该避免摄入咖啡因了。

5. **运动。** 如果你想睡得更好，最好的运动时间是早晨或者下午。定期运动可以帮助你提高睡眠质量。

6. **让你的房间保持凉爽。** 降低房间的温度，这模拟了你睡觉时身体温度的自然下降。使用空调或风扇保持房间的凉爽。如果觉得冷就多穿几件衣服，如果觉得热就脱掉几件衣服。

7. **主要在夜间睡觉。** 白天小憩的时间是从夜间睡眠中偷过来的。把白天的睡眠时间限制在 1 小时以内，并且不要超过下午 3 点。

8. **保持环境的黑暗、安静，并且不要使用任何屏幕设备。** 使用遮光窗帘、百叶窗并且关灯。安静的环境能让你睡得更好。关掉收音机和电视机。使用耳塞。使用风扇、白噪声发生器或其他持续的、舒缓的背景噪声来掩盖那些无法控制的声音。睡前至少在 1 小时内不要使用笔记本电脑、平板电脑、手机或者其他屏幕设备。

9. **你的床仅仅用于睡觉。** 让你的床舒适又充满吸引力。它只用于睡眠，不用于学习或者看电视。累了就上床睡觉，把灯关掉。如果你在 30 分钟内无法入睡，就起床做一些能让你放松的事情，比如看书或看杂志——不要看屏幕！等你累了就回去睡觉。别紧张！这只会让你更难入睡。

10. **洗澡。**睡前洗个热水澡可以放松肌肉。
11. **不要依赖安眠药。**但如果医生给你开了这些药，一定要遵医嘱服用药物。要确保这些药片不会与其他药物产生相互作用！
12. **不要小题大做。**告诉你自己，"没事的，我一定会睡着"。

情绪调节讲义 17：
练习——建立掌控感、提前应对和 PLEASE 技能

完成日：_____

建立掌控感
　　列出本周你建立掌控感的两种方式。
1. _____
2. _____

提前应对未来的情绪情境
　　描述一个你有效处理未来情绪情境的计划，包括你将会使用的技能。
_____
_____
_____
_____

核查你本周练习的两项 PLEASE 技能
　　_____ 积极治疗躯体（**P**hysica**L**）疾病
　　_____ 均衡的饮食（**E**ating）
　　_____ 避免（**A**void）使用改变情绪的药物
　　_____ 充足的睡眠（**S**leep）
　　_____ 坚持运动（**E**xercise）
　　详细描述你是如何使用 PLEASE 技能的。_____
_____
_____
_____

　　你是否觉察到了情绪的变化？_____
_____

Adapted from *DBT Skills Training Handouts and Worksheets, Second Edition*. Copyright 2015 by Marsha M. Linehan. Adapted by permission.

情绪调节讲义 18：
冲浪技能——对当下情绪的正念

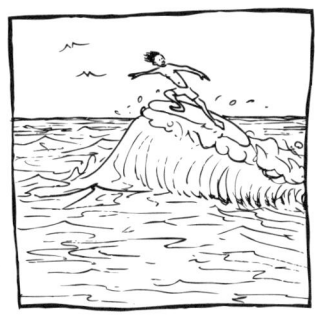

体验你的情绪
- 观察你的情绪
- 退后一步，只是静静观察
- 不被困住
- 体验它，像海浪一样，来了又去
- 不要试图摆脱它或者推开它
- 也不要试图抓住它

对情绪性身体感觉的正念练习
- 注意你身体的哪个部位感受到了情绪的变化
- 尽可能充分地体验这些身体感觉

记住：你不是情绪
- 不必按照情绪行事
- 回忆曾经让你感觉不一样的时候

不要评判情绪
- 情绪是你的一部分，全然接受它
- 邀请情绪来家里吃饭，为它命名
- 尝试自主自愿地体验情绪

Adapted from *DBT Skills Training Handouts and Worksheets, Second Edition*. Copyright 2015 by Marsha M. Linehan. Adapted by permission.

情绪调节讲义 19：
核对事实和问题解决

这两项技能有助于平复或改变由已经发生或正在发生的情境引起的强烈情绪，既可作为提前应对技能的一部分，也可作为独立的情绪调节技能。

1. 描述问题情境。
2. 核对事实！（核对所有事实，区分解释和事实）
   a. 你对情境的解释正确吗？还有没有其他可能的解释？
   b. 你的想法极端吗？（非黑即白、灾难化？）
   c. 最糟糕的结果是什么？
   d. 最糟糕的结果发生了，你能想象自己可以很好地应对吗？
   e. 如果仍然解决不了问题，就继续进行下一步。
3. 在解决问题时识别你的目标。
   a. 识别发生或者改变什么会让你感觉良好。
   b. 将目标简化，并且选择一些确实可能实现的目标。
4. 通过头脑风暴汇集所有解决方案。
   a. 想尽可能多的解决方案，向你信任的人寻求建议。
   b. 先不要对任何一个想法做评判（到下一步再评估想法）。
5. 选择一个最有可能成功的方案。
   a. 如果不确定，选择两三种看起来不错的解决方案。
   b. 比较方案时，列出它们各自的优缺点，选择最佳方案去尝试。
6. 付诸行动。
   a. 行动起来，尝试运用解决方案。
   b. 首先迈出第一步，然后是第二步……
7. 评估效果。
   a. 它有效吗？有效的话，就奖励自己！
   b. 即使无效，也要奖励愿意尝试的自己。不要放弃！
   c. 尝试一个新的解决方案。

Adapted from *DBT Skills Training Handouts and Worksheets, Second Edition*. Copyright 2015 by Marsha M. Linehan. Adapted by permission.

情绪调节讲义 20：
做相反的行为来改变情绪

每种情绪都会产生特定的行为冲动。

在通常情况下，我们会以有害的方式来逃离情绪痛苦。

以下是常见的情绪及它们对应的行为冲动的例子：

恐惧　→　逃跑、回避

愤怒　→　攻击

悲伤　→　退缩、变得被动、孤立

羞耻　→　躲藏、回避、退缩、攻击他人以挽回颜面

愧疚　→　过度承诺不会再犯错、否认所有责任、躲藏、把头垂下来、乞求原谅

嫉妒　→　言语指责、试图控制、疑心重重

爱　　→　说"我爱你"、尽量找时间与对方相处、做对方想要和需要的事情、表达爱意

做相反的行为 = 当情绪的行为冲动带来的伤害大于好处时（详见"情绪调节讲义 4：情绪有什么好处？"），做相反的行为。

情绪 ---------------- **相反的行为**

恐惧/焦虑 -------- **接近**
- 不断接触并面对你害怕的事物、地点、任务、活动和人
- 做一些给自己带来控制感的事情，掌控你的恐惧

愤怒 ---------------- **平和地避开**
- 平和地避开令你生气的人（而不是攻击他）
- 给自己一点时间，做些缓慢的深呼吸
- 表现得友善，不要刻薄或具有攻击性（试着理解或者同情他人）

Adapted from *DBT Skills Training Handouts and Worksheets, Second Edition*. Copyright 2015 by Marsha M. Linehan. Adapted by permission.

悲伤 ---------------- **变得活跃**
- 面对，不要回避
- 建立掌控感，做一些让你感到愉快的事情

羞耻 ---------------- **勇敢面对**（当你的行为违背了自己的道德准则，或者关于你的某些羞耻的事情暴露并且这件事属实时）：
- 如果可能，道歉并修复所造成的伤害
- 接受结果，未来尽量不要再犯相同的错误
- 原谅你自己，就让这件事情过去吧

公开面对（当你的行为并没有违背自己的道德准则，或者所暴露的羞耻之事并不属实时）：
- 充分参与社会互动，昂起头，让声音平稳，做些眼神交流
- 去公共场合，继续做你自己（与那些不排斥你的人相处）
- 一遍又一遍地重复那些让你感到羞耻的行为（不要躲着那些不会排斥你的人）

愧疚 ---------------- **勇敢面对**（当你的行为违背了自己的道德准则，伤害了重要他人的感情，或者愧疚之事属实时）：
- 体验这种愧疚感
- 请求原谅，但不要乞求原谅，接受结果
- 努力修复已造成的伤害，未来尽量不要再发生同样的事

不要道歉或者补救（当你的行为并没有违背自己的道德准则，或者愧疚之事不属实时）：
- 调整你的姿势，自信且真诚，抬头挺胸，保持眼神交流，声音平稳且清晰

嫉妒 ---------------- **不要控制别人的行为**（当它不属实或者无效时）：
- 停止窥探
- 放松面部和身体

爱 ---------------- **停止表达爱**（当爱没有正当理由或者无效时，例如当这段关系已经结束、不可得或者有暴力行为时）：
- 避免与那个人接触，分散自己对那个人的注意

- 提醒自己为什么这份爱是不合理的，想想爱这个人的"坏处"
- 避免接触会让你想起来那个人的东西（如照片）

相反的行为在下列时候的效果最好

1. **情绪与实际情况不相符**
   - 情绪与实际情况不相符，包括：
     —— 情绪的类别与实际情况不相符（例如，对于在公共场所讲话的恐惧）。
     —— 情绪强度、持续时间与实际情况不相符（例如，你对数学老师感到愤怒，但是三堂课后你仍然在生气，并且无法专注地上科学课）。

2. **用各种方式做相反的行为**
   - 相反的行为。
   - 相反的语言和想法。
   - 相反的表情、语音语调和姿势。

做相反的行为需要以下八个步骤

1. 弄清自己正在感受的情绪是什么。
2. 识别该情绪伴随的行为冲动是什么。
3. 问自己：这个情绪与实际情况相符吗？
4. 如果相符，问自己：按照情绪冲动行事是否有效？
5. 问自己：我想改变这种情绪吗？
6. 如果想改变，就找出相反的行为。
7. 做相反的行为——坚持到底！
8. 继续做相反的行为，直到你注意到情绪足够平复。

情绪调节讲义 21：
练习——相反的行为

完成日：_____

下面一系列问题是对于做相反的行为的指导，问问自己：

观察并**描述**你的情绪。
现在你想要改变的情绪是什么？

你的行为冲动是什么？

怎样用各种方式做相反的行为？

在做相反的行为后，你感觉怎么样？

Adapted from *DBT Skills Training Handouts and Worksheets, Second Edition*. Copyright 2015 by Marsha M. Linehan. Adapted by permission.

人际效能讲义

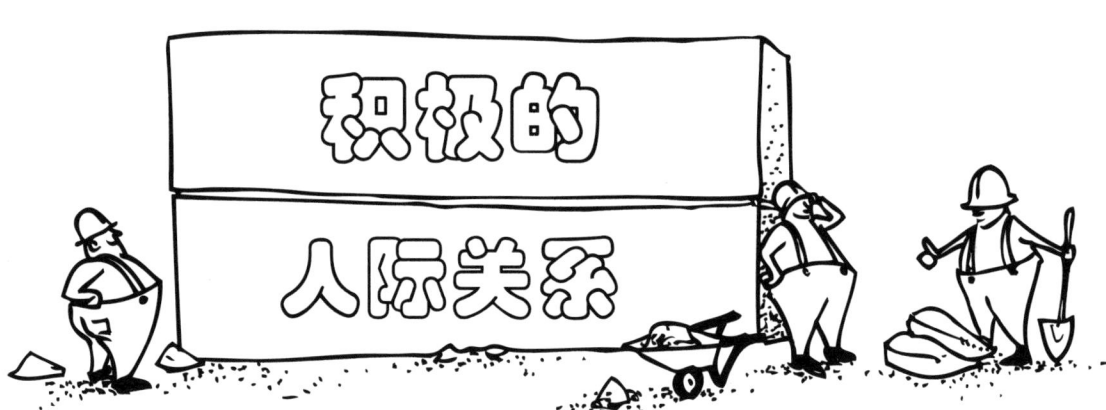

人际效能讲义 1：
你的目标和优先项是什么？

建立和保持良好的关系（GIVE 技能）

问题：我希望对方对我有什么样的感觉？

举例：如果我在意某人，或者那个人对我来说具有权威性，我就要以一种能让对方继续尊重和喜欢我的方式行事。

让别人做你想要他们做的事（DEAR MAN 技能）

问题：我想得到什么？我需要什么？我该如何得到这些东西？我该如何有效地说"不"？

举例：我该如何开口请求别人、解决问题，或者让其他人认真对待我呢？

维护自尊（FAST 技能）

问题：在这次互动之后，我希望自己怎样看待自己？

举例：我的价值观是什么？以一种能让自己有积极感觉的方式行事。

Adapted from *DBT Skills Training Handouts and Worksheets, Second Edition*. Copyright 2015 by Marsha M. Linehan. Adapted by permission.

人际效能讲义 2：
什么阻碍了你实现自己的目标？

1. 缺乏技能   你不知道该说什么或者做什么。
2. 担忧想法   你有技能，但一些担忧想法妨碍了你做自己想做的或者说自己想说的。   • 担心糟糕的后果：   ——"他们不会喜欢我的""他会跟我分手"   • 担心自己是否值得获得自己想要的：   ——"我是一个这么不好的人，我不配拥有那些"   • 担心自己没有能力，贬低自己：   ——"我总是做错""我是一个失败者"
3. 情绪   你有技能，但你的情绪（愤怒、恐惧、羞耻或悲伤）让你无法做自己想做的或者说自己想说的。情绪心念，而不是技能，控制了你的行为。
4. 无法确定   你有技能，但你无法确定自己真正想要的是什么：要求太多或从不要求；对一切说"不"或对一切妥协。
5. 环境   你有技能，但环境阻碍了你。   • 其他人比你更有权力（尽管你已经竭尽全力）。   • 如果你获得了自己想要的，其他人可能出于某些原因仍然不喜欢你。   • 除非你不顾自尊，否则其他人不会按照你的想法行事。

Adapted from *DBT Skills Training Handouts and Worksheets, Second Edition*. Copyright 2015 by Marsha M. Linehan. Adapted by permission.

人际效能讲义 3：
建立和保持积极的关系——GIVE 技能

请记住，GIVE 是：

温和的（**G**entle）
感兴趣的（**I**nterested）
认可（**V**alidate）
从容的举止（**E**asy manner）

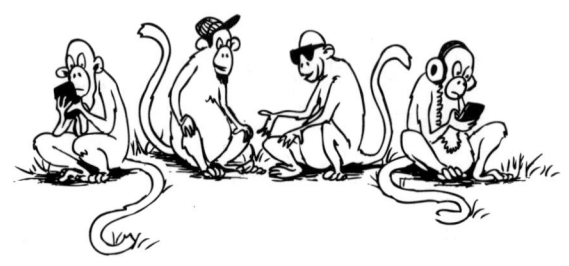

温和的：	对人友好且尊重！ 不要攻击、威胁或者评判 注意你的语气
感兴趣的：	倾听对方，并表现出对对方所讲之事感兴趣 不要打断或者试图说服对方 不要扮鬼脸 保持眼神交流
认可：	用话语表明你能够理解对方的感受和想法，不要评判 ● "我可以理解你的感受……" ● "我意识到这对你来说很难……" ● "我看到你很忙……" ● "那一定感觉……"
从容的举止：	微笑 使用幽默感 使用没有威胁性的肢体语言 把不良情绪抛开

Adapted from *DBT Skills Training Handouts and Worksheets, Second Edition*. Copyright 2015 by Marsha M. Linehan. Adapted by permission.

人际效能讲义 4：
练习——GIVE 技能

完成日：_____

选择在本周中运用了 GIVE 技能的两个情境，描述你是如何使用该技能的。

请记住，**GIVE** 是：

温和的（**G**entle）
感兴趣的（**I**nterested）
认可（**V**alidate）
从容的举止（**E**asy manner）

情境 1：

你在试图与谁保持一段良好的关系？_____

你在一个怎样的情境中选择使用 GIVE 技能？_____

_____

_____

结果如何？_____

_____

使用技能后，你的感受如何？_____

_____

情境 2：

你在试图与谁保持一段良好的关系？_____

你在一个怎样的情境中选择使用 GIVE 技能？_____

_____

_____

结果如何？_____

_____

使用技能后，你的感受如何？_____

_____

Adapted from *DBT Skills Training Handouts and Worksheets, Second Edition*. Copyright 2015 by Marsha M. Linehan. Adapted by permission.

人际效能讲义 5：
让别人做你想要他们做的事——DEAR MAN 技能

记住 DEAR MAN 是：

描述（**D**escribe） 保持正念（be **M**indful）
表达（**E**xpress） 表现得自信（**A**ppear Confident）
提出请求（**A**ssert） 协商（**N**egotiate）
强化（**R**einforce）

描述： 描述情境，尽量与现实贴近。"在过去 3 周，我发现你都是晚于门禁时间到家的。"

表达： 用以"我"开头的语句来表达你的感受（"我觉得……""我想要……"）。用"当你回家很晚的时候，我会担心你"替换"你应该……"的表达方式。

提出请求： 清晰地提出你想要的，或者说"不"。记住，其他人无法知道你在想什么。"我希望你能在门禁时间之前回到家。"

强化： 提前奖励（强化）某人，可以通过向对方说明如果他做到了你想让他做的事情，会有什么积极效果。"如果你能遵守有关回家时间的约定，我会更信任你，给你更多自由。"

保持正念： 让注意力聚焦于你的目标，不要分心。持续和重复地表达你的请求或拒绝，就像祥林嫂那样。忽略攻击。"我知道其他小孩比你更晚回家，但是我仍然希望你尽力遵守关于门禁时间的约定。"

表现得自信： 保持眼神交流。用自信的声调讲话——不要低语、结巴，或者放弃，说"无所谓"。

协商： 怀揣"有舍才有得"的理念。询问对方这个问题，寻求其他的解决方案。知道在什么时候"赞同反对意见"，然后离开。"如果你在接下来 2 周都可以做到这一点，那么即使你在外面玩到很晚，我也可以放心。"

Adapted from *DBT Skills Training Handouts and Worksheets, Second Edition*. Copyright 2015 by Marsha M. Linehan. Adapted by permission.

人际效能讲义 6：
练习——DEAR MAN 技能

完成日：_____

选择在本周内运用了 DEAR MAN 技能的一个情境，描述你是如何使用它的。
发生了什么事？（谁做了什么？什么导致了后续什么事件的发生？问题是什么？）_____
_____
_____

你想要的是什么？（例如，请求、拒绝或被认真对待。）要具体：_____
_____
_____
_____

DEAR MAN 技能（写下你具体是如何练习每一项内容的）：
描述（描述情境，仅仅是事实）：_____
_____
表达（感受）：_____
提出请求：_____
强化：_____
保持正念：_____
表现得自信：_____
协商：_____

使用 DEAR MAN 技能之后的结果是什么？ _____
_____
_____
_____

Adapted from *DBT Skills Training Handouts and Worksheets, Second Edition*. Copyright 2015 by Marsha M. Linehan. Adapted by permission.

人际效能讲义 7：
维护自尊——FAST 技能

请记住，**FAST** 是：
- 公平（**F**air）
- 不过度道歉（no **A**pologies）
- 坚持自己的价值观（**S**tick to your values）
- 诚实（**T**ruthful）

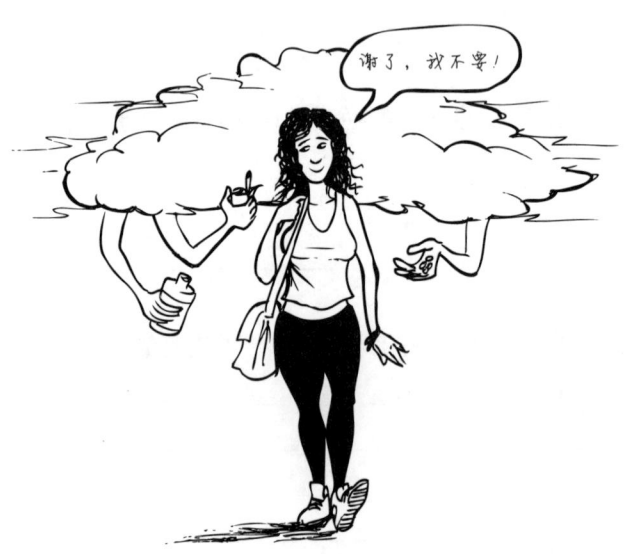

公平： 对自己和他人都保持公平

不过度道歉： 不必为你的行为、提出请求或者做自己而过度道歉
（如果你错怪了其他人，不要敷衍地道歉）

坚持自己的价值观： 坚持自己的价值观和想法
不要为了得到你想要的，或为了融入团体而出卖自己或者一味顺从
（可查看"情绪调节讲义 13：智慧心念价值观和优先项清单"）

诚实： 不要说谎
不要在你有能力的时候装作无助
不要夸大其词或者编造借口

Adapted from *DBT Skills Training Handouts and Worksheets, Second Edition*. Copyright 2015 by Marsha M. Linehan. Adapted by permission.

人际效能讲义 8：
担忧想法和智慧心念自我陈述

将消极的想法更改为符合现实的想法。

1. 为什么还要问呢？反正也不会有任何差别。

　　智慧心念的陈述：_____

2. 如果我开口问了什么，她会觉得我很蠢。

　　智慧心念的陈述：_____

3. 如果那人讨厌我，我没办法承受。

　　智慧心念的陈述：_____

4. 如果我说"不"，他们就不会喜欢我了，或者不会想再跟我一起出去玩了。

　　智慧心念的陈述：_____

5. 如果我说"不"，他们会生我的气。

　　智慧心念的陈述：_____

6. 如果我提出要求或者请求帮助，我会看起来很懦弱。

　　智慧心念的陈述：_____

一些智慧心念自我陈述的例子：

1. "上次没得到我想要的，并不意味着如果我这次运用所学技能提出请求，还是得不到我想要的。"

2. "即使我没有得到我想要的或需要的，我也可以把事情处理好。"

3. "能够承认自己需要别人的帮助，并开口说出请求，才是勇气的体现。"

4. "如果在我对别人说'不'之后他们生气了，并不意味着我应该说'是'。"

5. "就算别人生我的气，我也可以对自己感觉良好。"

　　其他：_____

Adapted from *DBT Skills Training Handouts and Worksheets, Second Edition*. Copyright 2015 by Marsha M. Linehan. Adapted by permission.

人际效能讲义 9：
练习——FAST 技能

完成日：_____

选择在本周中运用了 FAST 技能的两个情境，描述你是如何使用它的。

请记住，**FAST** 是：

公平（**F**air）
不过度道歉（no **A**pologies）
坚持自己的价值观（**S**tick to your values）
诚实（**T**ruthful）

情境 1：

你是以怎样的方式维护自尊的？ _____
_____

你在一个怎样的情境中选择使用 FAST 技能？你是如何使用技能的？ _____
_____

结果如何？ _____
_____

使用技能后，你的感受如何？ _____
_____

情境 2：

你是以怎样的方式维护自尊的？ _____
_____

你在一个怎样的情境中选择使用 FAST 技能？你是如何使用技能的？ _____
_____

结果如何？ _____
_____

使用技能后，你的感受如何？ _____
_____

Adapted from *DBT Skills Training Handouts and Worksheets, Second Edition*. Copyright 2015 by Marsha M. Linehan. Adapted by permission.

人际效能讲义 439

人际效能讲义 10：
提出请求或拒绝请求时需要考虑的因素

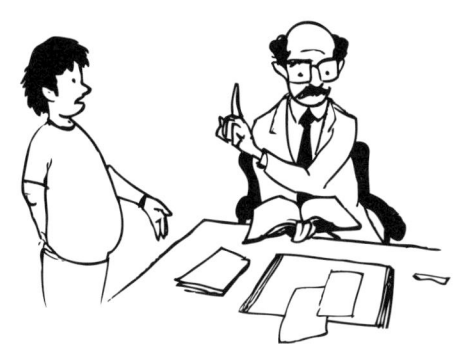

1. **优先项**： 我的目标重要吗？（获得我想要的东西重要吗？）
   我们的关系脆弱吗？和睦吗？
   我的自尊是否受到了威胁？

2. **能力**： 对方有能力给予我想要的吗？（或者我有对方想要的东西吗？）

3. **时机**： 现在是提出请求的好时机吗？以对方现在的状态，他可以听我说并且关注我吗？（这是一个说"不"的合适时机吗？）

4. **准备**： 我是否已经知道了所需知道的全部事实？我是否清楚自己想要什么？（我是否清楚我将用来解释我为什么说"不"的事实？）

5. **关系**： 我想要的东西对于我们现在的关系来说适当吗？（对方要求我做的事情对于我们现在的关系来说适当吗？）

6. **互惠**： 对方过去帮助过我吗？我是否向对方过度索取了帮助？（我过去帮助过对方吗？他是否向我过度索取了帮助？）

以上哪些方面是你需要更加注意的？_____

_____

_____

Adapted from *DBT Skills Training Handouts and Worksheets, Second Edition.* Copyright 2015 by Marsha M. Linehan. Adapted by permission.

人际效能讲义 11：
练习——提出请求或拒绝请求时需要考虑的因素

完成日：_____

选择在本周中你不知道是否应该提出请求或拒绝，或者不清楚自己的请求或拒绝应该表达得多强烈的一个情境。

你是否考虑过以下所有因素？在适用的因素前面打钩。如果某一因素适用，当时的情境是怎样的？考虑到这一因素之后，你是否仍然提出了请求或者拒绝？它让你的请求或拒绝更有力还是更无力了？

✓	描述情境
____ 优先项	_____
____ 能力	_____
____ 时机	_____
____ 准备	_____
____ 关系	_____
____ 互惠	_____

当时你决定如何做呢？结果怎么样？_____

_____

_____

Adapted from *DBT Skills Training Handouts and Worksheets, Second Edition*. Copyright 2015 by Marsha M. Linehan. Adapted by permission.

人际效能讲义 12：
练习——同时使用多种技能

完成日：_____

选择在本周中需要使用多种人际效能技能的一个情境。

描述情境：_____
_____
_____

我的优先项是什么？（在所有适用的选项前面打钩）

_____建立 / 保持关系

_____获得我想要的、说"不"，或者被认真对待

_____建立 / 维护自尊

我说了什么或者是如何做的？（在所有适用的选项前面打钩并进行描述）

_____温和的	_____描述	_____公平
_____感兴趣的	_____表达	_____不过度道歉
_____认可	_____提出请求	_____坚持自己的价值观
_____从容的举止	_____强化	_____诚实
	_____保持正念	
	_____表现得自信	
	_____协商	

_____
_____
_____
_____

人际效能讲义 13：
THINK 技能

当你想要与人和解、减少矛盾及平息怒火时，用另一种方式来**思考**（THINK）。

我们对别人形成的假设或者解读会促使你进入情绪心念，让事情变得更糟，所以……

情境是什么？ _____

_____

_____

促使你进入情绪心念的是你对别人的什么样的解读？ _____

_____

_____

现在试着用下列步骤来换种思考（THINK）方式：

思考（**T**hink）……	对方的观点是什么？
共情（**H**ave empathy）	对方的感受或者想法可能是什么？
解读（**I**nterpretations）	你能想到不止一种对对方行为的解读或者解释吗？列出该行为的可能原因，至少提出一个**善意**的理由：
	_____　_____
	_____　_____
	_____　_____
注意（**N**otice）……	注意对方试图让事情好转、帮助你或者关心你的方面。或者，注意对方是否正在与自己的压力或者问题抗争。
善意（use **K**indness）	你能友好地、温和地与对方沟通吗？

人际效能讲义 14：
练习——THINK 技能

完成日：_____

换另一种方式**思考**（THINK）。

你希望和解／减少矛盾／平息怒火的对象是谁？ _____

简要地描述情境：_____

_____

你对此人形成的假设或者解读是如何影响你的情绪心念并让事情变得更糟的？

_____

指出你使用了下列哪个步骤，以及你是如何运用它让自己换种方式来思考问题的。

从对方的角度**思考**——对方的观点是什么？ _____

_____

共情——对方的感受或者想法可能是什么？ _____

_____

解读——你能想到不止一种对对方行为的解读或者解释吗？列出该行为的可能原因，至少提出一个善意的理由：

_____ _____

_____ _____

_____ _____

注意——对方试图让事情好转、帮助你或关心你的方面是什么？ _____

_____

或者，对方是否正在与自己的压力或者问题抗争？ _____

_____

善意——你在与对方沟通时是友好且温和的吗？ _____

_____

结果如何？ _____

_____

参 考 文 献

Albers, S. (2003). *Eating mindfully: How to end mindless eating and enjoy a balanced relationship with food.* Oakland, CA: New Harbinger.

Arnett, J. J. (1999). Adolescent storm and stress, reconsidered. *American Psychologist, 54*(5), 317–326.

Barkley, R. A., Edwards, G. H., & Robins, A. L. (1999). *Defiant teens: A clinician's manual for assessment and family intervention.* New York: Guilford Press.

Barley, W. D., Buie, S. E., Peterson, E. W., Hollingsworth, A. S., Griva, M., Hickerson, S. C., et al. (1993). Development of an inpatient cognitive-behavioral treatment program for borderline personality disorder. *Journal of Personality Disorders, 7*(3), 232–240.

Baumrind, D. (1991). The influence of parenting style on adolescent competence and substance use. *Journal of Early Adolescence, 11*(1), 56–95.

Berk, L. E. (2000). *Child development* (5th ed.). Boston: Allyn & Bacon.

Berzins, L. G., & Trestman, R. L. (2004). The development and implementation of dialectical behavior therapy in forensic settings. *International Journal of Forensic Mental Health, 3*(1), 93–103.

Birmaher, B., Brent, D. A., Kolko, D., Baugher, M., Bridge, J., Holder, D., et al. (2000). Clinical outcome after short-term psychotherapy for adolescents with major depressive disorder. *Archives of General Psychiatry, 57*(1), 29.

Bohus, M., Haaf, B., & Simms, T. (2004). Effectiveness of inpatient dialectical behavior therapy for borderline personality disorder: A controlled trial. *Behaviour Research and Therapy, 42*, 487–499.

Bohus, M., Haaf, B., Stiglmayr, C., Pohl, U., Bohme, R., & Linehan, M. (2000). Evaluation of inpatient dialectical-behavioral therapy for borderline personality disorder: A prospective study. *Behaviour Research and Therapy, 38*, 875–887.

Bradley, R. G., & Follingstad, D. R. (2003). Group therapy for incarcerated women who experienced interpersonal violence: A pilot study. *Journal of Traumatic Stress, 16*(4), 337–340.

Brent, D. A., Baugher, M., Bridge, J., Chen, T., & Chiappetta, L. (1999). Age- and sex-related risk factors for adolescent suicide. *Journal of the American Academy of Child and Adolescent Psychiatry, 38*(12), 1497–1505.

Brown, B. B. (1990). Peer groups and peer cultures. In S. S. Feldman & G. R. Elliott (Eds.), *At the threshold* (pp. 171–196). Cambridge, MA: Harvard University Press.

Brown, M. (2012, November). *Enhancing emotional regulation with resonance frequency paced breathing training.* Paper presented at the annual meeting of the International Society for the Improvement and Training of DBT, National Harbor, MD.

Cooney, E., Davis, K., Thompson, P., Wharewera-Mika, J., Stewart, J., & Miller, A. L. (2012, November). *Feasibility of comparing dialectical behavior therapy with treatment as usual for suicidal & self-injuring adolescents: Follow-up data from a small randomized controlled trial.* Paper presented at the annual meeting of the Association of Behavioral and Cognitive Therapies, National Harbor, MD.

Crick, N. R., & Dodge, K. A. (1994). A review and reformulation of social information-processing mechanisms in children's social adjustment. *Psychological Bulletin, 115*, 74–101.

Dishion, T. J., McCord, J., & Poulin, F. (1999). When interventions harm: Peer groups and problem behavior. *American Psychologist, 54*, 755–764.

Epstein, L. J., & Mardon, S. (2006). *The Harvard Medical School guide to a good night's sleep.* New York: McGraw-Hill.

Evershed, S., Tennant, A., Boomer, D., Rees, A., Barkham, M., & Watson, A. (2003). Practice-based outcomes of dialectical behaviour therapy (DBT) targeting anger and violence, with male forensic patients: A pragmatic and non-contemporaneous comparison. *Criminal Behaviour and Mental Health, 13*(3), 198–213.

Fleischhaker, C., Munz, M., Böhme, R., Sixt, B., & Schulz, E. (2006). Dialectical behaviour therapy for adolescents (DBT-A): A pilot study on the therapy of suicidal, parasuicidal, and self-injurious behaviour in female patients with a borderline disorder. *Zeitschrift fur Kinder-und Jugendpsychiatrie und Psychotherapie, 34*(1), 15–25.

Fleischhaker, C., Böhme, R., Sixt, B., Brück, C., Schneider, C., & Schulz, E. (2011). Dialectical behavior therapy for adolescent (DBT-A): A clinical trial for patients with suicidal and self-injurious behavior and borderline symptoms with a one-year follow-up. *Child and Adolescent Psychiatry and Mental Health, 5*(3).

Fruzzetti, A. (2006). *The high conflict couple.* Oakland, CA: New Harbinger.

Garber, J., Clarke, G. N., Weersing, V. R., Beardslee, W. R., Brent, D. A., Gladstone, T. R., et al. (2009). Prevention of depression in at-risk adolescents: A randomized controlled trial. *Journal of the American Medical Association, 301*(21), 2215–2224.

Goldstein, T., Axelson, D. A., Birmaher, B., & Brent, D. A. (2007). Dialectical behavior therapy for adolescents with bipolar disorder: A 1-year open trial. *Journal of the American Academy of Child and Adolescent Psychiatry, 46*, 820–830.

Goldstein, T., Fersch-Podrat, R., Rivera, M., Axelson, D., Brent, D. A., & Birmaher, B. (2012, November). *Is DBT effective with multi-problem adolescents?: Show me the data!* Paper presented at the annual meeting of the Association of Behavioral and Cognitive Therapies, National Harbor, MD.

Groves, S., Backer, H. S., van den Bosch, W., & Miller, A. (2012). Dialectical behaviour therapy with adolescents. *Child and Adolescent Mental Health, 17*, 65–75.

Halaby, K. S. (2004). Variables predicting noncompliance with short-term dialectical behavior therapy for suicidal and parasuicidal adolescents. *Dissertation Abstracts International: Section B: The Sciences and Engineering*, *65*(6), 3160B.

Hashim, R., Vadnais, M., & Miller, A. L. (2013). Improving adherence in adolescent chronic kidney disease: A DBT feasibility trial. *Clinical Practice in Pediatric Psychology*, *1*, 369–379.

Hoffman, P. D., & Steiner-Grossman, P. (Eds.). (2008). *Borderline personality disorder: Meeting the challenges to successful treatment*. New York: Routledge.

Hope, D. A., Heimberg, R. G., Juster, H. R., & Turk, C. L. (2000). *Managing social anxiety client workbook: A CBT approach*. Boulder, CO: TherapyWorks, Graywind.

James, A. C., Taylor, A., Winmill, L., & Alfoadari, K. (2008). A preliminary community study of dialectical behaviour therapy (DBT) with adolescent females demonstrating persistent, deliberate self-harm (DSH). *Child and Adolescent Mental Health*, *13*(3), 148–152.

Kabat-Zinn, J. (1990). *Full catastrophe living*. New York: Delacorte Press.

Katz, L. Y., Cox, B. J., Gunasekara, S., & Miller, A. L. (2004). Feasibility of dialectical behavior therapy for suicidal adolescent inpatients. *Journal of the American Academy of Child and Adolescent Psychiatry*, *43*(3), 276–282.

Kaufman, J., Birmaher, B., Brent, D., Rao, U., Flynn, C., Moreci, P., et al. (1997). Schedule for affective disorders and schizophrenia for school-age children present and lifetime version (K-SADS-PL): Initial reliability and validity data. *Journal of the American Academy of Child and Adolescent Psychiatry*, *36*, 980–988.

Keuthen, N. J., Rothbaum, B. O., Welch, S. S., Taylor, C., Falkenstein, M., Heekin, M., et al. (2010). Pilot trial of dialectical behavior therapy-enhanced habit reversal for trichotillomania. *Depression and Anxiety*, *27*(10), 953–959.

Koons, C. R., Robins, C. J., Tweed, J. L., Lynch, T. R., Gonzalez, A. M., Morse, J. Q., et al. (2001). Efficacy of dialectical behavior therapy in women veterans with borderline personality disorder. *Behavior Therapy*, *32*, 371–390.

Linehan, M. M. (1993a). *Cognitive-behavioral treatment of borderline personality disorder*. New York: Guilford Press.

Linehan, M. M. (1993b). *Skills training manual for treating borderline personality disorder*. New York: Guilford Press.

Linehan, M. M. (1997). Validation and psychotherapy. In A. Bohart & L. Greenberg (Eds.), *Empathy reconsidered: New directions in psychotherapy* (pp. 353–392). Washington, DC: American Psychological Association.

Linehan, M. M. (1999). Standard protocol for assessing and treating suicidal behaviors for patients in treatment. In D. G. Jacobs (Ed.), *The Harvard Medical School guide to suicide assessment and intervention* (pp. 146–187). San Francisco: Jossey-Bass.

Linehan, M. M. (2015a). *DBT skills training handouts and worksheets* (2nd ed.). New York: Guilford Press.

Linehan, M. M. (2015b). *DBT skills training manual* (2nd ed.). New York: Guilford Press.

Linehan, M. M., Armstrong, H. E., Suarez, A., Allmon, D., & Heard, H. L. (1991). Cognitive-behavioral treatment of chronically parasuicidal borderline patients. *Archives of General Psychiatry*, *48*(12), 1060–1064.

Linehan, M. M., Comtois, K. A., Murray, A. M., Brown, M. Z., Gallop, R. J., Heard, H. L., et al. (2006). Two-year randomized controlled trial and follow-up of dialectical behavior therapy vs. therapy by experts for suicidal behaviors and borderline personality disorder. *Archives of General Psychiatry*, *63*(7), 757–767.

Linehan, M. M., Comtois, K. A., & Ward-Ciesielski, E. (2012). Assessing and managing risk with suicidal individuals. *Cognitive and Behavioral Practice*, *19*(2), 218–232.

Linehan, M. M., Dimeff, L. A., Reynolds, S. K., Comtois, K. A., Welch, S. S., Heagerty, P., et al. (2002). Dialectical behavior therapy versus comprehensive validation therapy plus 12-step for the treatment of opioid dependent women meeting criteria for borderline personality disorder. *Drug and Alcohol Dependence*, *67*(1), 13–26.

Linehan, M. M., Heard, H. L., & Armstrong, H. E. (1993). Naturalistic follow-up of a behavioral treatment for chronically parasuicidal borderline patients. *Archives of General Psychiatry*, *50*(12), 971–974.

Linehan, M. M., Schmidt, H., Dimeff, L. A., Craft, J. C., Kanter, J., & Comtois, K. A. (1999). Dialectical behavior therapy for patients with borderline personality disorder and drug-dependence. *American Journal on Addictions*, *8*(4), 279–292.

Lynch, T. R. (2000). Treatment of elderly depression with personality disorder comorbidity using dialectical behavior therapy. *Cognitive and Behavioral Practice*, *7*(4), 468–477.

Lynch, T. R., Morse, J. Q., Mendelson, T., & Robins, C. J. (2003). Dialectical behavior therapy for depressed older adults: A randomized pilot study. *American Journal of Geriatric Psychiatry*, *11*(1), 33–45.

Lynch, T. R., Trost, W. T., Salsman, N., & Linehan, M. M. (2007). Dialectical behavior therapy for borderline personality disorder. *Annual Review of Clinical Psychology*, *3*, 181–205.

Mason, P., Catucci, D., Lusk, V., & Johnson, M. (2009, November). *An overview of a modified dialectical behavioral therapy adolescent skills training program in a school setting*. Poster presented at the Child and School-Related Issues SIG at ABCT Convention, New York.

Mazza, J. J., Dexter-Mazza, E. T., Murphy, H. E., Miller, A. L., & Rathus, J. H. (in press). *Skills training for emotional problem solving for adolescents (STEPS-A): Implementing DBT skills training in schools*. New York: Guilford Press.

McDonell, M. G., Tarantino, J., Dubose, A. P., Matestic, P., Steinmetz, K., Galbreath, H., et al. (2010). A pilot evaluation of dialectical behavioral therapy in adolescent long-term inpatient care. *Child and Adolescent Mental Health*, *15*(4), 193–196.

McKnight-Eily, L. R., Eaton, D. K., Lowry, R., Croft, J. B., Presley-Cantrell, L., & Perry, G. S. (2011).

Relationships between hours of sleep and health-risk behaviors in adolescent students. *Preventive Medicine*, *53*, 271–273.

Mehlum, L., Ramberg, M., Tørmoen, A., Haga, E., Larsson, B., Stanley, B., et al. (2012, November). *Dialectical behavior therapy for adolescents with recent and repeated suicidal and self-harm behavior: A randomized controlled trial*. Paper presented at the annual meeting of the Association of Behavioral and Cognitive Therapies, National Harbor, MD.

Mehlum, L., Tørmoen, A., Ramberg, M., Haga, E., Diep, L., Laberg, S., et al. (2014). Dialectical behavior therapy for adolescents with recent and repeated self-harming behavior: First randomized controlled trial. *Journal of the American Academy of Child and Adolescent Psychiatry*, *53*, 1082–1091.

Miller, A. L., & Rathus, J. H. (2000). Dialectical behavior therapy: Adaptations and new applications. *Cognitive and Behavioral Practice*, *7*, 420–425.

Miller, A. L., Rathus, J. H., & Linehan, M. M. (2007). *Dialectical behavior therapy with suicidal adolescents*. New York: Guilford Press.

Miller, A. L., Rathus, J. H., Linehan, M. M., Wetzler, S., & Leigh, E. (1997). Dialectical behavior therapy adapted for suicidal adolescents. *Journal of Psychiatric Practice*, *3*(2), 78.

Morin, C. M. (1993). *Insomnia: Psychological assessment and management*. New York: Guilford Press.

Moss, M. (2013). *Salt, sugar, fat*. New York: Random House.

Nelson-Gray, R. O., Keane, S. P., Hurst, R. M., Mitchell, J. T., Warburton, J. B., Chok, J. T., et al. (2006). A modified DBT skills training program for oppositional defiant adolescents: Promising preliminary findings. *Behaviour Research and Therapy*, *44*(12), 1811–1820.

Nock, M. K., & Kazdin, A. E. (2005). Randomized controlled trial of a brief intervention for increasing participation in parent management training. *Journal of Consulting and Clinical Psychology*, *73*, 872–879.

Otto, M. W., & Smits, J. A. J. (2011). *Exercise for mood and anxiety: Proven strategies for overcoming depression and enhancing well-being*. New York: Oxford University Press.

Palmer, R. L., Birchall, H., Damani, S., Gatward, N., McGrain, L., & Parker, L. (2003). A dialectical behavior therapy program for people with an eating disorder and borderline personality disorder: Description and outcome. *International Journal of Eating Disorders*, *33*(3), 281–286.

Parker-Pope, T. (2010, June 7). An ugly toll of technology: Impatience and forgetfulness. *New York Times*, p. A13.

Perepletchikova, F., Axelrod, S. R., Kaufman, J., Rounsaville, B. J., Douglas-Palumberi, H., & Miller, A. L. (2011). Adapting dialectical behaviour therapy for children: Towards a new research agenda for pediatric suicidal and non-suicidal self-injurious behaviours. *Child and Adolescent Mental Health*, *16*(2), 116–121.

Phelan, T. W. (1998). *Surviving your adolescents: How to manage—and let go of—your 13–18 year olds*. Glen Ellyn, IL: Independent Publishers Group.

Pollan, M. (2009). *In defense of food*. New York: Penguin Press.

Porr, V. (2010). *Overcoming borderline personality disorder: A family guide for healing and change.* New York: Oxford University Press.

Pryor, K. (2002). *Don't shoot the dog!: The new art of teaching and training.* Lydney, UK: Ringpress Books.

Rathus, J. H., Campbell, B., & Miller, A. (in press). Feasibility of Walking the Middle Path: A new DBT skills module. *American Journal of Psychotherapy.*

Rathus, J. H., & Feindler, E. L. (2004). *Assessment of partner violence: A handbook for researchers and practitioners.* Washington, DC: American Psychological Association.

Rathus, J. H., & Miller, A. L. (2000). DBT for adolescents: Dialectical dilemmas and secondary treatment targets. *Cognitive and Behavioral Practice, 7,* 425–434.

Rathus, J. H., & Miller, A. L. (2002). Dialectical behavior therapy adapted for suicidal adolescents. *Suicide and Life-Threatening Behavior, 32,* 146–157.

Rathus, J. H., Wagner, D., & Miller, A. L. (2013). *Self-report assessment of emotion dysregulation, impulsivity, interpersonal chaos, and confusion about self: Development and psychometric evaluation of the Life Problems Inventory.* Manuscript submitted for publication.

Ritschel, L. A., Cheavens, J. S., & Nelson, J. (2012). Dialectical behavior therapy in an intensive outpatient program with a mixed-diagnostic sample. *Journal of Clinical Psychology, 68,* 221–235.

Robins, C. J., & Chapman, A. L. (2004). Dialectical behavior therapy: Current status, recent developments, and future directions. *Journal of Personality Disorders, 18*(1), 73–89.

Safer, D. L., Lock, J., & Couturier, J. L. (2007). Dialectical behavior therapy modified for adolescent binge eating disorder: A case report. *Cognitive and Behavioral Practice, 14,* 157–167.

Safer, D. L., Telch, C. F., & Agras, W. S. (2001). Dialectical behavior therapy for bulimia nervosa. *American Journal of Psychiatry, 158,* 632–634.

Safer, D. L., Telch, C. F., & Chen, E. Y. (2009). *Dialectical behavior therapy for binge eating and bulimia.* New York: Guilford Press.

Salbach-Andrae, H., Bohnekamp, I., Pfeiffer, E., Lehmkuhl, U., & Miller, A. L. (2008). Dialectical behavior therapy of anorexia and bulimia nervosa among adolescents: A case series. *Cognitive and Behavioral Practice, 15,* 415–425.

Salbach, H., Klinkowski, N., Pfeiffer, E., Lehmkuhl, U., & Korte, A. (2007). Dialectical behavior therapy for adolescents with anorexia and bulimia nervosa (DBT-AN/BN): A pilot study. *Praxis der Kinderpsychologie und Kinderpsychiatrie, 56*(2), 91–108.

Sally, M., Jackson, L., Carney, J., Kevelson, J., & Miller, A. L. (2002, November). *Implementing DBT skills training groups in an underperforming high school.* Poster session presented at the annual meeting of the International Society for the Improvement and Training of DBT, Reno, NV.

Scheel, K. R. (2000). The empirical basis of dialectical behaviour therapy: Summary, critique, and implications.

Clinical Psychology: Science and Practice, 7(1), 68–86.

Simpson, E. B., Pistorello, J., Begin, A., Costello, E., Levinson, J., Mulberry, S., et al. (1998). Use of dialectical behavior therapy in a partial hospital program for women with borderline personality disorder. *Psychiatric Services, 49*, 669–673.

Springer, T., Lohr, N. E., Buchtel, H. A., & Silk, K. R. (1996). A preliminary report of short-term cognitive-behavioral group therapy for inpatients with personality disorders. *Journal of Psychotherapy Practice and Research, 5*(1), 57–71.

Sunseri, P. A. (2004). Preliminary outcomes on the use of dialectical behavior therapy to reduce hospitalization among adolescents in residential care. *Residential Treatment for Children and Youth, 21*(4), 59–76.

Telch, C. F., Agras, W. S., & Linehan, M. M. (2000). Group dialectical behavior therapy for binge-eating disorder: A preliminary uncontrolled trial. *Behavior Therapy, 31*, 569–582.

Thakkar, V. G. (2013, April 28). Diagnosing the wrong deficit. *New York Times*, Week in Review, p. SR1.

Trautman, P. D., Stewart, N., & Morishima, A. (1993). Are adolescent suicide attempters noncompliant with outpatient care? *Journal of the American Academy of Child and Adolescent Psychiatry, 32*(1), 89–94.

Trupin, E. W., Stewart, D. G., Beach, B., & Boesky, L. (2002). Effectiveness of a dialectical behavior therapy program for incarcerated juvenile offenders. *Child and Adolescent Mental Health, 7*, 121–127.

van den Bosch, L. M. C., Koeter, M., Stijnen, T., Verheul, R., & van den Brink, W. (2005). Sustained efficacy of dialectical behaviour therapy for borderline personality disorder. *Behaviour Research and Therapy, 43*, 1231–1241.

Velting, D. M., & Miller, A. L. (1999, April). *Diagnostic risk factors for adolescent parasuicidal behavior.* Paper presented at the 9th annual conference of the American Association of Suicidology, Houston, TX.

Verheul, R., van den Bosch, L. M., Koeter, M. W., de Ridder, M. A., Stijnen, T., & van den Brink, W. (2003). Dialectical behaviour therapy for women with borderline personality disorder: 12-month, randomised clinical trial in the Netherlands. *British Journal of Psychiatry, 182*, 135–140.

Walsh, R. (2011). Lifestyle and mental health. *American Psychologist, 66*, 579–592.

Wansink, B. (2006). *Mindless eating: Why we eat more than we think.* New York: Bantam.

Woodberry, K. A., & Popenoe, E. J. (2008). Implementing dialectical behavior therapy with adolescents and their families in a community outpatient clinic. *Cognitive and Behavioral Practice, 15*(3), 277–286.